ビンスワンガー

現象学的人間学

荻野恒一
宮本忠雄訳
木村　敏

みすず書房

AUSGEWÄHLTE VORTRÄGE UND AUFSÄTZE

Band I

Zur Phänomenologischen Anthropologie

von

Ludwig Binswanger

Francke Verlag Bern, 1947

訳者序

一、本書は Ludwig Binswanger : *Ausgewählte Vorträge und Aufsätze, Band I. Zur phänomenologischen Anthropologie.* 1947. の全訳である。

一、本書の七篇の論文と講演の翻訳分担は次のようである。

まえがき・夢と実存・精神療法について・人間学の光に照らして見たフロイトの人間理解　荻野恒一

現象学について・ヘラクレイトスの人間理解　木村　敏

生命機能と内的生活史・精神医学における現存在分析的研究方向　宮本忠雄

一、訳文中の記号は次の要領で使用されている。

1　傍点を付した部分は原文のイタリックのもの。

2　〔　〕のなかの字句は訳者の補足したもの。

3　(1)(2)等は原注の指示記号であり、原書では脚注となっているが、訳書では、各論文・講演の終りに一括している。同じく訳者の注も(訳注1)(訳注2)と表記し原注につづいて記載している。

一九六七年一〇月

エーミール・シュタイガーにささぐ

まえがき

この巻は、方法的にも主題的にもたがいに密接に結びついている一連の講演と論文を、年代順にまとめたものである。まずその方法についていうと、それは、精神科学的ないし自然科学的な付け加えを別にすれば、フッサールの現象学にたずさわったことの成果であり、またその主題についていうと、それは、人間存在の本質的な根本連関ないし根本構造への洞見によって生じたものであり、まさしくそれは、健康と疾患の分離以前の主題といえる。それゆえこれらの研究を現象学的人間学への寄与という表題のもとにまとめることは、方法的にも主題的にも正しい。

ブレンターノや、フッサールの『論理学研究』とその現象学に深くかかわりあうことによって、著者の「自然主義的白内障」が決定的にとりのぞかれ、こうして本書にみる諸研究への道がはじめて開かれていったからには（ずっと絶版のままの『一般心理学の諸問題への序論』一九二二年を参照）、読者にはまず、フッサールの現象学と、対象化的思考方法、とりわけ自然科学的思考方法にたいするその反立的関係を洞察する可能性が、あたえられなければならない。スイス精神医学会の求めに応じて一九二二年にチューリヒでなされた『現象学について』の報告(1)は、こんにちでもなお、この目的に十分かなっていると思う。ただし読者は、この講演に述べられているよりもなお一層、「意識生活の固有の本質性格」としての志向性に目を向けてほしい。というのは、「心理学の遺産は志向性に対する盲目である」というフッサールが心理学にくわえた非難は、今日もなお正しいからである。志向性＝なにものかに向けられていること

＝志向的能作は、この講演では、(志向的という形容詞がなくても) 作用、体験、意識形態化などについて語られるところではつねに、問題になっている。フッサールやのちのハイデガーの諸概念、すなわち世界化《ムンダニジールング》ないし世界化《ヴェルトリッヒウング》、超越一般や「構成された諸超越の世界」という意味での世界といった概念は、志向性からしか理解できない。フッサールからハイデガーへの道、換言すれば現象学から存在論への道を理解するためには、とりわけフッサールの『内的時間意識の現象学のための講義』(Jahrb. f. Philosophie und phänomenolog. Forschung IX巻一九二八年)について識っていなければならない。ここでは、時間意識の志向的性格が周到に方法的に開明されているからである。一九二七年のハイデガーの画期的著作『存在と時間』もおなじく重要である。さらに一九二九年のフッサール記念論文集のなかのハイデガーの論文『根拠の本質について』もまた参考になる。私がすでにここでこれらの著作に言及するのは、後期の講演および論文への決定的な衝撃が、現象学からハイデガーの存在論へという発展から出ているからであるが、この点についてはとくに本巻の最後の寄稿で述べてある。

第二の講演はベルリン大学の心理学研究所で一九二七年におこなったもので(Monatschr. f. Psychiatrie u. Neurologie 六八巻一九二八年)、ここでは、人間の身体的・心情的有機体の自然科学的探究と現象学的人間学との対立が「生命機能と内的生活史」という対立に集約される。ここでは、身体的・心情的有機体として、すなわち自然法則的に規定される有機学説的諸機能の経過の総体として、それゆえ「時間のなかでの出来事の経過」の総体として人間を理解し考察していく立場と、生きている人格としてだけではなく、体験し、またこの体験の連続性のなかで歴史的に展開していく人格として人間を理解し考察していく立場とが対立している。自然法則的連関に代って、ここでは、主導的思考原理として、意味連関が、すなわち「内的に必要とされる意味の諸要素の統一性」あるいは「内的動機づけにもとづく自己形成の統一性」が出てくる。しかしたんなる自然因果性の思考原理がそのまま自然科学的研究ではないのと同じく、たんなる意味連関の思考原理はそのまま生活史的研究にはならない。つまり前者では、自然科学的実験が必要であり、後者では、「ほかでもなくまさにそのように生活史的に発展していく個人の人格」の体験内容の事実的推移を探求することが必要である。だがここでも現象学者の課題は、たんに「動機づけ」の思考原理、それゆえここでは「心理学的動機連関」の思考原理にもとづいて事実的な体験与件と体験連関を記録することだけでなく、むしろ個々の体験内容ならびにそれらの「連関」が、これらの本質的内実、これらの「本質」に照らして洞察され、さらにこの本質によってふたたび照明され、限定され、了解されなければならない。事実すなわち現実の事柄がエイドスすなわち本質に依拠しており、逆に本質がそのつどの事実に依拠しているという現象学的「根本法則」から、現象学的人間学はもっぱら生活史的研究としてのみ科学的研究たりうることが明らかとなる。「内的生活史」という表現は、それ以後、精神医学のなかで定着するようになった。

『夢と実存』という論文（Neue Schweizer Rundschau 一九三〇年）では、はじめて上昇と落下、およびこれら二つの現存在の方向に相応する世界構造の現象学的・人間学的本質特徴が、それもまず第一に「気分づけられた空間」すなわち生命気分の空間（覚醒時および夢における）の内部で、つぎにはギリシャ人たちの「祭祀的空間」の内部でも、記述された。この論文のあとで、しかもこの論文を知らずに、ガストン・バシュラールはこの本質特徴を、とりわけ「意志」と「価値づけ」、「価値」の空間性を考慮しながら、非常に豊富な資料でもって明らかにした（『空気と夢。運動の想像力についての試論』パリ、ジョゼ・コルチ出版社、一九四三年を参照）。そのころ出版されたハイデガーの存在と時間に関する著作の影響は、すでにこの論文のなかで顕著にみられる。それにしても、現象学的、すなわち事実的‐本質的考察方法のみのり豊かさは、まさにここで現われ出ているように思われる。その際われわれは、フッサールの意味での純粋現象学的形相学《アイデーティク》の要求をどこにも果たしていないことを承知している。われわれにとっていつも重要なのは、ただ、個々の事実から本質を視ること、それゆえここでは、たとえば落下していく鳥の心像という一個の事実から、人間学的本質特徴としての落下を視ることである。さらにハイデガーの影響は、自己の世界への没頭と共同世界への参加との区別という意味での、ヘラクレイトスの夢と覚醒との区別に結びつけて、夢を実存的、生活史的に解釈しようと、ここであえて試みた点に示されている。

つぎの論文は、一九三四年に書かれたものであるが、ここでは、ヘラクレイトスの哲学の〔三つの同心円のうちに〕人間学の「円」をとりわけ顧慮しながら、のこされている彼の文章と思想の断片から、ヘラクレイトス自身の精神が呼び出される（『ヘラクレイトスの人間理解』Die Antike XI巻一九三五年）。この「精神の呼び出し」のさまざまの根拠は論文自身に含まれているが、ここではつぎの点だけを留意されたい。それは、もしギリシャ人が「人間の普遍的本質法則の発見者」だといえるならば、ヘラクレイトスこそ、このなかで最初の、そして同時に最も不滅の発見者である、ということである。

『精神療法について』の講演は、一九三四年にアムステルダムとフロニンゲンの医学生になされたもので（Der Nervenarzt 八巻一九三五年三・四号）、ここでは、一般的には「精神療法的状況」の現象学が、また特殊テーマとしてはヒステリーの一例における具体的な精神療法的状況の現象学が言及されている。問題の中心にあるのは、一般的には、身体性《ライプリヒカイト》とその「言語」、すなわち「身体《ライプ》における」生命と「身体《ライプ》としての」生命、身体性《ライプリヒカイト》の諸形式としての忘却と抑圧といったものの現象学的研究、また特殊課題としては、交通からの、また身体性《ライプリヒカイト》という自己の世界《イディオス・コスモス》への実存的退却の表現としてのヒステリー性失声症の現象学的研究である。そして最後に、われわれの病者のさまざまの心像言語（身体《ライプ》－心像的、心情－心像的、宇宙的－心像的言語）とこれら心像言語の並存的ないし交代的出没を了解し、知ることの意味、および「心像化」からの実存の再獲得の治療的必要性の意味が指摘される。

『人間学の光に照らして見たフロイトの人間理解』は、私の忘れえない師であり友人であるジークムント・フロイトの八〇歳の誕生日に、ウィーンでの医学的心理学会でおこなった祝賀講演のテーマであった（Nederlandsch Tijdschrift voor Psychologie IV巻五・六号一九三六年）。私はこの講演で、フロイト学説の医学的－心理学的な、つまり自然科学的な必然性を証明するだけでなく、同時にこの学説の特殊な人間学的限界をも示さなければならなかった。

最後の講演は、一九四五年一〇月ベルンでのスイス精神医学会でおこなった報告『精神医学における現存在分析的研究方向について』(Schweiz. Archiv für Psych. u. Neur. 五七巻二号一九四六年)であるが、ここで私はもう一度、ハイデガーの現存在分析論に関連してこんにち現存在分析とよばれている現象学的人間学を、現象学的経験科学として、自然科学的な、函数論的に構成する経験科学と対比させた。いまや問題の中心にあるのは、世界内存在すなわち超越《トランスツェンデンツ》としての現存在の構造、そして世界内存在ないし超越作用《トランスツェンディーレン》の変容としての精神病の理解である。こうした理解の仕方は『観念奔逸について』の私の研究(一九三二年)および『症例エレン・ウェスト』についての研究(一九四五年)においてすでに支配的であった。フッサール現象学の基礎となっている志向性は、ここでは、超越作用の一様態としてだけ認められる。超越はそれゆえフッサールの意味での志向性や世界化よりも一層ひろい概念である。ついで私自身は、ハイデガーの関心《ゾルゲ》の意味での世界‐内‐存在(In-der-Welt-Sein)すなわち超越にたいして、愛としての世界‐超越‐存在(Über-die-Welt-hinaus-Sein)を対比させたが(『人間の現存在の根本形式と認識』一九四二年)、そこからは、この「世界超越的」構造からも人間を理解し記述するという人間学への要請が出てくる。動物の環界と現存在分析的意味での世界との区別の叙述にひき続いて、いくつかの「世界投企」の分析が臨床例を手引きになされる。こうした具体的世界投企を現象学的に記述し解釈するのが、精神病理学的課題でなければならない。ここで明らかにされなければならないのは、一般に「精神病理学的症状」といったものが発生しうるように、またひいては症状と「体験」のあいだの生活史的連関がはじめて了解的となりうるように、世界および世界内存在全体が構成されており、またこうした構造のなかでいやおうなく閉じこめられているという事実、またどのようにしてそうなるかということである。したがってたとえば、現存在にふさわしい「根本的な状態性としての」不安の源泉と、生活史的に条件づけられる不安の出現の場とは、厳密に区別されるべきである。ここでもまた、現象学的人間学が生活史的研究に本質的に依拠しており、おなじく後者が前者に依拠しているということが示されている。生活史的研究は、その意味と意味連関そのものが理解されうるためには、現象学的本質概念を必要とするし、またこの本質概念の側からいうと、これもやはり生活史的経験からでてくるはずである。――なお最後に、現存在分析を心理学と性格学の領域で応用するための例がいくつか述べられる。

これらの講演の印刷は、ささいな形式上のあやまりを除いたことと『夢と実存』のなかのリルケについての章句を削除したことを除けば、話した言葉どおりのものである。

クロイツリンゲンにて、一九四六年一一月

医学博士　名誉哲学博士

ルートウィヒ・ビンスワンガー

（1）　Z. Neur. 八二巻一九二三年。

目次

現象学について

この席上で現象学についての報告をするように、と会長から要請されたとき、私は、皆さんに現象学というものをよく判っていただくという所期の目的に副うためには、どのような報告の仕方を選んだらよいのか、ということをいろいろと検討してみました。普通もっとも広くおこなわれている展望的あるいは総説的な報告の仕方では、ここで述べる諸問題にあまりなじみのないかたがたに、はっきりした見通しをあたえることは不可能ですし、またそのような方法は口頭での講演の形には全然そぐわないものでありますから、これははじめから問題になりません。それから、ヤスパースの初期の業績から今日に至るまでの精神病理学の分野における現象学的研究方向の歴史的発展をお話しするという方法も、同じ理由でとうていうまくゆくとも思われません。それに、最近数年間の主要な精神病理学的‐現象学的業績と、それらの中に示されている基本的な考え方や見通しなどについてのすぐれた総説的紹介が、「精神神経学中央雑誌」(Zentralblatt für die gesamte Neurologie und Psychiatrie) の一九二二年五月号第一分冊の中でクローンフェルトによってなされています。そういった展望的報告の意図するところは、現代の学問的潮流の中の特定の一分野について、抜萃的な仕方で一般的な知識を伝えよう、という点にあります。報告の仕方としては、そのほかにも大ざっぱに分けて、綜括的なものと入門的なものとの二種類をあげることができましょう。そのうちはじめの綜括的報告というのは、一般的な知識を最初から前提した上でこれを省略して、そのかわりにそれについての綜括的な判定を下そうとするものであって、たいていの場合は過去の時代に属する学問的時期、学者、学派などについてのみ、学問的な確実性をもっておこなうことのできるような種類の報告の仕方であります。このような綜括的報告の例としては、リープマンによってなされた、臨床精神医学に対するウェルニッケの影響についてのすぐれた報告（一九一一年）をあげることができましょう。この種の報告も、〔私たちの当面の主題については〕理論的に不可能であります。以上のべた〔展望的および綜括的な〕二種類の報告に対して、入門的報告というのは、なにか或る事柄に関する該博な知識とか、或る事柄についての綜括的な判断とかの助けになるものではなくて、ただそれに対する一応の面識を与えるということを目的としています。その任務はむしろ、考察の対象をできるかぎり見通しのつきやすいように、はっきりと描き出すということ、聴衆の精神の眼の前に、それをできるかぎり近づけ、できるかぎり明瞭に呈示するということにあります。普通の講演の場合とちがって、完全性というものが要求されるのを常としている、こういった報告にあたっては、この完全性への要求は、見通し的な明白さのできうるかぎりの完全性によって満たされるべきものです。このような要求を満たすことが、ほかならぬ現象学の分野にあってはいかに困難なことであるか、ということは、多少ともこの問題に深く関係している人なら、誰でも知っています。ところで私のこの報告は精神科医の皆さんに対してなされるものでありますから、見通し的な明白さを達成する一番の早道は、形相の学あるいは本質の学（eidetische oder Wesenswissenschaft）であるところの現象学と、経験の学（empirische Wissenschaft）であるところの心理学や精神病理学との関係を正面に持ち出すことでありましょう。この関係こそ、この一二年間だんだんと強められてきた、精神科医の側からの現象学に対する関心の、ほかならぬ源泉なのであります。

I　自然科学と現象学

自然科学者も一般の人と同様に、自分自身もいろいろな事物や事象からなりたっている一つの世界の中におさめられており、自分自身もこの世界の動きの中で作用を与えたり与えられたりしている「対象」であることを知っております。昔から、この世界は物体的な諸事実の世界と心的な諸事実の世界とに区別され、この両者がいっしょになって単一の自然というものを作りあげている、あるいは単一の自然に所属していると考えられてきました。われわれがこの両種の世界についてもっている知識は、感性的な（外官および内官による）知覚を通じてのみ成立するものであります。それ以外の直接的あるいは一次的な知識の得かたというものを、自然科学は知りません。自然科学においてこれらの感官知覚以外に考えられる認識の方途、あるいはひとことで言うなら認識法は、すでに知覚された物体的あるいは心的な事物、もしくはすでに知覚された事象を、それに属しているさまざまな性質とか要素成分とか機能とかに概念を用いて分解することによっておこなわれるもので、その際、ある客体をそれに属している性質や要素成分や機能の総和から把握したり説明したりすることができた場合、この客体は自然科学的にとらえられたとみなしているわけであります。しかしその場合、悟性がこのようにして分解し抽象する働きのおそらくはすべての段階が、いちいちそのたびごとに知覚を通じて立証され認証されることが必要なのであって、説明さるべき事象や対象が、それのいろいろな部分的機能や要素的成分の存在を保有しつつ、それでもなお実際に（現実的に）見通しの中に入ってくる、つまりそれでもなお知覚されるような場合、そこではじめてその説明が自然科学的にみて理想的な説明とみなされるということになります。つまり、ある客体を自然科学的に説明するということは、その客体が成立しうるための諸条件が明示されるということなのだ、と言ってもよいでしょう。

ところで、しかし、感官知覚以外にもそれとは別種の、或るなにものかについての直接的な知得あるいは経験といったものが存在し、また、個々の要素的成分への概念的分解以外にも、それとは別種の、より根源的かつ全体的な、精神的な捉え方があるということを知っている人びともいます。このような人としては、まず第一に本物の芸術家たちを数えることができましょう。たとえばフロベールは、いかなる現象学についてもいえる根本原理を簡潔な言葉で表現して、A force de regarder un caillou, un animal, un tableau, je me suis senti y entrer〔一個の小石、一匹の動物、一幅の絵画を眺めることによって、私は私自身がそれらの中に入りこむのを感じた〕（書簡）と述べておりますが、これは彼がこの種の精神的な捉え方を知っていたということです。それはつまり、あるものを眺めて、視て、もう一度視て、その結果、視られた対象（生物であれ無生物であれ、自然であれ芸術であれ）の中にすっぽりと移し入れられるということなのです。こう申しても、まだ非常に漠然としたことのように聞こえるでしょう。そこで私は、さらに次のような事実に注目していただきたいと思います。天才的な画家フランツ・マルクが青い馬を描いたとき、彼はこのことによって馬の一つの属性を、自然界には決して出くわすことのない、決して知覚されることのない属性を表現しているのです。このことによって彼は、よく言われる言い方をするならば、自然をぶちこわしてしまったわけですけれども、それにもかかわらず彼はそこで、感覚に映る自然そのままの模写をもってしては決して表現されえなかったであろうところの何ものかを、つまりその馬の真の「本質」を、さらに言うならば、個々のかくかくしかじかの性質をもつ馬とは違った、普遍性と抽象性においてみられた馬というものを視たのであり、それを表現にもたらしたわけです。マルクの描いたのは、感覚にとらえられるような姿で自然の中を走り廻っている一匹一匹の馬ではなくて、馬のようなもの、馬的なものの本質（それが何であるかをここで詳しく述べることはしませんが）であったのです。同じように彼は鹿についても、それぞれ一回きりの独自の性質においてみられた個々の鹿ではなくて、鹿的なもの、つまり鹿の本質そのものを描きました。この鹿の本質というものは、単に動物学上の種としての鹿において出会われるだけとは限らず、たとえば或る若い娘において、われわれが彼女の眼差しや歩き方の中になにか鹿のようなものを認めた場合にも、出会いうるようなものなのです。さらにファン・ゴッホも、彼が風にはげしく打たれている一本の木とか麦畑とかを描いたとき、彼自身も書きとめているように、その木の中にかくかくしかじかの性質をもった単一のその木を見ていたのではなく、一つのドラマを見ていたのであり、またその若い麦の中に一本一本の麦の穂を見ていたのではなくて、「言いあらわしようのない清らかさと柔和さ」つまり「いってみればまるで眠っている幼な児の表情にも似た感動をよびおこすようなもの」を見ていたのです（弟への手紙）。つまりゴッホは、風とたたかっている木と人間の運命（ドラマ）との両者の中に同一の現象をみていたのであり、また若い麦と眠っている子供との両者の中に同一の（清らかさと柔和さという）現象を見ていたのです。しかも、彼がそれを見たと言っても、決してそれを感性的に知覚していたわけではありません。それは眼でもって見るということではないにもかかわらず、やはり一つの直接的な知得であり、説得力という点でも感性的知覚にいささかもひけをとらない、それどころか端的な確実性という点では感性的知覚を恐らくしのぐような、一種の直観（Schauen）、あるいは観て取る（Erschauen）ということなのです。そして彼はこの直観を、それを見る「器官」をもち、それを見る精神的な能力をもっている人にならば、誰にでも伝えることができたわけです。さらに、文学の領域ではどうでしょう。ドストエフスキーが彼の『分身《ドッペルゲンガー》』の中で描いた初期精神病は、臨床的にはこのような形では決して生じえない種類のものでした。つまりドストエフスキーは、臨床的あるいは自然科学的な意味で言えば、この精神病をまったく「描き損なって」いるのです。ところが彼がこの作品の中で見ていたもの、表現したものは、精神医学の文献の中にはどこを探してもこれほどの的確さでもって記載されてはおりませんけれども、私たちの患者によって（ある精神病の初期に、あるいは回復後の追想を通じて）しばしばこれに劣らぬほど印象深く述べられることなのです。つまり、まったく文字通りの意味で「気が違ってしまった」（Verrücktwerden）という現象、自我が自分のそれまでの場所（Standort）から違った場所にずれている（Verrückung）という現象、さらに（私の患者の表現をかりて言うならば）あたらしい、逃れることのできぬ、未知の、不気味な「法則性」によって捕えられるという現象が、そこに描かれているのです。あなたがたの中で音楽をなさる方のために、いまひとつ、このような感性的に見たり示したりするのとは違った一種の見かたや示しかたの例をあげておきましょう。たとえば、パゴダの本質、つまりパゴダ的なるものとか、単なる幻影にすぎない、海底に沈んだ寺院の本質とかを、ドビュッシーほどたくみに捉えた人がほかにあるでしょうか？ ドビュッシーはまた、明るいブナの葉にたわむれる陽の光を、フロベールが『ボヴァリー夫人』の中の有名な個所でとらえた仕方と劣らぬほどの的確さでもって、音楽的に捉えていたのではないでしょうか？

皆さん、私がこれらの例を芸術の分野からえらんでおめにかけたのは、現象学が着々と地歩をかためつつある広大な領域に一応の洞察をむけるには、この方法がもっとも容易である、と考えたからであって、決して、現象学が芸術であるとか、現象学的分析が一種の芸術的な、全く主観的な直観および行為であるとかいった見解をもっているからではありません。このような誤った見解は最近でもなお、ビルンバウムがヤスパースにあてた公開書簡（Zeitschr. f. d. ges. Neurol. u. Psychiatr. 七七巻五〇九ページ）の中に、まことにはっきりと表明されています。私があなたがたの注意をそこに向けようとしていること、個別的な問題にはいる前に一度はどうしてもはっきりさせておかなければならないこと、それはむしろ、われわれの直観的な、あるいは直接的な知得というものは感性的知覚の機能や領域を限りなく超越したものである、ということなのです。感性的知覚の到達しえない、にもかかわらずわれわれがそれについて直観的に知識を得たり、それを加工したりすることができるような、広大な、きわめて広大な対象領域が存在するのです。というよりむしろ、どんな対象領域に対しても、それに応じた直観的知得の仕方が見いだされるのだ、と言うことができましょう。われわれの専門分野にとっても重要な意味をもちうるこのような洞察をわれわれに与えてくれたのは、フライブルク大学の哲学者、エドムント・フッサールであります。彼はこの点において、もっぱら大昔の哲学者たち、なかでもプラトンの説を継承しております。フッサールにおける直観（Anschauung）とは、繰返し強調されているように、決して感性的な、たとえば視覚的な直観の意味ではありません。この直観というのは、外官あるいは内官による直接的な知覚内容に関するものではなく——このような狭い解釈は、すでにヴントによって克服されておりますが——ここでいう直観性は、なによりもまず、非直観的なあるいは直観を欠いた思考に属する被媒介性、間接性と対立しているものなのです。フッサールの術語で言えば、これは感性的直観に対する範疇的直観（*kategoriale Anschauung*）であり、特にまた本質直観（*Wesensschau*）あるいは（現象学的）直観（〈phänomenologische〉Intuition）なのであります。また、彼の『論理学研究』（Logische Untersuchungen）の中では、「直観《イントゥイツィオン》に基づいて」なされる「内在的イデアツィオン」および「イデイールング」について、各所で語られております。この種の直観と感性的知覚との二つの作用《アクト》に共通することは、両者とも、そのうちには何ものかが「実際に《ヴィルクリッヒ》」、直接《ディレクト》に、あるいは自身的《ゼルプスト》に与えられているということ、つまりわれわれはこれらの作用によってひとしく何ものかを（たとえ感官的にではないにしても）知覚する（wahrnehmen）ということであります。

ここではこれ以上詳しくこの学説の基礎的な意味に立ち入ることはできません。これに関しては、フッサールの『論理学研究』の、ことに第二巻第二部（第三版、一九二二年の第六章「感性的直観と範疇的直観」）を参照していただきたいと思います。この章を一読していただけば、この範疇的直観といわれるものが決して形而上学的あるいは神秘的なものではないことが、よくお判りだろうと思います。われわれはこれを、感性的知覚《ジンリッヘ・ヴァールネームング》に対立させて超感性的《ユーバージンリッヘ・ヴァール》知覚《ネームング》とよぼうと思いますが、それはただ、「範疇的《カテゴリアール》」[1]という表現が物語っているように、この範疇的直観が「感性を超えて」（über Sinnlichkeit）構成される（sich *aufbauen*）という意味においてのみ許さるべきことなのです。私たちが芸術の世界からえらんだいくつかの例について、このことは容易に明らかにすることができます。すなわち、画家には馬や鹿、麦や樹木を見る眼が必要であり、音楽家にはいろいろの音やメロディーを聞く耳が必要であり、文学者には、人間というものを知覚するために、この二つの感官が両方とも必要でありますし、さらに彼らにはすべて、これらの感官をもって知覚したものを再び感性的に表現するために、きわめてさまざまの身体的および心的な「器官」あるいは能力も、やはり同じように必要であります。しかし、これと同じことなら写真や録音でもなしうることです。芸術家を芸術家たらしめているもの、それはこれらの感性的な知覚内容を基礎にして、新しい種類の、非感性的な知覚内容を構成し、これを感性的なデータに基づき、感性的データを道具にして他人に伝達するという能力なのです。私たちは従来、この新しい種類の範疇的知覚を、種々の連想とか共感覚とか、あるいはなんらかの多少とも漠然とした感情とかによるものと考え、それらによって説明する傾きがありました。つまりたとえば、私たちの用いたファン・ゴッホの例における「清らかさ、柔和さ、感動的」などの現象については、そこに連想の過程を考えることによって十分に間に合うのであって、超感性的な直観などは不必要だと考えるわけです。つまり、ファン・ゴッホが若い新鮮な麦を眺めたとき、彼のうちに「眠っている子供」の連想が浮かび、麦はこの連想に基づいて彼に清らかな、柔和な、感動的な印象を与えたのだ、と考えるのです。要するにこの説明に用いられているのは、間接的媒介的な連想過程です。しかし連想心理学は、ご多分に洩れずこの説明においても、みずからが説明しようとしているものをすでに前提してしまっていると申せましょう。「眠っている子供」という連想が生じうるためには、それに先立って「清らかさ、柔和さ、感動的」の現象がはっきり見てとられていなくてはならず、この現象の基礎の上にはじめて連想が「立てられる」ものなのです。次に、私たちの用いたドビュッシーの例ではどうでしょう。この例の場合には、作曲家が沈める寺院の幻影をいだいたとき、彼は周知の共感覚の過程に基づいて——この場合には色聴および形聴(Farben- und Formenhören)の過程に基づいて——これこれしかじかのメロディーが心の中に鳴るのを聞いたのだ、そして他方、音楽的素質のある聴衆はやはり共感覚に基づいて——こんどはジノプシーあるいはクロマティスムス(audition colorée）に基づいて——それに応じた視覚的表象が心の中に浮ぶのを見るのだ、とでも説明しようとするでしょう。（訳注1）しかしこの場合にもやはり、寺院のような、寺院的なという現象が、さまざまな音や色や形態など「に基づいて」あるいはそれら「を超えて」作り出され、見てとられ、そこではじめて作曲家がそれを音楽に表現し、聴衆がそれを音楽から「見」いだし、「読み」とることが可能となるのです。つまりここではこのような共感覚のうちにもやはり働いていると仮定できるような連想の機能（ブロイラー）に、その概念を拡大できるかぎり拡大してすらもはや耐ええないほどの重荷がかけられているのです。このような傾向が最近数十年の間にあまりにもしばしば認められて、その結果われわれは、今日、連想ということによってほとんどすべてのことを説明しつくせる一方、ほとんど何一つとして説明できなくもなっているのです。

さらに一歩を進めて、範疇的直観において与えられる「対象」の現実性格について、もうすこし詳しく考えてみたいと思います。私たちはさきの諸例において、「清らかさ、柔和さ、感動的」などの現象、寺院的なもの、馬的あるいは鹿的なものなどの現象、「気が違ってしまう」という現象などについてお話しし、また、これらすべての現象の中へ自分自身が「移し入れられて」いるように感じられる場合のことについてお話ししました。ところが、すぐにお判りのことでしょうけれども、これらの諸現象には（それがほかならぬ範疇的に直観された現象である限りにおいて）自然科学的な知覚に属しているような意味での現実性というものがそなわっておりませんし、またその中へ自分自身を移し入れるのだといっても、現実にそうすることができるわけでもありません。ところが、それにもかかわらず、それらの現象はわれわれに直接的無媒介的に与えられているのです。したがって、ここでどうしても、この種の現実性のために別個の概念が必要となってきます。この点に関してフッサールは、自然的に現実的な現実存在（Dasein）あるいは実在的《レアール》な存在性（*Existenz*）に対するものとして、本質存在（Wesensein）あるいは本質性（*Essenz*）という言葉を用いています。われわれが範疇的直観において知覚する、それらの諸現象あるいは諸対象は、フッサールによって本質（*Wesen*）となづけられましたが、これは「それが何であるかということ」（Washeiten）あるいは「類」（Gattungen）ということをもっとも根源的かつもっとも単純な意味に解したものであって、もちろんこれは通俗的心理学や生物学でいう「何性《ヴァスハイト》」の概念や「類《ガットゥング》」の概念とはまるで違ったものなのです。上にのべたように、これらの現象学的な本質《ヴェーゼン》は実在的《レアール》な存在性《エクシステンツ》をもっていません。しかし、これをカントやプラトンなどの考えたような意味での純粋にイデアールな構築物であるとか理念《イデー》であると見なすのは、やはり間違っています。本質とは、実在的《レアール》‐理念的《イデアール》という、認識論的な対置を超えたものなのです。フッサールの現象学は、その本性上、認識論とはなんのかかわりもありません。ましてそれは、現象学という名称からとかく間違ってそう思いこまれがちであるような、独得の認識論的方向を示すようなものでもありません。フッサールの現象学は、カントの現象論《フェノメナリスムス》あるいは観念論《イデアリスムス》――そこでは現象《フェノメン》とは、認識不可能な「物自体」に対して、認識可能な諸現象《エアシャイヌンゲン》の意味をもっていましたが――とは、はっきり区別されるべきものなのです。現象学は、認識論をも含めたあらゆる理論を退けるものですから、この種の〔カントの提出したような〕問題に対してもなんらの答を与えるようなものではありません。現象学はこの点に関しては、肯定的な立場をも否定的な立場をも示さないのです。現象学は、意識の諸現象（*Phänomenen des Bewußtseins*）についての、それも範疇的直観あるいは本質直観において与えられる純粋な諸現象あるいはそれの本質についての学であろうとする以外の、なんらの要求をもかかげないのです。一方においていろいろな経験科学や事実科学と、他方において認識論とは違ったものとして、この現象学はフッサールの近ごろの著作『純粋現象学および現象学的哲学に対する諸理念』（一九一三年）の中では、形相の学（*eidetische* Wissenschaft）とも名づけられています。しかし、この表現は別段、新しい意味をもっているわけではありません。この名称は、フッサールが本質《ヴェーゼン》をあらわすための術語として選んだギリシャ語のエイドス[2]（眼に見えるもの、性状、ありかた、種類）から来ています。形相《エイドス》の学とは、たとえば純粋幾何学や純粋数学のように、経験にまったく依存することなく、つまり先験的《アプリオリ》に、陳述を行なったり概念を形成したり、判断や推論をなしたりするような学問のことをいうのです。純粋な本質あるいは形相とは、つまりたとえば純粋数学の用いる、数、直線、三角、円などの概念のことをいいます。しかしこのようなことを言いだすと、私たちは出発点にえらんだ実例からすっかり離れてしまうことになりますので、関連を見失ってしまわないように、もう一度はじめの実例にもどらなければなりません。

私たちがそれらの予備的な実例から学んだもの、それはただ、範疇的直観という問題をそのまとり出してみたものにすぎませんでした。そして私たちはそこで、範疇的直観すなわち直観《イントゥイツィオン》とか本質直観《ヴェーゼンスシャウ》とかいわれるものの作用《アクテ》を作用側に、他方対象側には本質《ヴェーゼン》とか形相《エイデー》（エイデーはエイドスの複数）とかいわれるものを区別しておきました。それと同時に私たちは、これらのひとつひとつとりあげてみるとさまざまな相違を示している実例が、すべて本質的には美的《エステーティッシュ》な「本質」にかかわるもの、美的な範疇的直観の作用にかかわるものであることを、すでに指摘しておきました。このような直観以外に、われわれが道徳的あるいは倫理的な本質を直接に捉える場合の作用も、もちろん考えられます。その場合には道徳的あるいは倫理的な価値（*Werte*）あるいは規範（*Normen*）の概念、あるいはまた、根源的な価値感《ヴェルトフューレン》、価値観《ヴェルトゼーエン》、価値理解《ヴェルトネーメン》（シェーラー、フォン・ヒルデブラント）などの言葉が好んで用いられています。私たちは日常生活において、また精神病理学の中で、よく（先天的あるいは後天的の）「価値盲目」（Wertblindheit）という言葉を用いますが、これは正常人が感じとっているような倫理的な価値や義務が、例えば道徳的白痴には「見え」ないのだということを意味しています。ところがさらに、現象学は、純粋に知的なあるいは理論的な領域においても普遍的な本質というものがあり、それに応じて普遍的なあるいは純粋な現象学的本質直観の諸作用が、いいかえれば純粋に知的な直観がある、ということを言おうとしているわけです。これらの〔純粋に知的な直観の〕諸作用こそ、学問としての現象学が専一的に取扱うものなのです。そして、これらの作用に関して、われわれの理解にとってその困難さはもっとも大きなものとなります。ここではただ、そのような「知的な」直観されうる本質として考えられるのは、上にあげたような数学的構成物（数、直線、三角、円）だけではなく、そのほかのあらゆる純粋な「思考客体」、すなわちいろいろの概念、集合名詞、述語、事態などもそのようなものとして考えられるものなのだ、ということを申しあげておくだけにいたしましょう。形相《エイドス》の学である現象学は、すべての学問、自然科学も精神科学もふくめたすべての学問とはことなって、それらの基礎をなしている先験的《アプリオリ》な、あるいは純粋な諸体験をはっきりと取り出し、それらの純粋な諸体験を純粋に——つまりそれらを具体的に実現したり理論的に裏づけたりすることなしに——記述しようという要求をかかげております。つまりそれは、純粋数学が物理学に対してとろうとしているのと同じ態度を、すべての学問に対してとろうとするのです。この点を理解するためには、現象学的方法とよばれているものに、つまり、経験的で個人的なひとつひとつの事実から超経験的で普遍的な、あるいは純粋な本質へと一歩一歩進んでゆく道程に、眼を向けなくてはなりません。そして、精神医学の現象学に対する実際的な関心は、この現象学的方法という点に始まるのです。

II　現象学的方法

私たちはこれまで、自然科学と現象学という二つの大きな領域をたがいに対照して考えてまいりました。そして私たちはこの両領域の相違を、さしあたって次のような方式にまとめておきました。すなわち、自然科学においては一切が外部的あるいは内部的な感官知覚から出発し、かつそれに基づいて構成されるのに対し、現象学が基礎としているものは範疇的直観あるいは本質直観であるということ、さらに自然科学が取扱うのは実際にそこにあるもの、つまり実在的《レアール》に存在《エクシスティーレン》する諸事物《ディンゲ》あるいは自然の諸事象《フォアゲンゲ》であるのに対して、現象学の対象は意識の諸現象《フェノメーネ》、諸様態《アールテン》、諸《ゲン》形態《ゲタルテン》などであって、それらは自然に所属しているものではなく、しかも無媒介的な直観において捉えうるような本質をもっているものなのだ、ということ〔を私たちは見てきたの〕です。芸術の分野からとられたいろいろの例について、私たちはこれらの意識現象のいくつかと、それらが感性界から独立したものであることを学んできましたが、それと同時に、それらがどの程度まで感性界を基礎にして構成されているものであるかということをも見てきました。しかし、人間がいかにしてこのような直観に、あるいは範疇的直観に達しうるのか、というその道程、その方法は、私たちがこれまでにまだ詳しくは見てこなかったことであります。直観（Intuition）というような表現からうかがわれるように、人間はそのようなものを全くなんの準備もなしに持つのでしょうか？　それはまったく無媒介的に人間に飛びこんでくるようなものなのか、それとも、それには習得とか努力とかが、つまり要するに方法が必要なのでしょうか？〔もし必要だとすれば〕それはどのような方法なのでしょうか？　ところで真の芸術家の生涯は、彼らが、技術的な習得とか訓練とかをまったく度外視するとしても、「芸術的に本質的なるもの」をより純粋に、より明確に見てとったり表出したりするために、たいへんな努力と精神的な辛苦を経験するものなのだということを、私たちに教えてくれます。フロベール、ファン・ゴッホ、フランツ・マルクなどが、その好例です。しかし、これらの大芸術家の努力の中にさまざまな方法が存在するとはいっても、その方法は決して学問的な、つまり純客観的に逐一それについての説明を加えることができるような、精密な方法ではありません。彼らにおいては、それは多くの場合、事実上なんら求められることも欲せらることもなく現われるのであり、苦しい仕事がそれに先行しているとはいえ、結局のところ最後には識らずしらずに霊感の贈物によって成立するものなのです。ところが学問としての現象学の場合にはそうではありません。その場合にもやはり、すでに申しましたように、一歩一歩と段階的に前進して行く、これまた骨の折れる修練を要する過程が大切なのであって、またそれには学問のすべてについて言えるのと同様の、ある種の才能というものが必要です。しかしこの場合には、その一歩一歩に学問的課題全体のなかでの独自の意味と意義とが与えられており、しかもこのようにして歩まれた道程は、その最初から終りまで明確に見通され、学問的にはっきりと認証されうるという点が異なっています。

私たちは今、学問としての現象学という領域にはいりこんでいるのですから、やはり学問から実例を求める必要がありましょうし、また私たちは心的生活の探究者なのですから、その実例は心の学問から選ぼうと思います。したがってここでは知覚（*Wahrnehmung*）、それも外部知覚を実例としてよいかと思われます。それはつまりひとつの心的《ゼーリッシュ》な過程《フォアガング》であります。またこれを、ここでは別に深い相違を気にすることなく、心的な機能《フンクツィオン》とか心的な作用《アクト》とかよんでもよろしいでしょう。私たちは、最初に（一三ページ）自然科学的認識についてお話ししたことを想い出しながら、ここでもやはり自然科学者の用いる方法と現象学者の用いる方法とを比べあわせてみたいと思います。

われわれが外部知覚の作用《アクト》自身を捉えるのは外部知覚においてではなく、内部知覚、内官、内的経験、自己観察、内省などといわれるものにおいてであるということについては、私たちの誰もが一致して認めるところでしょう。私たちはこれらの〔内部知覚を言いあらわす〕さまざまの用語についても、ほかならぬ現象学者たちが真剣に論究しているそれらの間の差違に深入りすることはやめて、これらが同じことをさしているものとして受取っておこうと思います。さてここで、自然科学者と現象学者の両者に共通なのは、それらの用語、それもその言葉の発音と、学問以前の意識においても同じようなことが考えられているその言葉の意味以外のなにものでもないのです。外部知覚、それはほかでもない、「われわれの外部」にあるいろいろの対象と、それにおそらくはわれわれ自身の身体を直接的に精神的に捉えることとです。ところがここですでに〔自然科学者と現象学者の〕道はわかれてしまいます。自然科学者は、この外部知覚の作用をひとつの自然的過程、実在的な事象、心的有機体の中におけるひとつの実在的機能とみなします。自然科学者といえども、全体としてのこの機能のもとに長くたちどまることをせず、ただちにこれを概念的に、そして可能なかぎりにおいて実験的に分解することを開始するでしょう。しかし私たちはその場合、個々の「部分」

が〔全体と〕同様に知覚可能となるような仕方での実験的分解という操作が、物体に関する自然科学と比較して、心的な領域ではあまりうまくいかないということを知っています。にもかかわらずこのような分解は、心的な領域でも十分な学問的意義と正当性を保っているのです。ただし、次のことだけは最初からはっきりと念頭に置いていなければなりません。このような部分機能への分解は、いやそれよりもまず、いろいろな特性の最も単純な自然科学的記述がすでに、われわれを「経験の無際限さへとひきずりこむ」ということ、つまり最も単純な記述の中にすら、自然科学的な経験の連関と、それに伴って自然科学的な説明や構成や理論がはいりこんでくるということを銘記しておかなくてはならないのです。たとえばブロイラーが、他の多くの学者と同じく、知覚というものをさまざまな感性的感覚の加工であると考えたとき、ここではすでに、生きたものとしての知覚の過程が個々の、人工的に構成された概念要素にまで分解され解体されるという事態が始まっているのです。このような分解、解体の作業がさらにおし進められると、こんどはこの外部知覚の中に想起と連想の過程が見出されることになり、それによって「いろいろの感覚あるいはいろいろの感覚群が過去のいろいろの感覚群の記憶像を喚起することによって、感覚想起のひとつの複合体がわれわれの心中に生じるのであり、この複合体に含まれる諸要素は、過去の諸経験に際してそれらがいっしょに出現したということによって特別に鞏固な連結と、それ以外の種々の感覚群からの分離とを獲得しているのである」(ブロイラー『精神医学教科書』)というようなことを説明しようということになるのです。ロールシャハ(『精神診断法』)はこのような知覚の説明を上手にまとめて、知覚とは「すでに存在するいろいろの記憶痕跡あるいは記憶像が、過ぎ去ったばかりの感覚複合に連想的に同化すること」であると述べています。ここで言われていることが、知覚という心的な体験あるいは心的な作用ではなく、知覚についての自然科学的な理論であることは確かであって、つまりここでは、心理学的、大脳生理学的、心身論的、一般生物学的、さらには形而上学的なさまざまの要素から組合わされた、ひとつの理論が述べられているのです。なぜなら、そのような理論は、心《プシケ》を「属と種とを保持するための単一的な神経装置」とみなし、さらにこれを「大脳皮質の機能複合と同一視」したブロイラーの基本的な見解なくしては考えられないことだからです。三〇年来、心理学的基本概念の自然科学的考察に意を用いてきたブロイラーにとって、自然科学の用いる一般的思考範疇や基本的見解は、心的生活を学問的に捉えたり叙述したりする場合にも、これに規準を与えるものでした。このようにして、彼が熱心に研究を加えてきた学問は心《プシケ》の理《ロゴス》を欠いており、それの代りに自然の理を持ち込んでいますから、私自身は個人的にはこれを決して心理学とは呼んでおりませんが、この学問はもちろん、心や心的生活の自然科学として、諸学問の体系の中で古くからその仕事と地位とを保証されてきた学問なのです。この知覚の実例についても、そこでなによりもまず目ざされているのは知覚の過程のさまざまな要素やさまざまな機能からの成立、つまりなによりもまず個別的過程の成立ということであり、これに続いてここではまだ触れていないところの、知覚能力一般の個体発生的、系統発生的な成立に関する反省がおこなわれるのだ、ということがよくわかります。ところでここでちょっと申しておきますが、このような個々の基本的機能——感覚、記憶、連想など——を孤立化させて知覚するというやりかたや、こういった理論の実験的追試などについては、この席ではこれをひとつひとつ取り上げてお話しすることができません。個々の部分的機能を個別的に知覚にもたらすという自然科学の理想は、私たちの当面する心理学の領域では必然的に放棄されなくてはならないものなのです。

　聴衆の皆さん。皆さんの中の多くのかたがたは、現代の学問の世界が——精密な数学的物理学や数学的化学の分野などは例外として——ある種の理論過剰という倦きあきするような状態におちいっていることに、お気づきのことだろうと思います。たとえば精神医学の隣接領域である生物学でも、このことはありありと見てとることができます。直観への復帰、理論の排除、これが生物学の合言葉になっているのです。これに対して現象学は、それ自体ひとつの学問的教説でありながら、全力をつくしてわれわれを諸現象の簡明率直な観照へと連れ戻し、われわれが感性的直観あるいは範疇的直観において実際に見てとったものだけを承認することをわれわれに教え、直観されたものと、いかにそれがうまく根拠づけられているとはいえ、なんらかの理論とを混同することを戒めるものであるという点において、ぬきんでております。現象学が、かりにそれ自身哲学としては、最終的な帰結において勢力を占めえなかったとしても、今申したことだけはあくまでもその功績として残ることでありましょう。

さて知覚の実例にもどって、これに対する現象学的な立場の研究者のやりかたは次のようなものです。現象学者もやはり外部知覚という事実的《ファクティッシュ》で実在的《レアール》な個々の心的作用から出発し、この心的作用をまず知覚のなされている間に（ここではその場合の観察がどのような性質のものであるかについての論争には立ち入らないことにします）、あるいは知覚の終った直後に記憶の中で、捉え、あるいは固定します。あるいはまた、これの方がむしろ現象学者には好まれているのですが、現象学者は想像の中で、ありとあらゆる種類の知覚作用を産出します。私がたとえばケルンのドームを想いうかべることができるのとまったく同様に、私はさらに、私が事実上はかつて一度も知覚したことのないものを、たとえばケンタウルスを知覚するというようなことを想い浮べることもできます。経験の教えるところによると、まさにこのように自由な想像の中で、「仮構された《フィンギーアト》」意識現象をも考慮に入れることによってこそ、意識のさまざまな種類に関する探究が促進されるのです。私たちが研究しようとしていることは、知覚そのもの、つまり任意に多くの個別的な知覚作用をとってみてもそこに変ることなく見いだされるものとは何であるのか、という問題なのですから、私たちがその際、偶然的な事柄や個別的な事柄にひっかかってしまわないようにするためには、私たちはこれらの「知覚といわれている」作用をどんなに自由に動かしたり変更したりしても自由すぎるということはないのです。だから皆さんにはもう、現象学者の立場はそもそもの最初から自然科学者とはことなっているのだ、ということがおわかりいただけたと思います。知覚とは何であるかということを考える場合、現象学者は種々さまざまな知覚作用の底にあってその本質をなしているものへと徹底し、現象学の基本的要請にしたがって、この研究対象たるべき心的現象の中へと直観をさし向け、自然科学者が「知覚」という言葉の概念からなんらかの判断をひき出そうとするのとは逆に、そもそも言葉がこの「知覚」という語でもって彼の心中に生ぜしめる意味の中へと自らをすっかり移し入れようとします。このようにして現象学者は、知覚と大脳、あるいは一般に知覚と心身有機体との関連に帰せられるような一切の判断を、はじめから避けているのです。そしてそれによって、彼は自分の研究対象の非直接的な言語的、概念的な固定や分解を、すべて退けます。したがって現象学者はまた、知覚と感覚との関係について何一つ発言することができないのです。というのは、ちょっとお聞きになったところでは非常に奇妙に思われるでしょうけれども、現象学者がいかに深く知覚の現象の中へ彼の直観を徹底して行っても、そこにはなんらの感覚も感覚群も、またなんらの連想的あるいは記憶的要素も見いだされはしないからなのです。この知覚の現象を、知覚の「内容」に着目するような仕方で、しかももっとも容易な仕方で、もっと自分に近よせて詳しく眺めますと、そこで知覚されているのは実は感覚というようなものではなくて、さまざまな対象《ゲーゲンシュタント》（「向かいあって《エントゲーゲン》おかれている《シュテーエン》」すべてのもの、つまり人間、動物、肖像、色彩、音響、空間などを全部ふくめた、心理学的な意味での対象）であるということが気づかれるのです。私がただいまここで知覚しているものは、決して視覚というようなものではありません。私の知覚しているのは、私の前におられる同僚の皆さんであり、かくかくしかじかの構造をもった部屋であり、背景であり、椅子や窓などであります。機関車が汽笛を鳴らしたというような場合でも、私の知覚するのは聴覚なのではなくて、汽笛の響き、つまり遠方に生じているこれこれしかじかの性質をもった音なのです。さてわれわれが感覚というものを知覚との関係において論じる場合には、われわれは知覚について反省を行なう（*reflektieren über*）のですけれども、決して知覚それ自体を現象学的にわれわれの前に置いてみるわけではありません。連想とか想起とか、記憶痕跡《エングラム》の解発とかの諸過程についても、同じことが言えます。知覚という語の意味を充当し、われわれの説が正しいかどうかを試してみるのにあたって、拠りどころとなる唯一のものは、心的な事実への通路、すなわち知覚そのものへの通路を確保するということなのです。そしてこのことは、「知覚」とよばれる体験そのものに附随し、その体験そのものにおいて見いだされるような、諸特性あるいは諸性状のみを求めるべきだ、ということにほかならないのです。意識のうちに実際に見いだされるものに限って分析を行なうこと（*die Beschränkung der Analyse auf das im Bewußtsein wirklich Vorfindbare*）、あるいは別の表現を用いるならば、意識に内在するものに限って（*auf das dem Bewußtsein Immanente*）分析を行なうこと、これが現象学の方法の基本原理（*das Grundprinzip der phänomenologischen Methode*）なのです。ところでいったい私たちは、この知覚という心的な作用あるいは体験それ自体について、そのうえさらになにを見いだすでしょうか？　われわれが知覚するのはいろいろな感覚ではなくて対象なのだ、と言う場合、私たちは知覚とその対象との関連に着目しているという点において、おそらく一歩前進したことになりましょう。その場合、知覚が対象をもつのは決して知覚自身の内にではなく、その外にであるということは、容易に理解できることです。しかし、この「その外に」ということは、決して空間的な意味にとってはなりません。というのは、知覚という体験の生じている場所がどこであるのかということに関しては、現象学的分析をもってしては、何一つ言うべきことがないからなのです。自然科学者は、知覚は大脳で生じるものだと言うでしょうし、心理学者は、心の中で生じるのだと言うでしょう。自然科学者はまた、知覚の作用をひとつの物のように考えますから、この物の在りかはどこであるかという問いに答えることができるのですし、心理学者もやはり、知覚作用を客体化してしまうことに変りはありません。ただ、心理学者は知覚作用を物体的生理学的なものに変えてしまうことをせず、そのかわりにそこにひとつの心的な物を作りあげて、この物に心的な連関の中で、あるいは心的有機体の中で、やはりひとつの「場所」を指定することができるのです。これに対して、意識の現象と自然とのいかなる混淆をも用心深く避けている現象学者が確実に知っていることといえば、彼自身が、あるいは彼の自我がこの知覚の作用を営んでいること、この作用は彼の意識に属する現象であること、ただこのことだけなのです。これに反して、この彼の意識がどこにあるのかというような問いは、現象学者にとってはわずらわしい、無意味ですらある問いなのです。なぜならば、空間性というものは自然の標識なのであって、そもそも自然というものを建立し構成する源としての意識に属する標識ではないからです。しかしともかくも、この知覚の場所に関する問いは、私たちの歩みを一歩前進させてくれました。私たちは自分たちの知覚にはっきりと注目している限りで、それのいちいちについて、それが私たち自身の知覚であり、特定の自我によって営まれるものであることを知っています。また私たちはさきほど、知覚の対象が「それの」外に、つまり空間性のうちに、空間一般に含まれる特定の位置にあるということを学んでおきました。空間性はしたがって知覚の「外」にあるものなのです。そこで、知覚は自らの対象を自らの中にもっておらず、われわれが、つまり私やあなたや彼の自我が知覚を営むのであり、さらにそのような、知覚を営む主体なくしては知覚は決してわれわれに直接に与えられるものではないのですから、現象学者は決して「知覚のうちに対象あるいは客体が含まれている」というような言い方をしないで、「私は知覚することによって客体あるいは対象に向って方向づけられて（*gerichtet*）いる」とか、「私は知覚することによって客体あるいは対象へと自らを関係させている（*beziehen*）」とかの言いまわしを用いるのです。現象学派では、ブレンターノによる心的現象《プシヒッシェ・フェノメーネ》の定義（一八七四年）にもとづいて、知覚による志向（wahrnehmende *Intention*）という用語を用いています。そして知覚されている対象のことを知覚によって志向《インテンディーアト》された対象とか、知覚においてめざされた《ゲマイント》、あるいは想定された《フェアマイント》対象とかいいます。また、意識によって一般になんらかの仕方で捉えられた、もしくは捉えうべき諸対象の世界のことを、志向的世界（*intentionale* Welt）とか、志向的対象の世界とかよんでいます。その際はっきりさせておかなければならないことは、インテンツィオとかそこから導き出されるいっさいのものとかは、アテンツィオすなわち注目（Aufmerksamkeit）とか、能動性《アクティヴィテート》とか努力《シュトレーベン》とか、そういったものとはなんの関係もないものだということです。志向する《インテンディーレン》ということはただ、意識が或るものに向って方向づけられている、あるいは自らをそれに関係させているということをあらわしているにすぎず（このことはそれ自体、「注目」の有無にかかわらず起りうることです）、また志向的《インテンツィオナール》なものとは、われわれが心的にわれわれ自身をそれに向って方向づけているもの〈対象〉を言っているのです。このことでもって私たちはあらゆる意識に属している基本的性格をとらえたことになります。すなわちそれは、主体が客体に向って方向づけられているということです。知覚についてみても、私たちが知覚そのものの中へはいりこみさえするならば、同様の基本的性格を見いだすことができます。しかし〈このことをもってしては〉一番大切なことがまだ未解決のままです。われわれが主体として客体に向って方向づけられている、ということは、〈知覚の場合だけでなく〉表象とか或るものを単に知っているとか、欲望とか疑惑とかを現象学的に分析した場合にも見いだされることなのです。だから、ほかならぬ知覚の場合にわれわれが客体に向って方向づけられる、その種別的に特殊な仕方を捉えることが必要になります。特別な「意識の仕方」（Weise des Bewußtseins）としての知覚（ブレンターノ）を、はっきり眼の前に置かなくてはならないのです。他のすべての学問における同様に、私たちはこの目的のために、単に問題になっている〈知覚という〉現象をはっきり眼の前に置くだけではなく、それとともに別のひとつの補助手段を、つまり比較と区別という手段を用いることにしましょう。そのことによって私たちは、知覚においては志向的対象がいっきょにありありと《ライプハフティッヒ》、直接的《ディレクト》あるいは無媒介的《ウンミッテルバール》に、おおいつつまれることなく精神的に捉えられるものと考えられ、これに対して表象的志向《フォアシュテレンデ・インテンツィオン》においては、そこにある種の間接的、模像的、被覆的な性質がみとめられる、ということを知ります（フッサール、ヤスパース、H・コンラート－マルティウス）。知覚される対象がおおわれることなくそれ自身の姿を現わし、「自己顕示《ゼルプストクントガーベ》」をおこなっているという点において、われわれはこの対象が事実的に「それ自体現に在るということ」（Selbstdasein）と「そのようにして在るということ」（Sosein）についての直観的に明白な確証（*anschauliche Gewähr*）を経験しますが、この確証は表象によってはみたされえないものです（H・コンラート－マルティウス）。さらにこの知覚と表象の両者に対するものとしては、客体に向って非直観的に（*unanschaulich*）方向づけられていることとしての、すなわち非直観的志向としての、或る物についての知識《ヴィッセン》があります。これ以上細目にわたってたちいることはここではもちろん不可能ですけれども、知覚の現象それ自身のうちにみとめられるひとつの特性《ベシュティムトハイト》だけは、ここでもうすこし論じてみてもよいかと思います。いまここで知覚作用についてひとつの現象学的な実験を行なってみましょう。すると、同一の対象を知覚しながら、知覚作用は任意にいくらでもふやすことができる、という非常に奇妙な事実に気がつきます。〔たとえば〕私は私の持っている病棟の鍵を前からでも横からでも、上からでも下からでも知覚することができますけれども、そこで私が知覚しているのはいつも同一の鍵に変りはないのです。この事実はやはり、連想心理学にとっては理解しがたい、より正確に言うならば、連想心理学の眼にははいらない、それによっては見ることのできない、ひとつの現象学的な問題なのです。いま述べた事実は、現象学だけではなく心理学にとっても根本的な重要性をもつひとつの区別へと私たちを導いてくれます。上にのべた事態を公式的に表現するとこうなります。つまり、われわれはさまざまにことなった意識内容をもちながら、同一の志向対象を知覚している、ということです。私がこの鍵を水平にして見たり斜めにして見たり垂直にして見たりするのに応じて、私はそのたびにことなった意識内容をもつわけですが、それにもかかわらず私の認めているのはいつも同一の鍵、それもただ物理的な意味で同一というだけではなく、ひとつひとつの知覚の意図《マイヌング》（志向）自体からみても同一の鍵に変りはないのです。ここに、Th・リップスが「内容《インハルト》と対象《ゲーゲンシュタント》」という公式にまとめた区別が成立します。そしてこの区別を基礎にして、現象学的な本質洞察という巨大な分野がきずかれてきたのです。ことに私たちにとっては、ここから感覚内容あるいは感性的内容と知覚との関係への洞察も可能となります。私が今さっき申しました、その時その時の意識内容というのは、ほかでもない、さまざまな感性的データのことなのですから。このようにして私たちは、意識それ自体において認めうる（意識に内在する）ひとつの所見――すなわち「感性内容の多様さにもかかわらず同一性を保持している知覚対象」という所見――から、意識に固有の本質（リップスのいう「自分自身の影を跳びこえる」ということ）について、自然科学的な意識の物体化や分解によるのとは比較にならぬほど徹底した解明を与えてくれるような、現象学的認識を獲得することになるのです。

聴衆の皆さん、たぶん皆さんはもう、現象学とは「内在的意識状態についての純記述的本質論」(*rein deskriptive Wesenslehre der immanenten Bewußtseinsgestaltungen*) であるというフッサールの定義を理解できることと思います。この内在的意識状態とはなにか、ということは、すでに知覚の例について見てまいりました。知覚のかわりに、表象、意志、欲望、疑問、愛情、憎悪などの例をえらぶことも、まったく同じように可能だったはずです。また、純記述的本質論とは何をさしているのかということについても、私たちはやはりある程度のことは見てまいりました。それはつまり、範疇的直観において捉えられる本質およびこの本質の記述に基づいて構成される本質認識についての学説なのです。さてしかし、ここでまだはっきりと解明されていないのは、心理学的記述と純粋な本質直観との関係、要するに心理学的現象学と哲学的現象学との関係を問うような、精神医学的・精神病理学的な関心の中核をなす問題であります。この点に関するフッサールの見解は、必ずしも事態を容易にするものではありません。というのは、彼は一方において事実の認識と本質の認識との間にひとつの、越えることのできぬと言ってもよいような溝を掘ってしまったのに――しかもこの溝は、彼が本質の認識ということによって志していた要求に副おうとすれば、どうしても掘らざるをえなかったものなのですけれども――、しかも他方においては心理学と現象学との「密接な関連」を論じ(『諸理念《イデーエン》』一五八ページ)、また現象学の方法は経験のうちに与えられる個々の事実から純粋な本質直観へと向う「段階的前進」を行なうものだということを繰返し強調してもいるのです。

ここで、フッサールが純粋現象学のおこなう本質直観と心理学的現象学のおこなう事実直観とを、どういう基準にもとづいて区別していたかということを申しあげておきたいと思います。これには重要なものとしては二つのものがあげられます。第一の基準はすでに述べたもので、つまり心理学的な立場に立つ現象学者は、その研究の客体、たとえば知覚作用というようなものについて、意識に内在するもの或いは意識に即してのみ見いだされうるもの「に限って自分の研究対象にする」という限定を行なっているにもかかわらず、それでもなおこれを実在的、事実的に経過する心的作用、〔換言すれば〕実在的な人間とか実在的な自然の被造物との関連なしには考えられないような心的作用とみなしており、これに対して純粋な、形相的な或いは超越的な現象学においては、この窮極的な自然という制限すらも脱落してしまって、自然とか実在性とか、実在的な自然の被造物とかの一切の概念は「排除され（ausgeschaltet）」、「括弧に入れられ（eingeklammert）」、「働きの外に置かれ（außer Aktion gesetzt）」てしまい、いいかえればそれらについての判断が完全に未決定のままにされている、ということです。〔このようにして自然や現実性が判断から排除されてしまった後に〕そこになお残っているものは「純粋現象学的残遺（das rein phänomenologische Residuum）」、すなわち純粋な本質および本質連関を意味するところの、さらには形相の学の領域にほかならないところの、純粋意識あるいは超越的意識（das reine oder transzendentale Bewußtsein）なのです。

第二の基準としては次のことがあげられます。つまり、心理学的な立場をとる現象学者の眼にうつるものは個々人に属する個別的なるもの《アインツェルハイテン》、個別的作用《アインツェルアクテ》あるいは個別的事象《アインツェルフォアゲンゲ》であるのに対して、純粋現象学者はこれらの個別的なものから普遍的なもの《アルハイテン》へ、普遍的本質へ向って進んで行くということです。純粋現象学者はこのようにして、外部知覚の個々の作用から「外部知覚」という普遍的本質へと、いいかえればあるひとつの作用を内官において、つまり内部知覚において捉えることから、あるひとつの本質を範疇的直観あるいは本質直観において捉えることへと進むのです。(3)

この二つの基準をあわせて「現象学的還元の方法（Methode der phänomenologischen Reduktionen）」と言いますが、これを私たちの出発点である外部知覚の実例に適用してみますと、これまでのところ私たちは主な点においては依然として心理学的現象学の範囲を出ていないとはいうものの、普遍的な本質認識は——たとえば知覚それ自体という本質とか、意識という本質とか、志向的対象という本質とかのように——すでにもう向うの方に見えて来ている、ということがおわかりのことと思います。理論的には截然と区別されているこのようなことがらを実際の例にあてはめてごらんになれば、皆さんはただちに、ここにみられるものはすべて片方の領域からもう一方の領域へ、つまり事実の領域から本質の領域へのさまざまな移行、この両領域の間のさまざまな関連、前向きおよび後向きの視線などにほかならないことがおわかりでしょう。私がプフェンダーにならって、現象学的心理学（phänomenologische Psychologie）の名称を避け、上にのべた諸関連、つまり段階的に昇ってゆくひとつの方法という（フッサールの学説の歴史的発展の中にもはっきりあらわれている）事実を明示するために、心理学的および精神病理学的現象学（psychologische und psychopathologische Phänomenologie）という名称を用いるのもこのためなのです。私たちは私たちの実例について述べておいたいろいろな本質を、まだかなりの距離をおいて眺めて来なければなりませんでしたから、それらの本質は当然まだまったく不明瞭な、曖昧模糊とした形でしか見通されておりませんでした。これらの本質をはっきりと、つまり可能なかぎり明確に、また可能なかぎりの近さにおいて現前化すること、要するにそれらをより高次の段階の明白さにまでもたらすことこそ、純粋現象学の任務なのでありましょう。そのためには純粋現象学の素養を必要としますが、私は自分がそれを身につけているなどとは思っておりません。

ここでもう一度、私たちがさきにあげた芸術家たちの例をふりかえってみていただきたいと思います。それらの共通点はどこであったのかが、こんどは以前よりも客易におわかりになるでしょう。フランツ・マルクは、学問としての現象学についてはおそらくなんの知識も持っていなかったのに、彼自身の身につけた深い芸術性にもとづいて、この共通性を次のように言いあらわしております。つまり彼は「現代の探究者たちが抽象的なものを通じて普遍妥当的、普遍統合的なものを表現しようとする底深い傾向」と「従来の芸術においてつねに個人的な特殊例を求めることを常としてきた」人たちの傾向とを対照させているのです(4)（『書簡、ノート、箴言』）。

しかしこの場合にも、学問としての現象学と芸術家のそれとを（学問と芸術という対立を超えてここに存在する疑いもなく密接な関係は別として）混同してしまうという誤ちをおかさないように、ここでもうひとつの例を、自然科学者にとってはことに身近かな分野からえらんでお目にかけておきたいと思います。つまりそれによって、皆さんに形相の学と事実の学との関係を、心理学的な実例によるよりもいっそうはっきりとおめにかけることができるだろうと思うのです。形相の学の中の特殊分野として、純粋数学すなわち純粋な幾何学と算術があります。この分野では純粋な本質が観られ、それについての陳述がなされ、それらの本質相互間の関連が純粋な直観において確認されます。そのような純粋な数学的形相に属する本質としては、すでに述べたように例えば三角とか円とか直線とかがありますが、これらは黒板のここかしこに描いてあったり自然の中のあちこちに出現していたり、技術によっていろいろと作り出されたりする個々の三角や円や直線とは違うものであり、さらに個々の人間が個々の作用において表象した数学的形象とも違うものなのです（知覚についてお話ししたことを照し合わせて考えてみて下さい）。幾何学者は、彼が実際に三角形を黒板の上に描こうと紙の上に描こうと、それを現実的なものとして空想の中で表象しようとしまいと、それを大きく描こうと小さく描こうと、赤いチョークで描こうと白いチョークで描こうと、あるいはそれを木で作ろうと鉄で作ろうと、いずれの場合にもそこから三角という本質についてのいろいろな洞察を得ることができます。それら（たとえば三角形が単に表象されているだけであるか、黒板に描かれたものであるか木で作られたものであるか、そこに知覚されているものが赤であるか白であるか、木であるか鉄であるか、あるいは大きさの相違があるかどうか、というようなこと）は、自然科学者にとっては根本的な違いになることなのですけれども、幾何学者はこれらいずれの場合にもつねに同一の本質である三角を観ているのであって、このことは彼が個々の三角形を全然表象もせず知覚もしない場合にすら言えることなのです。同様にまた彼は、三角、円、点、直線、平面などの幾何学的な本質や、数という算術的な本質に関して、実際の三角形や数についての経験に頼ることなしに、いろいろな洞察《アインジヒテン》を得たり陳述《アウスザーゲン》を行なったりすることができます。(5) 彼のこのような諸洞察は一般に先験《アプリオーリッシュ》的といわれている種類のものであって、経験から得られたり経験を通じて立証されたりすることのないものなのです。他方しかも、私たちが十分に承知しておりますように、これらの数学的な本質認識は実在の世界に適用することができます。純粋数学というものは実に、いっさいの精密な自然科学の基礎をなしているのです。ところで純粋現象学の支配領域は、形相の学あるいは本質の学の単にひとつの領域であるにすぎない数学の分野を遙かに超えた広い領域をめざしています。フッサールによれば、純粋現象学は純粋論理学の基礎たらんとすると同様にまた、それとはまったく異なった機能においてではあるけれども、厳密に学問的であると自負するに足るいっさいの心理学の基礎たらんとする要求をもかかげています。つまり「いろいろの知覚やその他の諸体験についての本質の洞察は、幾何学の諸洞察が自然界のいろいろな空間形態について適用されうるのと同様に、動物におけるそれに対応する経験的体験についても適用されうる」(『論理学研究』第II巻初版一八、一九ページ)ものなのです。実際、完成の域に達した事実の学で形相的な諸認識をいささかもまじえず、したがって形相の学とは無関係でありうるような学問は存在しません。このような事情からして皆さんは、フッサールが純粋現象学を心的なものについての規範的学問であるとみなし、この点に関して精神病理学者の中でも例えばシルダーや、それに私たち自身も彼の見解に従っているといういきさつがおわかりになったことでしょう。いずれにせよ、心理学的現象学の行なう事実の研究と純粋現象学の行なう本質の研究との間には、ただその名称だけが共通であるにすぎないというような主張(ブムケ)は、まったく当を得ておりませんし、ものごとの表面的な知識にもとづいた誤解なのです。私のこれまで述べて来たことはむしろその逆のことを、つまり一方から他方への段階的な構成ということを明らかにして来たはずです。長い間にわたって誰よりも徹底してフッサールの説に反駁を加えて来たナートルプもまた、フッサールが彼の最近の主著『純粋現象学への諸理念』(一九一三年)のなかではまだ「現象学と心理学的な経《エン》験《ピリー》知との間の(ある種の)内的な関連を否定しようとはしていない」と考えています(『フッサールの「純粋現象学への諸理念」』、Logos 第VII巻)。この関連をどのように考えればよいか、純粋現象学はそのきわめて綿密な方法でもって「心理学よりも」比較的に明晰で純粋で包括的な概念を作り出し、それを規範として、概念の雛型として心理学者に提供すべきであると考えればよいのか、それとも純粋現象学は事実上先験的な、絶対的に窮極的な本質認識を提供することができるのであって、心理学者は、自然科学者が純粋数学に関して示しているのと同様の仕方で、この本質認識を頼りにして自らの方向を決定すべく強制されているのだと考えるべきなのか、という問題は現今の哲学界における大きな論点となっています。私自身としてはこの点に関して、ナートルプの見解に賛成です。ナートルプはある意味ではフッサールにもっとも近い立場にあり、フッサールをもっともよく理解しており、しかも純粋現象学の哲学としての根本的な前提、すなわち純粋意識というものの絶対的所与性に対して、換言すれば現象学的洞察のもつ絶対的な直観的性質に対して、重大な疑問を提出しています（前掲書二三六ページ以下および二四一ページ以下）。しかしこのような問題の決定は、心理学者や精神病理学者のおこなう実際の研究分野をはるかに超えた領域でなされることです。私たちにとってもっとも重要なことは、範疇的直観あるいは本質直観という作用それ自体を承認し、それによって哲学的窮極性や超越的先験性を有する認識が達成されるか否かの問題はさておいて、ここに開かれている広大な対象領域を認めるということなのです。私たちは実践的にこの認識に参与しなければなりません。この要請は、私たちの専門とする学問が今日私たちに向ってかかげている要請なのです。しかし、私はこの認識のもつ価値とかこの認識の客観的妥当の程度とかについて判定を下すべき立場にはありません。クローンフェルトの考えかたは私たちとは違っています。彼はフッサールの研究の厳密性と意義とを、個々の点については完全に認めていますけれども、超越的純粋現象学の説とそれが先験的本質認識であろうとする要求とは、断乎として誤りであると言い切っています（さきに触れた彼の紹介論文四四五ページ参照）。ここでは哲学的立場と哲学的立場とが対立しているのです。しかし私自身は、精神医学が哲学上の論争の決着に干渉するようなことは一貫して避けるべきだ、という意見をもっています。それにもかかわらず精神医学が学問的方法としての現象学に大きな関心をもっているという事実とその理由を、私は皆さんに少なくとも概略的にお話ししてきましたし、次にもうすこし詳しくお話しすることができると思っております。

III　現象学と精神病理学

　さてここで、精神科医にとってもっとも関心のもたれている現象学と精神病理学との関係に話を進めるわけですが、ここでこの両者の関係がどのようなものであるかを知るには、これまでいろいろとお話ししてきたことからいくつかの結論をひきだすだけで十分です。精神病理学はつねに変らず経験の学であり事実の学でありますから、精神病理学は決して純粋な本質の絶対的普遍性における直観に達しようとはしませんし、またそのようなことは不可能でもあります。また精神病理学は、純粋現象学が自分自身の領域をも支配し、純粋現象学が自分自身の基本概念を明白化してくれることによって研究が促進され明白化されることを期待するのみであるという状況に対しても、なんら異議を申し立てることができません。すべての学問は、自らの用いる概念が純粋かつ明白であればあるだけ、またそれらの概念によって言いあらわしている素材が直観的な明晰さでもって露呈されていればいるだけ、それだけいっそう学問の名にふさわしいものとなるでしょう。だが他方私たちは、精神病理学という事実の学と現象学という本質の学との間に介在する深い相違にもかかわらず、精神病理学的現象学というような名称を用いることが十分な意味をもっているということを、もうすでにわきまえています。ここで言われている現象学は、たしかに純粋本質の高みにまでは到達することができませんけれども、かといって、記述的心理学の名称にならって記述的あるいは主観的精神病理学というような名でもって呼ばれているものと同一視されるべきものでもありません。実際、精神病理学的現象学はほとんどの場合そのように〔記述的精神病理学のことであるかのように〕誤解されています。しかしいったい、われわれが現象学を用いることによって、これまでからある主観的あるいは記述的精神病理学がすでに着々と到達しつつあったもの以外のなにものにも到達しえないのだとしたならば、現象学というこの複雑な学問装置はなんの役に立つというのでしょう。病的な心的事象を病者が述べてくれる通りに、あるいはわれわれが可能なかぎり理論を離れて病者自身の陳述をもとにして叙述しうる通りに記載しようという精神病理学の一派は、これまでにもすでにありました。ブロイラーの『精神分裂病群』の中から記述的な部分をとり出してみると、これはこの種の精神病理学の輝かしい実例です。しかし現象学の時代以前には「可能な限り理論を離れて」という理想を方法的に完全に貫き通した例がほとんどなかったことを度外視するとしても、従来の記述的精神病理学と現象学的精神病理学との間にはなおかつ根本的な差異があり、したがってこの両者を、その実際面における絶えざる相互的な影響にもかかわらず、方法論的に区別しておくことはやはり正しいのです。実際面での両者の相互的影響と申しましたのは、現象学者は自らの考察のそもそもの出発点として、また自説をさしあたり急速に理解させる拠りどころとして、精神病理学者の記述的な分類を、つまりたとえば妄想観念とか幻覚とか自閉症とかの概念を必要としますし、他方これに対して精神病理学者は、つねに新鮮で鮮明な直観の素材と向かいあうことができるためには、現象学の立場に立った探究を必要としているからなのです。

この関係を、やはり一つの実例でもって説明してみたいと思います。ただし、このような報告の範囲内でのことですから、それがきわめて不完全な形でしか試みられないのはやむをえません。しかしその前に、精神病理学の基礎をなすものは主として他者知覚《フレムトヴァールネームング》、つまり自分以外の他人の自我についての知覚であって、自分自身の自我についての知覚はそれとは比べものにならぬほど稀にしか問題にならないという事実をすこし考えておく必要がありましょう。ここで問題になる研究対象は、内官とか自己観察とかによって捉えられるようなものではなく、われわれが他人の心的生活を知る場合に用いるところの知覚法によって捉えられるものです。この種の知覚法は、以前には連想とか類似とかの学説にもとづいて説明されるべきものと考えられており、今日でもなお、これに対しては感情移入の学説が決定的な説明を与えてくれるものとする考えが余りにも広く行なわれていますけれども、この種の知覚についてはすでに現象学者たちによる詳しい研究がなされているのです。これらの研究のもっとも重要な成果についても、ここではとくべつ触れることはできませんが、このような他者知覚もやはり一種の（「内的な」）知覚であって、それによってわれわれは他人の心に生じる出来事を直接的に捉える（シェーラー）のだということだけを知っておいていただけば十分でしょう。

現象学者は個々の問題についてどのような仕方で研究を進めていくことができるのか、それを実例について考えてみましょう。まず、いま一度自然科学的な立場を考え、精神分析の立場をも考えあわせ、さらに記述的方法に眼を向けたうえ、最後に現象学の立場をこれと対照させて述べてみたいと思います。

いま、皆さんが一人の患者に向かって、声が聞えてくるかどうかをたずね、それに対して患者が「いいえ、声は聞えません。でも、夜になるとあちこちの談話室が開かれるんです。そんなものはできれば免除してほしいのですけれど」というようなことを述べたとします。その場合、皆さんはこの言葉の口調に注目して、これは奇妙な《ビッアール》、あるいはひねくれた《フェアシュローベン》言い回しだという判断をそれについて下すことができましょうし、またさらにこの判断にもとづいて、この患者の病気は分裂病だという内容をもった推論を行なうことができるでしょう。つまり「奇妙な言い回し」という概念が、精神分裂病という病類の論理的な下位概念となるのです。いいかえれば皆さんはそこで、包摂的推論という特定の思考作用を行なったことになるのです。この作用をもとにして、数多くの他の思考作用がその上に構成されたり、数多くの他の「経験」がそれに続いたりして、遂には分裂病性の思考障害についての（たとえばブロイラーやベルツェのそれのような）ひとつの自然科学的学説が完成し、この学説を利用して皆さんは症状を「説明」することになります。あるいはまた、患者の口調や話しぶりに注意を向けるかわりに、こんどはその語義に、つまり言葉の理性的な意味、論理的な「内容」に注目したとします。談話室という言葉の意味にもとづいて――もちろん皆さんはこの意味をもっと詳しく確めようとなさることでしょうが――皆さんはこの場合にもやはりひとつの判断を、つまりこの患者は結局は聴覚性の幻覚を体験しているのであって、ただそれを決して声とはよばないだけなのだ、という判断をお下しになり、そしておそらくは、患者が談話室とか談話室が開かれるとか呼んでいる事柄について「ひとつの概念を作ろう」となさることでしょう。概念を得るためには、ある事柄あるいはある出来事に属している特徴とか属性とかをいろいろと探し求め、その出来事を記述する仕方を求めることが、言い換えれば記述的なやりかたを進めることが必要です。さて、一貫して論理的な言葉の意味のみを追求しながら患者に対してあれこれと質問を発したあげく、彼がそのほかにもなお別種の幻聴体験をもっていて、これを「ローマからの反響」となづけていること、しかしこれは要するに患者が勝手に信じこんでいる看護者たちからの言語的「侮辱」にすぎず、患者はこれを「別に気にしていない」ことなどが知られます。さらに、患者がまるで映画でも見ているように順序正しくさっさと流れて行く幻覚像をも見ており、この幻視はただ彼を楽しませ喜ばせてくれるだけで、彼にとって格別の意味をもったものではないということ、ところがこれに反して例の談話室の体験は「方法的に統一的なもの」、極度に「凝縮したもの」、「生命的」あるいは「摂理的」に重大な意味をもつ、きわめてこみいった「行為」であって、しかも「意味深長な」、「外傷性刺激帯に触れる」ような、「高次の力」によって支配された「実生活の一部分」だということ、要するに談話室とは「特別な方面からの公開の発言」なのであって、そこには「特別な権威」をおびた「発言者」が登場するのだということ、などがわかってきます。私たちにわかったことはつまり、この談話室というのは決して単なる聴覚性幻覚の現象ではなくて、行為あるいは「舞台」とよばれるひとつの複雑な幻覚妄想体験をあらわしているということです。

さてそこで皆さんが、患者が彼の談話室体験についていろいろと例をあげて説明する中に、彼の父という人物が何回も登場するのに気づかれたとします。その場合皆さんはおそらく、このひとつの「対象」のもとに立ちどまられることでしょう。つまり皆さんは、これまで進んで来た道をそのまま歩みつづけることをやめて、この「父」という心理学的対象を皆さんの研究の中心に置き、他のあらゆるものをこのひとつの中心的な対象のまわりに寄せ集めるということをなさるでしょう。皆さんはここで患者の「父複合《コンプレクス》」という、これまたひとつの記述的な単位について調査なさるわけですけれども、ただこの場合にはそれが患者の心的生活にとってもっている心理学的な意味を知ろうとなさるのです。この場合のやりかたも、やはり最初は直観にもとづいて進められるもので、皆さんは患者が彼と父との関係について述べるいっさいの事柄を直観的な仕方で眼の前に置いてごらんになるのですけれども、このような直観の材料が豊富に集められたとすると、皆さんはそれ以上それらの材料の現象学的な解明を求めようとはなさらないで、今度はそれの精神分析的な考察へと歩を進めて行かれるでしょう。この精神分析的な考察は力動的心理学の性質と生物学的目的論の性質とをあわせもったものでありましょう。これについては私がハーグでおこなった『精神分析と臨床精神医学』という報告（Internat. Zeitschr. f. Psychoanal. 七巻、一九二〇年）を参照していただくことにして、ここではただ、皆さんはここで再び自然科学の水路にたどりつき、ひとつの自然科学的理論の、つまりフロイトのリビドー理論の真只中に立たれることになる、ということだけを述べておくだけにしておきましょう。

さて、こんどは皆さんがこの患者の父複合《コンプレクス》によって歩みをとめられることなく、さらに引続いて記述的なやりかたを進めて行かれたとしましょう。そのような場合には、皆さんは患者から伝えられたさまざまの言葉の意味の寄せ集めの中から、次第に多くの概念を作り出し、次第に多くの判断をひき出して行かれることでしょう。皆さんは妄想観念のほかにも、視覚的、聴覚的、体覚的な種々の幻覚、実体的意識性、分裂病性の意味体験、夢幻様意識状態などを「発見」なさるでしょう。皆さんはひき続き、抽象的にとり出されたものを新しいいくつかの全体（概念）へとまとめあげ、これらの概念にもとづいて判断や推論を構成し、これらの判断や推論を説明する目的をもった理論を作りあげられることでしょう。

ところが精神病理学的現象学者の進む道はこれとは違っております。記述的な道を歩む精神病理学者は異常な心的事象を自然的な綱や属や種に分類しますが、これらはいろいろな特徴の階層的体系によって相互に関連しあっており、その体系は健康者の領域とはそれ自体やはり「全体として《イン・トート》」対置されるようなものです。さらに記述的精神病理学者はこのような体系一般の、あるいはその体系に属している個々の部分群の成立の条件を調べ、個々の病的体験や個々の病的機能を一定の属の単なる特殊例とみなし、つまりつねに包摂的、思考的、判断的なやり方を用いて研究を進めます。このようなやり方に対して一方精神病理学的現象学者は、つねにそしていつもくりかえし、言葉でもって語られているものを自分の眼でたしかめ、言葉の口調や意味からその語義が示そうとしている対象へ、事態へ、体験へと注意の向きを変えようとします。別の言いかたをするならば、精神病理学的現象学者は言葉を用いた概念からなんらかの判断をひき出すかわりに、自分自身言葉の意味の中へはいりこもうとします。このことは前にもお話ししたことですけれども、ここでもやはり「対象を見ることによって自己が対象の中にはいりこんでいるのを感じとる」ということがなされるのです。ひとつひとつの特徴や属性を取り出したり数えあげたりしないで、自分自身でそのなかにはいりこみ、自分自身をその中に移し入れるのです。もちろん現象学者とても、いろいろな属性や特徴の記述的に正確な把握を必要としますけれども、それは決してそれらの記述それ自体を目的としているためでも、それらを概念の構成要素として用いることを目的としているためでもなく、これらの記述された属性や特徴から出発して、つねに事象それ自身へ、つまり対象そのものの直観へと到達しようとするためなのです。しかし、このような目的にこたえうるような特徴とは、やはり事象それ自体、現象それ自体から直接に生じているような諸特徴でなければならず、別種の出来事と共通の成立条件を示したり、別種の出来事との関連を示したりするような諸特徴であってはならないのです。そのようなわけで、私たちはこの場合でも現象それ自体に属しているような、私たちの症例では談話室という現象それ自体に属しているような諸特性のみを明示する現象分析をおこなうことになり、そのような現象の間接的な固定はいっさい退けられることになります。このようにして皆さんは、おそらく決して十分に詳しく十分に明確にではなく、また決して「純粋」にではありませんでしょうけれども、とにかくなにがしかのはっきりした境界づけと完結性とをもって、この談話室体験を現象学的に特異な「本質」としてはっきりと与えられたものとして確定しようとなさるでしょう。この体験は、ちょうど外部知覚の像がそうであるように、あるときは不明確に（たとえば患者が、談話室とは名義変更のことでもある、というようなことを言う場合）なったり、またあるときにはもうすこし明確に（たとえば患者が、ある婦人が事務所を通じてもうひとりの臥床している婦人――四五〇床――とつながっているかぎり、この婦人は毎朝一一時までベッドに寝ている、というようなことを言う場合）なったりするでしょう。この説明によって皆さんは、電話連絡という心理学的にも特異な「遠隔連絡」の状況の中にはいりこむことになります。この状況の現象学的本質は、私たちにとってはまだ全然解明されておりませんのに、分裂病者は彼らの幻覚によって、このような近くてしかも遠いとか、そこにあってそこにないというような本質の中へ、明らかに私たちよりも深くはいりこみ、それに参加しているのです。

　このような精神病理学的諸現象の現象学的考察に際して特に重要なことは、決してひとつの孤立した現象に眼を奪われないということです。現象というものはいつも自我《イヒ》とか人間《ペルゾーン》とかの背景の上に生じるものです。別の言いかたをすれば、現象というものはいつも、かくかくしかじかの性質をもった人間《ペルゾーン》の表現あるいは表示として見られるものです。個別的な現象の中で当の人間が自己を表示し、逆にわれわれはその現象を通じてその人間の中をのぞきこむのです。だから私たちも、例の談話室体験を手掛りにして、なにか暗黒の精神的な勢力とかかわりをもち、私たち自身とは全くことなった精神的領域の中で活動している一個の人間《ペルゾーン》を眼のあたりに見ることになります。この患者にとって談話室とはつねに「復讐の女神」であり、「過去の生活の清算」なのであって、この患者の映画体験がただ愉しみの用に立つだけのものであったのとは違って、この談話室体験のなかでは「避けがたい緊急事態の様相をおびたある種の問題が展開されて」います。談話室は患者にとって、悪戦苦闘の末に到達した「戦場」であり、「事態の外部にある固着点、生の諸問題に対抗しうる確実な立脚点」であり、患者がこの病気を「通過」する前に示していた「生に対する真剣さと責任感の欠如」に対して真向から対立しているものなのです。(6) つまり私たちの眼の前にいるこの人物は、倫理的な――あるいはこれを世界観的な、と言ってもよろしいでしょうが――意味で変っているのであって、ここにでて来る談話室というのはこの人物の独自の世界観の表出手段なのです。そして、この患者の場合、この表出はいつもきわめて「象徴的《ジュンボーリッシュ》」に、つまりいつも「象徴的比類《ジュンボーリッシェ・フェアグライヒェ》」の手段を用いて、あるいは「十分な感覚的共鳴《レゾナンツ》」を伴った、可能な限り実体的な類同を求めることによって」おこなわれるのです。しかしこれらすべてのことがらを現象学的にもっと詳細に考察するのに必要な一般的人格論、ことに分裂病性人格の人格論を、私たちはまだ持ちあわせておりません。プフェンダーは彼の『意向の心理学』(フッサールの「年報」一巻、三巻)の中でこのような人格論を樹てておりますから、参照していただきたいと思います。人格の本質を把握してこれを現象学的に固定しうるためには、私たちはいくつかの現象学的基本概念を必要とします。私が以上において明らかにすることができたのはただ、精神病理学的現象の現象学的考察というものはすべて、まずもって〔これらの現象にみられる〕病的な心的機能を分類し区分することをめざしているのではなくて、まず最初に病める人間の本質へと眼を向け、この本質を直観にまでもたらすものなのだ、ということだけです。もちろん私たちは個々の現象、たとえば談話室体験というような現象を直観的な明白さでもって現前化することができましょう。それは最初まず感性的・具体的な形で、次に多かれ少なかれ範疇的・抽象的な形で現前化されるでしょうが、その場合、この体験をもっている人間《ペルゾーン》はいつもそれといっしょに直観的に与えられているでしょう。これは具体的現象についても抽象的本質内実についても同じように言えることです。そして、これらの現象と人間との「間《あいだ》(zwischen)」には、まったき精密さをもって固定することのできる普遍的本質連関をみてとることができるでしょう。この点に関する限り、私たちは精神病理学の領域ではまだほんの端緒にあるのです。(7)

このことはまた、精神分裂病そのものおよびそれの本質的特性すなわち自閉症についての私たちの知識が、なにゆえにかくも僅かで間接的なものでしかないのかということの理由でもあります。しかし上に述べた実例は、私たちが自閉症の名で呼んでいるような世界の中へと、私たちをどこまでも深く導き入れてくれるものではないでしょうか？　しかしまた、この〔自閉症の〕世界を見るということ、それを無媒介的に知覚するということは、私たちにとってはまだ程遠いことではないのでしょうか？　私が申しあげたいと思っていることを判っていただくために、最後にもう一度、自閉症の例について自然科学と現象学的研究方向との両者を対比させてみたいと思います。

自閉症とはなんであるかを私たちは知りません。私たちはそれを言いあらわすためのひとつの言葉をもっていますし、それに対する説明をもっています。しかし、自閉症の心理学的現象学的な本質というものを、私たちは知ってはいないのです。ブロイラーは（彼の教科書の中で）これを説明して、「このような現実からの解離とそれに伴う内的生活の相対的および絶対的の優勢を自閉症となづける」と述べていますが、これはただ、どういう条件のもとで自閉症というものが語られるかを述べただけのことであって、自閉症とはどういう姿のものであるかを述べたものではありません。また私たちが自閉症の示しているすべての徴標を残らず数えあげたとしても、私たちは自閉症それ自体を眼のあたりに見たことにはなりません。たとえばわれわれの数えあげる徴標としては、自閉症の人は周囲からなすがままにされているとか、外部から触れられることを望まないとか、彼にとって何よりも大きな関心事であるべきはずのことについて無関心であるとか、現実に対して考慮をはらう能力に多かれ少なかれ欠けているとか、外部からの作用に対して不適切な反応を示すとか、なんらかの着想や衝動に対する抵抗に欠けているとか、内的生活が病的に優勢であるとか、願望や心配が実際に満たされたり現実のこととなったように思いこんでいるとか、思考が感情の要求のままに動いているとか、思考が象徴や不完全な概念や類推の中で営まれているとか、その他いろいろのことが考えられましょう。しかしその場合、現実を把握する感覚それ自体は失われていないのです。さらに、正常者の自閉、ヒステリー患者の自閉、睡眠時の自閉というようなことも言えるでしょうし、またいったいどういう条件のもとで自閉的な思考が論理的現実的な思考よりも優位を占めるのか、ということも研究の対象となるでしょう。つまり子供においてとか、論理性をもってしては決して近づきえないようなことがら（「窮極《レッツテ》のことがら《ディンゲ》」）を扱う場合とか、強い情動に襲われた時とか神経症においてとか、そして最後に連想の関連が解離してしまった分裂病においてとか、「そういった場合に自閉ということが問題になりましょう」。最後にまた、「自閉的機能」の系統発生的な成立の可能性というようなことも論じられるでしょう(8)。

この問題に関してブロイラーの手によって明らかにされた莫大な知見を、精神医学はつねにブロイラーに感謝しなければなりますまい。しかし、この知見の上にひとつの構築物を建設しようという、彼のたちむかった課題は、同時にきわめて困難なものでした。あるいは私たちが仮りに、この構築物はすでに或る程度までできあがっている、ということを承認したとしても、いまこれを木造の家にたとえていうならば、骨組だけはもうできあがっているけれどもその間隙がまだできていなくて、家中を風が吹き抜けている、その家に人が住みうるようにするためには、この間隙を埋める壁が必要だ、ということが言えるかと思います。それとも比喩を用いないで申しますと、ブロイラーが彼の記載したことがらをなんらかの形で見ていた、或いは「感じて」いたということは疑う余地がありません。分裂病についての彼の著作の成果は、分裂病者の心的生活の中への深く広い「感入《アインフュールング》」にこそもとづいているのであって、決して彼の理論にもとづいているのではないのです。しかしながらこれに対して、自分の持っている以上のものを決して与えたがらないような「慎重な」学者からの批判的な意見も実に数多く見られます。それは例えば、「これらのことがらはすべて、記述するよりも感じる方が容易である」とか、自閉症の世界とは「患者にとってはひとつの実在界（Realität）であり、この「自閉的な」実在界と現実《ヴィルクリッヒカイト》の世界との関係を一般的に記述することは不可能である」とかの意見です（ブロイラー―フロイト年報、Ⅳ巻、一三ページ）。ところで、ここで単に感じられるだけであって一般的に記述しえないもの、そのようなものこそ、現象学的方法でもってなによりもまず明白な直観的知識にもたらし、さらにこれを概念的に把握すべきことがらなのです。いまここで引用した批判については、後程もういちど考えてみることにしましょう。

ここで、われわれがさきに知覚や判断や意向や共感などのことがらについてそれが何であるかを知っていると言えたと同じような仕方で、自閉症とは何であるかを知っていると言いうるためには、どのようなことをまずもってはっきりさせておかなければならないのか、ということについての予定的なことだけをごく簡単に述べておきたいと思います。

1. われわれにはまず、実在の外界の体験一般についての現象学が、つまり「実在の外界」という現象が自閉症者にあってはどういう仕方で形づくられているのかということについての現象学が必要です。ところがわれわれは、それが正常者の場合どうなっているのかということについてさえ、まだほんの手掛りをもっているにすぎません（H・コンラート＝マルティウス『実在的外界の存在学および現象学』フッサール年報、三巻）。

2. われわれには更に、自閉症者において知覚的に与えられているものと空想や幻覚や妄想において与えられているものとの間の関係についての、いっそう入念な研究が必要です。そのためには、いろいろな幻覚や偽幻覚や極度に拡大された分裂病性妄想についての現象学が必要になってきます。その一例として私の患者のもった次のような幻覚妄想体験を考えてみましょう。この患者はベッドに寝ていて、彼の部屋の窓の下にあるレールが部屋の中に上り込んで、彼の頭の中に突きささってくるのを見、そして感じたのです。彼はその時、心臓の動悸と不安をおぼえ、生命の光が消え去り、脳の中に喰い込んだレールから激しい前頭部の痛みが生じました。この患者自身、レールがあそこの窓の下にあって動かないのに、それが部屋の中へあがり込んで来るのが見えるなどということは、まるで馬鹿げたことだ、と言うのです。「外から」見ればこの患者は視覚的、体覚的、痛覚的な幻覚をもっていながらも、それと同時に他方、実在性に対する感覚をも完全に失っていたわけではなかった、ということになるかもしれません。つまり、自閉的な実在性と「正常な」実在性とがこの患者の場合にはならびたっているということになりましょう。しかしこの両方の実在性の関係を「一般的に記述することは不可能」だ、というわけなのです。さて、しかし私たちにとっては、この関係の一般的記述こそ分裂病研究にあたってなにをさしおいても第一に必要なことのように思われます。そしてこのような記述は、上に述べたような幻覚体験がそのうちでそれの実質を構成しているところの、まったく特定の心的所与——これをわれわれは作用《アクト》となづけていますが——にもとづいてのみ可能となります。このような作用がそのままの姿ではっきりと示されるような都合のよい場合も、時としてみられます。たとえば上に述べた患者は、抽象的な思考を行なうとき、つまり「それ自体として成立していて現実に適応される必要のない（例えばわれわれが、議論が火花を散らすとか、灼熱する弁舌とかの言いまわしにおいても用いているような、火花とか灼熱とかの抽象的思考のような）」思考を行なうときには、頭痛を感じることもなく、気分が楽だ、なぜかというとそのような時には、「現実の対象との実体的一致を求める」必要がなく、「実体に縛られることがない」からだ、と述べています。しかし思考というものはまた、「実在のものとの合致、たとえば人物とレールとの間の合致である」場合もあって、「そんな時にはこの人物とレールという二つのものの間に衝突が生じて、これが痛みとしてあらわれる」のであり、「レールが部屋の中に上りこんでくるのではない、レールは下に置かれている、しかしそれなのにやはり、レールが上り込んでくるのだという感じをうける。それはまさしく、力の置換による関係の固定であり、ひとつの緊張、思考の極度の拡大なのだ。つまりそれは、いろいろの思考が極度に拡大されてぶつかりあい、それがひとつの識別標識（痛み）を通じて明らかになっているのだ」とも述べています。さて、この患者は心理学などを学んだことはなく、自然科学系の中学教員資格を取っているにすぎないのですが、彼の示した自己観察と自己表現は見事なものです。しかし、だからといって患者がわれわれに示したものは決して現象学のごときものではありません。〔現象学といわれうるためには〕上にあげたいくつかの自己観察や、それに類似した多数の自己観察から、患者のいう「関係の固定」の作用が現象学的に明確にとり出され、それの本質が純粋な形で記述されなくてはならないのです。この作用によってはっきりと与えられている統一的な対象界は、われわれが実在の外界の現象として体験しているものとも、現実からの疎隔として——まったくネガティヴな、外面的な仕方で——記載しているものとも違っています。私たちがここで問題にしなければならないのは、決して自閉的、「実在的」という二つの実在界なのではなくて、患者のいう関係の固定の作用によって構成されたたったひとつの実在界なのです。

3.　ところで外界に対する態度としては、知覚や表象や認識以外にも、判断や評価、愛憎、欲求や逃避、能動的形成や受動的依存などの種々の仕方があります。これら多数の「意識の諸様相」あるいは諸作用の中で、私たちは純粋に感情的あるいは情動的な作用や行為と、本質や価値へと向けられた範疇的な作用や行為とを区別する必要があります。この観点から、たとえばシュヴェニンガー（Zeitschr. f. d. ges. Neurol. u. Psychiatr. Orig. 七七巻）が、外見上現実からの離反にみえたり自閉的な閉じこもりにみえたりする現象をプフェンダーの合一と分離の学説に基づいて記載しているのは、ひとつの進歩を意味しています。ここで問題にされているのは独自の心的領域であるところの、「実質的に」心的なもの（etwas《substantiell》Seelisches）であって、この心的領域にもとづいて現実からの解離が「合一の障害」すなわち周囲との親しみの障害、「主体と対象との滲透」の障害として記述されうるのです。しかしこのような記述は、もちろんのこと、単に古い事実を新しい言葉で言い直しただけのものであってはなりません。ここではっきり知らねばならぬことは、このように記述さるべき事実がいったい何を意味しているのか、ということでありましょう。このような目的に副うためには、合一とか分離とかの作用が自閉症者ではどういう点において健康者のそれと相違しているのかということを、まずもってはっきり示す必要がありましょう。つまり、自閉症者におけるそれらの作用の特有の独得さが明示されていなくてはならないのです。さらにオェトリは、共同人間について考えられるこのような合一の障害を指摘した一篇のすぐれた論文を発表しました[9]（『分裂病者の共同体体験』同上の雑誌）。そして彼は正当にも、この場合まず第一に変化しているのは共同体価値(Gemeinschafts*werte*)あるいは共同体規範(Gemeinschafts*normen*)であり、このような規範の価値喪失にもとづいて、二次的に社会的意欲と社会的抑制の消失が生じるのだ、ということを強調しております。彼はまた、いろいろな表現運動や言語、文筆などの障害もやはり同じ原因にもとづくものと述べています。シュヴェニンガーもやはり、価値感覚(*Wertsinn*)の喪失ないし変化について、またそれと共に、価値や義務の普遍的秩序への服従ということに関する変化について言及しています。

4. ここにおいて私たちは、範疇的直観とよばれるきわめて広義の直観作用の、つまり美的、論理的、倫理的、形而上的、宗教的な本質や価値の一次的あるいは無媒介的な知覚もしくは知得の作用の、質的および量的の変化という問題に到達しました。[10] その場合に私たちが問題にするのはほとんどの場合〔そのような作用の〕喪失とか低下とかではなくて、質的な異常すなわち変様であるという事実は、グルーレが最近「動機づけの体験」に関して強調していますし(Zeitschr. f. d. ges. Neur. u. Psychiatr. 七七巻)、またヤスパースがヘルダーリンとファン・ゴッホについて見事な、印象的な形で示したことでもあります。自閉症というものはそれ自体、幻覚や妄想の出現とか、内部生活の優勢とかによるよりも、価値の世界に対する立場のこの種の変様によって、よりよく特徴づけることができます。現象学的には外界や自己自身に対する立場の変化は、個体が価値に対して示す構えの変化にもとづいて、より容易に把握することができます。つまりこの点にこそ、分裂病性自閉症の本質、その核心があるのです。私たちの症例にも見られたように、自我と価値領域との間には別種の緊張が支配的になっているのであって、これを現象学的に把握することが肝要なのです。ヤスパースは、まずもって(「健康者」の)世界観の心理学を作り出した後、分裂病者の自閉症自体についても従来行なわれていたよりもいっそう徹底した解明を加えることによって、この問題に関する最初の大きな足跡をのこしました。ストリンドベルクとファン・ゴッホについての彼の著作は、単に私たちのもつ最高の病蹟であるばかりではなく、精神分裂病の精神病理学的現象学の分野における画期的な労作であります。さらに私たちは、ヤスパースが彼の『精神病理学』(一九一一年)においてすでに、「分裂病的とよばれるものの全体についての直観」とか、「分裂病的雰囲気」の中へ個々の症状複合が出現するのだというようなことを述べていることをも忘れてはなりません。ただ彼はつねに、彼特有の学問的慎重さ、というより学問的懐疑をもって、われわれはこの全体を決して把握しえないのであり、ただ無数の個別的現象を数えあげることができるのと、患者との接触に際しての自らの経験において現象の総体をただ繰返し経験しうるだけなのだということを述べています。しかしとにかく、われわれが分裂病的と呼んでいるこの全体的なものが直観によって把握されるかどうかはさておくとして、重要なことはこのような自閉症の全体の直観を現象学的に確保し、固定し、これを学問的に叙述することであります。この点に関してビルンバウムは、これは自然科学と経験科学との拘束をうけている精神科医が駆使しうる限りの把握可能性を越えた方法であり、単に主観的感情的な確実さ以外のなんらの保証をも与え得ない方法であると主張していますが、私たちの主張したいことはむしろ、この方法は多くの学者の学問的な共同研究によって精神病理学の分野でも普遍妥当的な方法にまで仕上げることのできるものであり、換言すればこの方法の学問的厳密性は精神病理学の分野でも実証可能であるし、事実いくつかの研究においてすでに実証済みである、ということです。ビルンバウムはヤスパースの方法を単なる主観的方法であると誤解したわけですけれども、これにはヤスパース自身の主観的な慎重さをもった、暫定的な表現法も責任の一端をになっていると申せましょう。そのうえ、ヤスパースの用いた概念用語は現象学的に確実なものではありませんし、事実また彼自身も学派としての現象学派に属してはいません。(11)それはともかくとして、ビルンバウムが誰よりもはっきりと見てとっており、表現していることがひとつあります。つまりそれは、ここにみられる方法が自然科学の方法とは別種のものだということです。私たち自身の出発点もこのことにほかなりませんでした。

しかしもう一度、自閉症の現象学に話を戻しましょう。分裂病の人間が価値の世界に対して示す構えをもってしても、この自閉症はまだ現象学的に的確にとらえられたとは言えません。大切なことは自閉的な人間それ自体を精神の眼の中へとらえることなのであって、このことはただ、上にのべた現象のすべてから「自閉的人間」という根本現象にまでたちかえることによってのみなしうることです。この点において現象学は、一般心理学における他の現代的潮流、ことにベルグソンの直観説《イントゥイツィオニスムス》やナートルプの再構成心理学《レコンストルクツィオンスプシヒョロギー》と出会うことになります。現象学は、心理学や精神病理学が客観化的学問から主観化的学問への道程の途上でなしとげた数多くの革命的変化のひとつを意味するにすぎないということを、私たちは決して忘れてはなりません（私の『一般心理学の諸問題への入門』シュプリンガー書店、一九二二年を参照）。

最後に臨んで、現象学的研究方向ということに関して、精神医学全体に対して課せられている問題に答えておかなくてはなりません。精神医学は医学の一分科として、したがってまた応用生物学の一分科として、現在も将来も自然科学であることに変りはありません。したがって精神病理学的現象学は、さしあたりそれとは本質的に異なったものとして対立しているわけです。しかし、この両者の間にも連絡をつけることができるのだということは、文献を一見しただけでわかります。ここではヤスパース（『精神病理学』）とクローンフェルト（『精神医学的認識の本質』および既述の報告）の試みをあげておきましょう。しかし私自身としては今のところこれらの試みのどれにも与することができません。私はむしろレヴィンやクルト・シュナイダーらのように、精神病理学的現象学のもつ最大限の自由と独立とを擁護したいと思っています。もし精神病理学的現象学が現象学を利用しうるものならば、それはなによりもまず、内在的な意識の諸形態に関する純記述的な本質の学としての現象学に向って、つねに自らを定位していなければならないのです。

総　括

一　自然科学と現象学

1.　自然科学的認識は実在的《レアール》な（物体的《ケルバーリッヒ》なもしくは心的《ゼーリッシュ》な）事物《ディンゲ》や事象《フォアゲンゲ》の感性的な（外部的もしくは内部的な）知覚とともにはじまって、諸々の属性や要素や機能への概念的分解の道をたどって、自然科学的理論へ（そして最後に自然の法則にまで）歩みつづける。

2.　現象学的認識は非実在的《イレアール》な（しかし認識論的あるいは形而上学的な意味での観念的《イデアール》でもない）「本質《ヴェーゼン》」あるいは形相《エイデー》の「超感性的《ユーバージンリッヒ》」あるいは範疇的《カテゴリアール》な知覚とともにはじまる。範疇的な知覚あるいは直観《アンシャウウング》の同義語は、現象学的直観《イントゥイツィオン》、抽象化的理念化《アブストラヒーレンデ・イデアツィオン》、本質直観《ヴェーゼンスシャウ》である。「本質」というのは、範疇的直観の作用《アクテ》に無媒介的《ウンミッテルバール》に「与えられる」対象であって、これは現実的事物が感性的直観に無媒介的に与えられる対象であるのと対応している。「本質」には美的、知的、その他いろいろのものがある。本質は自然の諸事実、芸術の諸形象、自由な空想の「諸構想」などにおいて直観されうる。現象学者が本質直観となづけているものの一部は、以前には連想および共感覚の機能や「感情」に起因するものとして説明を試みられていた。

3.　自然の諸事実の感性的知覚の上に概念的な自然認識が構成されるのに対応して、本質や形相の範疇的知覚の上には概念的な形相的認識あるいは本質認識が構成される。しかしこの本質認識は純記述的認識であるから、本質概念と本質陳述の形成、および本質関連の認識ということに限局される。本質認識はきわめて慎重に、いかなる理論、なかんずく認識論との混淆を警戒する。

4. 範疇的直観において捉えられた本質は、純粋意識の、あらゆる理論的附加物を排除した形態《ゲシュタルトゥンゲン》あるいは様態《アールテン》である。

二　現象学の方法

1. 現象学的方法の特徴は、外部知覚の作用という心理学的な実例の分析を通じて次のように示すことができる。自然科学者は外部知覚を、感覚とか連想とか想起とかいった、外部知覚の中から見いだされたもろもろの過程へと分解し、それを心理学、大脳生理学その他のもろもろの理論に結びつける。これに対して現象学者は知覚を、知覚する主体と知覚される客体との間の関係の諸徴標へと、それも知覚そのものの中へ深く沈潜することによって見いだされる、つまり知覚自体に即して示されうるような諸徴標へと分解する。われわれの知覚するのは感覚ではなくて対象である。しかし知覚された対象は知覚の中に含まれるのではなくて、われわれは知覚することにおいて対象へと方向づけられ、「知覚という様態において」自己を対象に関係づけるのである。この「意識が自己を或る物へと関係づけること」は、ブレンターノ以来、意識の志向的性格とか或いは簡単に志向的意識あるいは作用意識とよばれている。この志向的意識あるいは作用意識の個々の様態は作用《アクト》あるいは志向的作用《インテンツィオナーラー・アクト》とよばれるが、ここには能動性《アクティヴィテート》とか意識の「受動《パッシヴ》的なありかたに対する意味での）能動的《アクティヴ》な活動とかの意味はいっさい含まれていない。作用《アクト》というのはただ、意識の或る物に向かう方向の様態をいいあらわしているにすぎない。

2. 意識の特有の知覚の方向あるいは様態、すなわち知覚の作用は、或るものの表象とか直観を欠いた知とかの諸作用と比較することによって、より精密に規定されうる。しかし現象学者はつねに現象学的方法の根本原理、すなわち意識の中に実際に見いだされるもの、意識内在的なものの概念的分析に終始するという根本原理から離れない。

3. 意識に属する（知覚の）内容と（知覚の）対象との区別から、意識についての一般的本質洞察が得られる。

4. 心理学的現象学の事実直観から純粋現象学の本質直観への移行は、一歩一歩と段階的になされる。この移行は二つの原理的な段階を示す。すなわち第一は、実在的存在から純粋な本質存在への移行で、これは自然的現実性およびいっさいの存在設定を一般的に排除し、括弧に入れることによって達せられる。その第二は、個別的な特殊事実から普遍的本質への移行である。この両段階の移行は「イデアツィオン」すなわち抽象による理念化《イデイールング》によってなされる。つまりたとえば、純粋幾何学（すなわちひとつの形相的特殊学）の分野においては、三角形の普遍的本質は、自然的経験の反復とは無関係に唯一の三角形について直観されうるのであって、自然科学の諸概念が経験の反復により、つまり帰納的方法によって得られるのとは全く異なっている。

5. 純粋現象学（特有な意味で形相的な心理学）と心理学的現象学との関連および、純粋数学と数学的自然科学との関連の両者が、はたしてフッサールの主張するように同一視しうるものであるかいなかは、未決定のまま残すことにする。いずれにせよ、現象学的洞察の絶対的な直観性格については、ナートルプと共に疑義を提出することができる。われわれにとってもっとも重要なことはただ、範疇的直観の作用およびその対象領域を承認するということである。

三　現象学と精神病理学

1. 精神病理学はつねに経験の学であり事実の学であるゆえに、それは決してみずからを絶対的普遍性をもった純粋本質の直観にまで高めようとはしないし、またそのようなことは不可能でもあろう。しかし精神病理学は、自らの基本概念の純粋現象学的解明から、自己自身の研究の促進と解明とを期待する。

2. 精神病理学的現象学は記述的あるいは「主観的」な精神病理学ではない。しかしこの両者は、実際の研究においては絶えず相互に影響しあっている。

3. 幻覚体験という精神病理学的実例の分析を通じて、この両種の研究方向の相違がはっきりと示される。記述的方向をとる精神病理学は〔幻聴の〕語音や語義から直ちに言語的概念を構成し、そこからいろいろの判断を導き、さらにそれに基づいて推論を設定し、このようにしてその「症状」を説明するのに役立ちうるような理論をうちたてる。純粋に形式的にみれば、そのやりかたは精神分析の方法においても同一である。――現象学者が精神病理学的体験を分析する場合には、彼はさしあたりこの体験をひとつの精神病理学的属の概念的に固定された種とみなしてここから思索を発展させていくということをしない。彼は患者の言語的表現が彼の心の中に生じさせる意味の中へはいりこみ、言語によって間接的に示される異常な心的現象それ自体の中をのぞきこもうとする。この体験と他の異常な心的現象との関連とかこの体験の成立条件とかについて考えをめぐらすかわりに、現象学者は当の体験自体に内在し、当の体験自体の中に見いだされうるような諸標徴のみを探し求める。このようにしてまず第一に、どういう個別的体験に際しても「人格的」背景が、その上で体験が演じられる場として認められる。別の表現を用いるならば、どういう個別的体験の中にもそれを体験している人間がなにがしかあらわれていて、どんな場合にもわれわれは体験を通じてこの体験する人間の中へとはいりこみ、これを直観することになる。とはいえこの点に関しては、精神病理学的現象学による人格論がまだ欠けているゆえに、われわれはまだほんの端緒にあるわけである。

4. 自閉症や分裂病一般に関するわれわれの直接的無媒介的な知識の乏しいのも、やはりこの理由にもとづいている。

5. 上述の二つの研究方向の相違は、自閉症を例にとってもはっきり示すことができる。

自閉症の正確な知識がその前提として必要とするのは、1.　分裂病者における実在の外界の体験についての現象学、2.　分裂病者の幻覚妄想体験の現象学、この体験はたとえば「思考と実体との関係の固定」というような表現によって照しだされる、3.　および、4.　患者の情緒的体験、および価値の世界に向けられた範疇的体験の現象学。このような現象学についてはわれわれはまだほんの手懸りを――とりわけヤスパースによって――与えられているのみである。

6.　現象学は決して、純主観的な、「単に主観的感情的な確実さしか与えない」方法（ビルンバウム）ではない。いずれにしても現象学は、それがその他の多数の領域との共同研究を通じてすでにずっと以前からもたらしていた学問的普遍妥当性の確証を、精神現象学の領域に最初にもたらすべきものなのである。

7.　フッサールの現象学は、心理学が客観化の学から主観化の学への道程の途上でなしとげたいくつかの革命的変化のひとつを意味するにすぎない。すでにフッサールに先立って、ベルグソンの直観主義やナートルプの再構成心理学が同一の方向をうちたてようとしていた。

8.　精神医学は医学の一分科であり、したがってまた応用生物学の、つまりひとつの自然科学の一分科であるから、精神病理学的現象学はさしあたり精神医学とは本質的に異なったものとしてこれに対立する。そして、この両者の間の連絡はすでにつけられている（ヤスパース、クローンフェルト）。しかしひとまずは、この両者をできるだけはっきりと区別し、対置して、精神病理学的現象学の最大限の自由と独立とを認めることが、この両科学のいずれにとってもいちばん有益であるように思われる。

（1）　周知のようにカントは、感性の領域と「感性を超えて構成される」悟性の領域との両方について、いくつかの「先験的形式」を区別した。感性の領域の先験的形式とは純粋な直観形式としての空間および時間であり、悟性の領域のそれは純粋な思考範疇あるいは悟性範疇である。

これに属するものとしては、因果性、現実性、必然性などの諸範疇があげられる。カントは悟性の客体についての純粋な直観形式を識らなかったのである。この点に関して、フッサールの説は新しい見解を明らかにしている。彼の説によると、悟性や思考の対象もまた直観されうる、つまり「感性を超えて構成された」対象として直観されうるのであって、範疇的直観という表現はここから出てきたものなのである。つまり範疇的直観の作用は悟性の客体に向けられているものではあるけれども、それ自体は悟性の作用ではなく、カントの体系の中には見いだされない（拡張された意味での）直観の作用なのである。フッサールを識っている人には次の個所を指摘しておくだけで十分だろう。「しかし、もし表現の素材的諸契機と並んで存在する表現の『範疇的諸形式』が、知覚のうちに——知覚ということを単なる感性的知覚の意に解するかぎり——終ってしまうものではないとしたならば、知覚という表現についての論議の基礎として、ここでは別の一つの感官が考えられねばならぬ。いずれにせよ、そこには一つの作用が存しなくてはならず、この作用は単なる感性的知覚が素材的意味要素に対して果すのと同じ役目を範疇的意味要素に対して果すものである。充当機能およびそれと法則的に関連しているあらゆる理念的関係の両者がもつ本質的な同質性のために、立証的な自己表出の仕方において充当する作用の一切を知覚とよび、充当作用一般の一切を直観とよび、この作用の志向的対応者を対象とよぶことは不可避なことである。」（上掲書一四二ページ）。

（2） この言葉は、性状の意味以外に形象（Bild）の意味をももっており、われわれの隣接領域では、まったく異なった関連において用いられている。すなわち実験心理学では数年前から直観像（eidetische Bilder）についての議論がさかんに行なわれているが、その場合この直観像というのは、プルキニエ、ヨハネス・ミュラー、ヴァバンチッチュ、ゲーテ、ティーク、オットー・ルートウィヒその他の多くの人を通じて知られている、生理学的残像と単なる表象との中間に位する、主観的・視覚的直観像（subjektive optische Anschauungsbilder）を意味している。このような直観像を体験する素質をもった人は直観像素質者（Eidetiker）とよばれる（E・R・イェンシュ、W・イェンシュおよび彼らの門下たち。この問題については、Zeitschr. f. Psychol. u. Physiol. d. Sinnesorg., Abt. I の最近数年のものを参照）。

（3） 「つまりわれわれは、任意のいくつかの個別的な意識体験を——それらが自然的な立場においてなされるものと仮定して——実在的人間的な事実として、実例的におこなってみる。あるいはまたそれらを、回想とか自由な仮構を営む空想とかの中で思い浮かべてみる。このような——それ自体完全に明白なものとして前提されてよい——実例を基礎として、われわれはわれわれの関心の的である純粋本質というものを、十全なる理念化（adäquate Ideation）によって捉え、固定するのである。その際これらの個別的諸事実《ファクタ》、一般に自然的世界に属する事実性《ファクチィツィテート》は、われわれが純形相的な研究をなす場合には常にそうであるように、われわれの理論的視野から消えうせてしまう」（『諸理念《イデーエン》』六〇ページ。また『論理学研究』II巻、初版および第二版の四四〇ページをも参照）。

（4） さらに次の個所も参照。「この世の中のいっさいの物は、われわれがどんなに探しても見いだしえない、またわれわれの無骨な手では探りあてることのできない、それ自身の形、それ自身の形式をもっている。われわれはそれらの形式を、われわれに備わっている芸術的天賦の度合に応じて直観的にとらえるのである。」あるいはまた「私が一個の立方体を描こうとする場合、私はそれを、シガーケースかなにかを描くことを教えられたときの仕方によって描くことができる。それによって私は立方体の外形を、それが私の視覚に映じた通りに表現するのである。私の描くものは、その客体であってそれ以上の何ものでもない。そして私はそれを上手に描くこともあるし下手に描くこともあるだろう。ところが私はまた、この立方体を私が見たとおりに描くのではなくて、立方体とは何であるかという、それの述語を描くこともできるのだ。」

（5）観念化《イデアリジールング》や理念化《イデイールング》としての抽象《アブストラクツイオン》は帰納《インドウクツイオン》とは違うのだということは、いつも心しておかねばならない。この点に関してはまた、ナートルプの『精密な学問の論理的基礎（Die logischen Grundlagen der exakten Wissenschaften）』三一七ページをも参照。他方また純粋な意識論も、いかなる学問においてもそうであるように、自らの証明のために帰納を必要とする。この点についてはフッサールの『諸理念《イデーエン》』に対するナートルプの批評（Logos 第七巻、二四〇ページ以下）を参照。

（6）この患者の急性のシューブは「精神の痙攣」であり、これは「衝動的なものに対して戦いをいどむことによって精神的なものにくみしようという決断」によって終りをつげた。

（7）この種のきわめて重要な端緒のひとつとしては、たとえばヤスパースによってなされた「プロツェス」と「人格発展」との区別をあげることができる。この区別は、現象学的な観点を方法的に応用した最初の精神病理学的研究であるところの、彼の『嫉妬妄想』論（一九一〇年）の中にすでに見いだされる。もちろんこの区別はクレペリン、ブロイラー、ウィルマンスその他によってすでに早くからなされていたことではあるけれども、ヤスパースのこの論文の中には、外的、臨床的な区別の徴標にかわって「内的心理学的」な区別が登場している点において、ここには原理的に新しい点が存在する。従来は解離《ディソツイアツイオン》とか常同性《ステレオテイピー》とか痴呆化《フエアブレードウング》とかの臨床的諸徴標が患者の心の中に或る「人格外《ペルゾーンフレムト》」の、これまでとは違った「プロツェス的事態」が発生していることを表示するものとされ、それに反して人格の性向それ自体から導き出すことのできる病的発展がこれに対置されていたのに対して、ここでは人格になんらかの異質的なものが接枝されているかどうかという無媒介的直接的な直観が、つまり「人格の単一性についての直観的把握」（ヤスパース）が、決定的な役割を果すのである。「われわれがある人格の発展を単一的に把握しえないばあい、われわれはそこに或る新しいもの、その人格がもともともっていた素質とは異質的なもの、つまりこの人格の発展からはみだしたものを措定する。それは発展ではなくてプロツェスなのである。」この考えはそれ以来、その重要性を認められ、精神医学の文献にあがっている現象学的性格の比較的長篇の論文のうち、最も新しいものの中でも、この考えが方法的にさらに発展させられている。（クローンフェルト『能動性意識の分裂病性変化について』Zeitschr. f. d. gesamte Neurologie und Psychiatrie 七四号一九二二年を参照）。この論文においてクローンフェルトは、真の離人症体験と「能動性意識の欠如という一次的に分裂病性の体験」との截然たる純記述的区別にもとづいて、内在的心理学的で「記述的に本質的」な精神病性一次症状に到達しているのであるが、この精神病性一次症状は「外部的」な臨床症状と同様に「異物のごとく、破壊を告げる赤信号のごとく、心的連続体の内部に介在している」のである（三〇ページ）。ほんの部分的な個々の精神運動性病像にみられる能動性意識の欠如（たとえば患者が、彼自身が叫んだのではなくて彼の発声神経が鳴り響いたのだと述べるようなばあい）は、人格外の、人格発展からはみだして「人格からはいわば深い断絶によって切り離されているような」プロツェスを表示するものであり、この表示は精神病理学的現象学的な性質のものであって、それ故に病的な個別的体験と病的な人格障害との間の関連の本質への洞察を可能ならしめる契機となる。

（８）そのほかにも、ユングのいわゆる内向性とかフロイトのいわゆるナルシシズムとかの理論や、これらの理論の背景をなしている広大な諸関連についても考えておく必要があろう。これらの理論がいかに大きな価値をもつとはいえ、それらは所詮ひとつの理論なのであって、そこには自閉性についての無媒介的な知識が欠けている。

（９）もちろんここで問題にされている事実それ自体はブロイラーによってずっと以前から観察されていたことである。すなわち彼は、精神分裂病者では人間相互の交流を規制するような感情が早期に枯渇してしまうことに気づいていた（『精神分裂病』三九ページ）。

（10）したがってフッサールの言う範疇的直観の作用は精神病理学的には二通りの意義をもっている。第一には研究者の側にとって――つまり研究者はこの作用によって現象学的に純化された精神病理学的本質概念を把握する。第二には研究対象の側にとって――つまり、病的に変化した範疇的直観の作用が研究されるのである。

（11）周知のとおりヤスパースは、現象学の領域を静止了解の可能な現象に限っているが、他方、了解心理学の分野では先験的な、「理想型的な」、経験によって基礎づけられない認識を――ただし本質認識というような言葉を用いることなく――重んじている。

（訳注１）本質的な問題ではないが、共感覚についての著者の用語法はやや不正確である。著者の用法によれば、「色聴」および「形聴」（Farben-und Formenhören）とは、色彩や形態についての視覚的知覚に伴って聴覚的表象が出現するものをさし、ジノプシー（Synopsie）やクロマティスムス（Chromatismus あるいは audition colorée）とは、聴覚的知覚に伴って視覚的表象が出現するものをさしているのであるが、多くの学者は「色聴」および「形聴」をむしろ逆の意味に、つまりジノプシーやクロマティスムスと同義に用いている。実際に、最もしばしばみられる共感覚はこの種のものであって、視覚的知覚に聴覚的表象の附随する例は極めて稀で、これには一定の名称が与えられていないようである。ちなみに、著者の師であり分裂病概念の創始者であるＥ・ブロイラーは、彼自身、共感覚の持ち主であり、共感覚研究における先駆者でもあった。

生命機能と内的生活史

I

一九一一年にシュツットガルトで開かれたドイツ精神医学会の集まりでは、リープマンが「臨床精神医学にたいするウェルニッケの影響」という記念すべき報告(1)をおこないましたが、ウェルニッケのもう一人の弟子であるボネファーも「ヒステリーに入れられない心因性の疾患状態および疾患過程がどのくらい起こるか」というテーマについて重要な報告(2)をおこないました。当時リープマンは、ウェルニッケの体系が、「特定の理由から特定の目的のためになにかをする自我《イッヒ》にすべて立ちかえるような、回顧《レトロスペクティーフ》的な心理学のくだすおおくの解釈」をできるだけ抑えながら、精神医学全体を脳機能の神経病理学へと解消させる「巨大なこころみ」以外のなにものをも意味しないことを、確認したわけですが、これにたいして第二の報告者〔ボネファー〕は、自分が、師を越えて、影響の大きい組織的な一歩をふみだし、またあの回顧的な心理学とその「解釈」に臨床的意義のきわめて大きな認容をあたえざるをえないのを見てとったのです。つまり、彼はそのとき、純粋に機能的性質の心因性病態と、「心的複合《コンプレクス》の分離が内容的に特定の性質をおびた意志方向の影響のもとで起こり」そして「願望の心理的契機が消え去れば」病態すべてが消失するだろうといった印象をうけるようなものとを区別したのです。臨床的な区分のために彼は、たとえば地震によるおどろきのようなきわめてはげしい情動的体験がシュティールリンの意味での一過性の血管運動性症状群あるいはベルツのいう情動昏迷をひきおこすような前者の病態にたいして、後者の病態、つまりすべての拘禁精神病的状態、年金ヒステリー、ヒステリー性もうろう状態、せん妄そして仮性痴呆などの場合にだけ、ヒステリー性（hysterisch）という名称をあたえようとしたわけです。したがってヒステリーの概念の場合には「そのような意志契機の構えを避けてとおる」ことはできないのにたいして、おどろきの情動は「本質的にある統一的な生理学的基体、すなわち血管運動系の多少ともつよい変化のうえにもたらされうるような」心的障害をひきおこします。私たちはここでは血管運動性の神経症的複合《コンプレクス》から死にみちびくようなはげしいせん妄にいたるまですべての移行を見いだしますが、この後者は「その器質的性質がうたがえないような脳の変化が純粋に心的な筋道でひきおこされうる」[3]ことを明らかにしめしています。おどろきの情動に関してのこうした臨床的事態はボネファーにとって、残りの、ヒステリー性ではなく心因性の病態、つまり反応性うつ病、優格観念にもとづくパラノイア性過程、感応性精神病、急性の衝動的ないし妄想的情動反応、不安定な変質者およびてんかん者の興奮およびもうろう状態、徘徊癖《ポリオマーニシュ》的状態などのあたかも範例として役立ちます。『驚愕精神病の問題』[4]という研究では彼はここで行なわれた区別をさらに臨床的にふかめており、また「ヒステリーなるものは、ひじょうに感じやすい性質の人たちが情動にたいしてしばしばしめすような、急性の身体的反応とは」一致しないことを示しながら、とりわけクライストにたいして、論争的な弁明をおこなっています。ウェルニッケにとくに近いクライストがヒステリーの願望理論を拒否しているのにたいして、ボネファーは上述の区別をおこなって、臨床の現状が提出している事実上の要求を疑いもなく正当に評価しているわけです。

こうして、マイネルト[5]、グリージンガー[5]、ヒューリングス・ジャクスン[6]そしてウェルニッケの意味での機能論的原理の臨床的独裁には、一連の臨床研究やフロイト学説の臨床への導入にもとづいて、原則的な重要さをもつ一撃がくわえられたのですが、しかし情勢はなおかならずしも満足のいくものではありません。すでに純粋に用語の方面だけからでも、私たちは、心因性（psychogen）という表現がまさに主として身体的な、とりわけ脳性の機能障害のために残されていながら、他方、心因性の経路で発生したばかりでなくまたさらに心情的経路で拡まりかつ固定しているような障害には心因性という形容詞をなしですますべきだということに、あまんじていることはできないのです。実質的にはしかしつぎのことが重要なのです。すなわち、ボネファーによって心因性とよばれた状態でもまたヒステリー性の状態でも、問題なのは、多様な外的な事象もしくは状況、つまり外的生活史の出来事、たとえば肉親の死、財産の喪失、外から強いられる困難な決断、禁錮、さしせまっている年金の停止や減少、などといった出来事にたいする人間の反応なのです。しかし、ヒステリーの人がそのような外的事象を精神的にさらに加工しつづけ、またこのようにさらに加工するという媒介をとおしてはじめて病的状態が発生しまた説明されうるのにたいして、心因性の反応ではこうした特異的な内面的加工が欠けているようにみえますし、またいわば直接的に、すなわち情動の生理学的な随伴現象および結果に引きつづいて、長短や軽重の別はあっても生理学的な脳変化があらわれてくるようにみえます。そのような「脳変化」のなかに私たちは生体の機能障害を見なければならないのですが、これは、私たちがこんにち知っているように、皮質や一般に脳のレベルをはるかに越えて、クラウスの意味での深層人（Tiefenperson）全体の障害、気分失調あるいは気分変化をあらわすものであって、むろん生体の心情的機能の気分失調もそこにふくめられます。情動は、一般に心因性契機は、ここではしたがって見かけは直接に身体的および心的な機能経過にたいして障害的に作用するのですが、他方、ヒステリーではそうではないようで、ここでは機能経過の障害は外的体験にたいする内容的に「特定の性質の」心情的反応に依存しているようにみえます。ところが、このどちらの場合にも、私たちは以前には臨床精神医学において同じ表現、つまり心情的反応（seelische Reaktion）、心因性起原（psychogener Ursprung）、心因性病態（psychogene Krankheitszustände）などをつかっていました。ボネファーは、ここには別の命名を必要とするような本質的ちがいがあることを、ひじょうにはっきりと認識していたのですが、しかし心因性とヒステリー性という区別は事態をなお原則的には正しく評価するものではなく、たんにある臨床的な特殊問題についてのみ有効なのです。原則的にいってここに存在するのは、はるかに一般的な、そして精神医学と心理学の全体にとって基本となるようなちがいであり、すなわち、一方で生体の心情的（あるいは身体的‐心情的）機能様式とその障害、他方で心情的体験の内容の継起というちがいです。病的な意気銷沈や気分の低下、病的な訴訟癖や幻覚、てんかん者や「不安定な変質者」の狂暴さ、すべてこれらは心情的‐身体的機能障害の表現です。病気でありたいという願望（病気にみえたいというのではない、なぜなら、そうなると詐病になるからで、これはシェーラーがひじょうに明瞭におこなった区別です(7)）は、これに反して、それだけではけっして心情的機能障害の表現ではなく、まったく別のあるもの、すなわちある心情的体験ないしある心情的体験態度の特定の志向的ないし精神的内容もしくは内実であって、これはそれだけではあらゆるほかの願望内容とまったく同様に了解可能なものです（この点についてはおなじくシェーラーの同書を参照されたい）。そのような体験の原点あるいは中心を私たちは個人的（精神的）人格《ペルゾーン》と名づけ、他方、それらの体験内容の内的精神的関連をその内的生活史（*innere Lebensgeschichte*）と名づけます。私たちはそれゆえひとことでつぎのように言うことができます。すなわち、ヒステリー性精神病は個人の生活史から心理学的に了解され、心因性反応は有機体の心情的・身体的機能障害から生物学的に説明される、と。あるいはもっと手短かにいえば、ヒステリー性とは生活史的に規定される心情的疾患形式を意味し、心因性とは機能的に条件づけられたそれを意味します。この場合、有機体の心情的機能様式だけが障害されようとあるいは身体的な機能様式もあわせて障害されようと、まったくどうでもよいし、また機能障害が修復可能なものであろうとそうでなかろうと、あるいは器質的な障害にみちびくものでさえあろうと、まるで関係はありません(8)。私たちはしたがって、これまで行なわれてきたように、心情的（seelisch）と身体的（körperlich）というこのように不明確な概念をもはや峻別するのではなく、一方で心情的‐身体的有機体の機能様式と他方で精神的生活史のそれ、あるいは、方法論的にいって、機能的な考察方法ないし思考方法と生活史的なそれとを区別するわけです。それによって私たちは心情的機能と心情的諸体験の精神的内実というふたつの〔ことなった〕概念を心情的あるいは心的（*psychisch*）というひとつの語のなかに混和するという科学的にみて結局は耐えがたいやり方からうまく逃れ出たことになり、また心因性という表現をまったくなしですますこともできるわけです。しかし同時に私たちはそれによってこの領域における現実の対立物の過度の緊張からも守られます。なぜなら、たとえ機能と生活史的契機という概念が橋をかけることのできないものだとしても、しかし、それら二つの概念が抽象的に関連してくるのはそのつど単に同じひとりの現実の人間においてであり、しかじかに機能する有機体をもちまたしかじかに経過する生活史を生きるひとりの人間にほかならないからです。そして両者のあいだには、私たちがあとで述べるはずの、事実的な諸関係もたしかに存在します。いずれにしても、人間的有機体のない生活史も、生活史のない人間的有機体もありません。このことは私たちにまた、心因性とヒステリー性というあの区別が単に実際的‐臨床的なもので、なんら理論的なものではありえないことをしめすものであって、それというのも、有機体の生命機能の障害は原則的に生活史的曲線の障害、つまり屈折や彎曲ともつねに結びついており、後者はまた有機体の障害をつねにともなうというかぎりにおいてです。果たしてボネファーも、心因性とヒステリー性とのあいだにはなんら明確な境界はなく、また願望の影響がとくにつよく目立つような状態だけがヒステリー性とよばれるべきであることを明言しています。他方、私たちは、内的生活史の諸契機がボネファーの意味でのおおくの心因性障害にも証明されることを知っており、たとえば私自身異論の余地のない一例をあげることのできる徘徊癖《ポリオマニー》や、また妄想性の過程《プロツェス》や反応性うつ病などがそうです。そして最後に私たちの区別は、私たちがけっして願望契機に注目するだけではいけないことを教えてくれます。人間の内的生活史は願望内容から成っているだけではなく、一般に私たちの体験の可能な精神的内実の全体から成っているからです。かりに内的生活史のただひとつの特種な契機が——そしてそれがたとえひじょうに頻繁な、重要なものであるにしても——精神医学の臨床にとって体系を形成する資格があることにでもなったら、そのこと自体すでに奇妙なことでありましょう。

私たちの区別はシェーラーのおこなった精神病の機能論的な見方と内容論的な見方との区別とある程度まで重なりあっていますが、この区別は唯物論的と唯心論的という対立と混同してはならないものです。それとはまったくなんの関係もありません。私たちの区別は、私たちの心情的体験の内容または内実が有機体もしくは脳の状態によって一義的には規定されていないこと、ここでは因果的考察方法も平行論的な考察方法もともに私たちを救ってくれないこと、を教えるだけです。「脳と神経組織への一義的な限定関係」をもつのはただ、それによって私たちがあの内容を体験するところの、「諸機能の関与」だけであって、(9) これらの内容そのものやその内的関連ではありません。私たちの区別とシェーラーのそれとの原則的一致や私たちの時代の哲学的教養一般(10)はさておき、私たちは私たちの見方をもう一歩さきへすすめましょう。すなわち、機能論と内容論をたがいに対比するとき、それは、ちょうど諸機能の協同からある生物学的理論あるいは法則性を構成できるように、内容の継起からもある特定の精神的理論ないし法則性を構成できるかのような外観をひきおこします。そのことはしかし、理論と法則性をどちらの場合でも根本的に相異するものという意味でつかわない場合には、原則的に不可能です。むろん精神的な体験内容の継起に関しては特定の本質法則、特定の純粋に現象学的なあるいは形相的な本質連関が存在しますが、しかしそれは経験科学の意味での理論ではありません。私たちが経験的に私たちの経験内容の継起について確認し追求することのできるものは、その一回的な、反復不能の、歴史的な関連以外のものではなく、その事態には内的生活史という概念の導入がふさわしいわけです。それによって、こうした研究法のもつ特異な方法論的契機もまたその理念的な「基礎」も、「対象的」あるいは「ノエマ的」な側面でのその相関物を際立たせたのですが、同時にしかし、生活（*Leben*）という概念がここで（生命機能という表現のなかでの生命《レーベン》という概念とちがって）ふくんでいる特有な本性をも際立たせたわけです。

同様のことは私たちの区別とヤスパースの因果的および了解的関連という対比(11)との関係についてもあてはまります。彼は方法的論議を私たちの領域に導入した最初の人物である以上、私たちは精神医学の方法論的問題をとりあつかう場合にはいつでもふかい感謝の念をもってヤスパースを思いうかべないわけにいかないのですが、それでもなお私は、私たちが一方で因果的連関、他方で了解的連関といった概念で安心してしまってはいけないことを、すでになんども[12]指摘してきました。最近ではヘーニクスワルトの弟子のレーヴィがふたたびとりわけ明瞭にしめしたように[13]、物理学的因果性の概念、原因と結果の概念はすでに刺激と反応の関係についても、ひいてはまた純生物学的事象の内部でも、所を得ていません。他方で、ヤスパースにおける了解的関連の概念は抽象的な、心理学とは無縁の、方法論的な補助概念であって、そこにはもっとも本質的なものが欠けていますが、これこそ、心理学のなかで了解可能とか了解とかが問題となる場合にはいつでも重きをおかなければならないものなのです。すなわち、了解されるべき個人的・精神的人格《ペルゾーン》への遡向であって、この人格《ペルゾーン》だけを私たちは心理学的了解の作用のなかでそもそも「了解」するわけです。しかし、ここでさらにヤスパースとかかわりあうことは必要ではありませんが、しかし強調しておきたいのは、彼の見解をそのように批判し形成しなおすからといって精神医学への彼の功績がけっしてせばめられてはならないしまたそんなことはできもしないということです。事情はまさに反対なのです！　彼が因果的連関とよぶものは純生物学的な点に関しての拡大と深化をいやがおうでも求めますし、彼の了解的関連についての説はそれが内的生活史の概念のなかへ組み入れられることを必然的に求めていますが、いずれにしても、これらの反立はどちらの側も彼までさかのぼるわけです。

さいごに、ここで述べた区別は、エルウィン・シュトラウスがそのベルリンでの教授資格論文『舞踏病後の運動性障害、とりわけ小舞踏病とチックとの関係について[14]』のなかではっきりと認めています。彼はここで舞踏病後の患者について、純粋に運動性の生理学的な瞬間反応と個人的体験の歴史のなかではじめて発展する「神経症的体験」とをひじょうにはっきりと区別しました。E・シュトラウスがひじょうに含蓄的に言うように、「神経症者の葛藤反応」は「その意味をとおして結びついた諸体験の継起から」はじめて生ずる以上、彼は、運動性瞬間反応と「歴史的」反応をたがいに対立させる必要があると考えるわけですが、それによってふたたび一つの特殊問題について、ここではもっぱら神経学的な問題ですが、私たちの原理的な区別の必然性が証明されているわけです。

私自身にこの洞察が生じたのは長年の精神分析の実践と精神分析の諸問題との理論的対決からですが、また一般心理学の諸問題への専念からでもあり、また最後に夢の問題についての精神史的、文学史的性質の歴史的研究[15]からでもあります。一九二四年の冬チューリヒでひらかれた精神神経学会でのある講演[16]では、私は精神医学の研究対象をまだ三つの範疇にしたがって分けようとしていました。すなわち私は当時つぎのように区別しました。

1　精神医学の研究対象としての身体（Leib）とその境界、

2　精神医学の研究対象としての心情（Seele）とその境界、

（a）　脳機能としての心情（Seele）、

（b）　自然科学の機能としての心情（Seele）、

3　精神医学の研究対象としての人間（Mensch）あるいは個人（Person）。

こんにちでは私は1と2とを生命機能の概念のもとにまとめ、3の精神的人格《ペルゾーン》の概念を人格の内的または精神的生活史の概念に拡張しますが、それによってこの研究方向の歴史的かつ心理学的‐解釈学的性格[17]があきらかに強調されます。さらに心情のうち2bが「自然科学の機能」とされていますが、ここでは機能はむろん生命機能とはまったく別のあるもの、すなわち自然科学的思考過程あるいは自然科学的思考方法の機能を意味しています。とにかくこの方法ではじめて心情的生命機能、心情的機能連関あるいは心情的有機体という現代的な精神医学的概念が確立されるわけで、私たちはこの項目を欠くことができません。いずれにしても、私たちはここで生命機能というものをつねに身体的および心情的な自然事象、一言でいえば両者の統一的な総括概念としての有機体《オルガニスムス》というふうに理解していることを、銘記してほしいと思います。

II

さて私たちは精神医学と神経学のなかで生命機能と生活史についての特殊問題を検討してきたのですが、これを精神史的研究のなかへとみちびいていきましょう。まず、ここに存在する対立を、私たちの当面しているふたつの科学的原理の歴史のいくつかの段階についてかんたんにたどってみることにしましょう。

生命機能の科学的研究、いや、この概念の設定はアリストテレスとともにはじまります。彼にとって人間はよく知られた四つの生命機能（栄養と成長、運動と欲求、直観と認識そして記憶、思考）から成る有機体であり、しかも、これらの機能はどれも独力で機能するとはいっても、それらはみな有機体全体の分肢としてはじめて真実に存在します。このかぎりでここでは、アリストテレスがくりかえし強調するように、部分は全体よりも先には存在しません。私たちが見るように、この学説ではもろもろの機能は概念的にそのまま並べおかれるのですが、それらは私たちが、たとえば成長と思考というふうに、身体的および心情的機能としてあまりに対置することに慣れきっていて、有機体説のような統一的なとらえ方をしなかったものです。ここでは、アリストテレスへかえれ！ということです。ところでアリストテレスが心情または心情的と名づけるものは、こうした全生命機能の根拠であり、いや時には「生命機能」そのものでもあります。いずれにしても統一的な生命機能もしくは心情は彼の場合、すでに彼自身の学派とストア派からして彼を誤解したように、そして現在までのすべての時代の医学者たちがそれを熟知していたしまた今でも熟知しているように、けっして器質的な生命過程の結果ではなく、心情は彼にとってつねに有機体の能動的な形式原理および形成原理であり、そのかぎりでしかしまた有機体を限定する力でもあります、というのも、どこまで身体《ライプ》の大きさと成長がすすんでいくかはじつに心情に依存しているからです。もっとのちになると心情はまさしく身体《ライプ》を「支配するもの」になります。これは、こんにち、さまざまの衣裳をまとってであるとはいえ、ふたたびひじょうに現実的になっている見解であって、私はいまはただドリーシュ、シェーラー、E・Th・ヘーリング(18)そしてE・シュトラウス(19)をあげるだけにしておきます。

ところで私たちは、アリストテレス研究をまったく新しい土台のうえに据えるようなウェルナー・イェーガーの研究(20)から、生の原理としての心情のとらえ方とすべての特徴的表現にわたってのこの原理の追求がアリストテレスの場合ははじめ徐々に、しかも比較的おそく発展していったことを、知ります。なにしろこのとらえ方は彼のもっと以前のプラトン流の見解との「完全な断絶」を意味しますし、またこの後期の心身《プシコフィージッシュ》的な心情論と彼の形而上学のもっとも古い構成要素である νοῦς〔ヌース、理性〕の説との割れ目がけっしてすっかり橋をかけられたというわけでもありません。しかし私たちは、彼がプラトンの弟子として哲学することをはじめたこと、また彼が「自己目的としての経験《エンピリー》」を導入した——このことは、ウェルナー・イェーガーが私たちをかんたんに説得することができるように、彼の時代にとってはまさに「革命的な」そして同時代人には「無縁な、反感をおこさせる」ような改革だったのですが——と言ってよいような人間として死んだこと、を忘れないようにしましょう。

νοῦς〔ヌース、理性〕の説と生物学的な心情論とのあいだのあの間隙は私たちの主題にとってたいへん重要ですが、それというのも、この間隙が、人間全体あるいは人間におけるすべてを生物学的‐発生的に導き出すことがアリストテレスほどの包括的で精力的な思想家でさえも成功しなかったことをしめしているからです。

そのような導出をあざけった原理は、純理論的な思考、純粋な概念による思考、まさに νοῦς〔ヌース、理性〕そのものの原理でした。ヌースは生命機能にたいして異質なそして比較的外面的な対立関係にありますが、このことは、ヘーゲルによってあれほどたかく評価されまた彼なりに遵守された見解、すなわち ἡ γὰρ νοῦ ἐνέργεια ζωή〔なぜなら、理性の顕勢（＝円現）が生きるということだからである〕」、「なぜなら思考の実現性が生命であるから」、あるいは、ヘーゲル自身の言う、概念が生命の心情である、といった見解をさまたげるものではありません。[21] しかしこうした思弁的な生命概念の領域へは私たちはここでは入っていくことはできません。私たちとしては、アリストテレスも人間全体を生命機能の概念のなかへ解消させることができなかったこと、また生物学的考察方法とは別の考察方法を執拗にもとめるようなある「残余」がつねに残っていたこと、を洞察するだけで満足しなければなりません。

アリストテレスがヌースということばで意味したものは、私たちがここでもジーベックの、残念ながらトルソーとしてとどまっているすばらしい心理学史――これは私たちの所有している唯一のよい心理学史なのですが――にしたがってよければ、私たちがこんにち理性とか悟性とか意識とかの名でばらばらに区別してよんでいるところのものに一致します。けれどもアリストテレスにあっては意識概念を明瞭にとらえるところまではまだ行きませんでした。意識の綜合的活動、カントの統覚の綜合を、ひいてはまた意識の統一についての学説とその基礎づけを、科学的哲学のなかへはじめて導入したのはプロティノスでした。それらすべては、生物学的導出、生命機能の概念への還元にますます耐えられなかった概念、いや概念範疇でした。これらのほうこそはじめてそのような概念の可能性の根拠を形づくるものだからです。しかしこの認識はルネサンスにおいてはじめて実りおおいものと判明する運命をもっておりました。ルネサンスはまずはじめに神、世界、生命、自然を問題にしたのではなく、これらの事柄について知ることの可能性を問題にしたのであり、いいかえれば、すべてを人間的認識の諸条件から理解しようとしました。そしてこの点でニコラウス・クザーヌスは「最初の近代的思想家」[22]でした。デカルトからライプニッツまでの新しい哲学の偉大な体系は彼の問題設定にむすびついています。私たちにここで興味があるのはしかし認識問題そのものの歴史ではなく、この問題を生命あるいは生命機能から理解しようとするすべてのこころみからの、ルネサンスに起こった基本的な離反にほかなりません。

ついでとりわけ明瞭に私たちはこのことをトマス・ホッブズに見るのですが、彼は、時代的にも実質的にもまだなかばルネサンスのなかにありながら、たしかに「隠遁的な」、純粋に観念論的な、あるいは唯心論的な思想家とは判断することができませんし、そのために彼はまさに自然研究者たちから高い信望をうけているのです。けれどもそのホッブズも、「われわれのなじんでいるすべての現象《フェノメーン》と現われ《エルシャイヌング》のなかで」現出《エルシャイネン》そのもの、das φαίνεσθαι〔現われること〕こそ「もっとも驚くべきもの」であることを告白せざるをえませんでした。なぜなら「われわれは諸現象をとおしてのみ事物の原理について知るとすれば、結局は感覚がこれらの原理の認識の原理でもあり、またすべての知はそこから由来する。しかしそれらの原因の探究はふたたび自分自身、つまり感官感覚以外のなんの現象からも出発することができない」からです。[23] ここから、ホッブズ──「ひとが感覚したことを感覚するということは想い出すということである」[24]という文章も彼に由来しますが──が、しばしば主張されるように、まさしく唯物論者であったことがわかります。[25] したがってここでも私たちは、「現出すること」、das φαίνεσθαι[26]〔現われること〕あるいは私たちがこんにちいうように、「あることについての体験」とこの体験について知ることが、それ自身以外のなんの「原因」からも理解されえないこと、したがって──すべての時代の自然科学がそうしてきたように、その「体験」や「知」からそれの固有の本質と内実をうばいとろうとしなければ──どんな生物学的-機能的考察にも屈服しないことを、見てとります。

ここで私たちは立ちどまりたいと思います。あることを体験することとそのことについて知るということはそれ以上遡行しえない原現象（*Urphänomen*）であって、そこからなるほど生命の科学は理解されうるのですが、しかしその原現象は逆にこの科学からではふたたび説明されえないものである、といったことを洞察すれば十分でしょう。いままで私たちの興味をひいたのはこの現象の自立性と非従属性でした。それが認識問題や、了解の問題や、また個別科学、とりわけ心理学、生物学そして物理学[27]の分類と内的連関にたいしてもつ意義は、ここでは考慮にはいりません。これに反してここでさらに私たちの興味をひくのは、この現象そのもののまったく特殊な一面、すなわち、すべての体験の根源ないし中心としての個人的精神的人格《ペルゾーン》の体験内容の一回的、歴史的継起であり、要するに、人格の内的生活史なのです。[28]

体験の原現象のこうした特殊な面もむろんその歴史をもっています。しかもこれはふたたび二つの相期《ファーゼ》に分かれます。第一の相期は、意識もしくは体験一般の問題の内部で、この講演のはじめにヒステリー性精神障害の問題のなかで私たちが出会ったような、体験内容の内的歴史的連関という特殊問題が浮かび上がるとともに、はじまります。こうした連関は、人間が彼自身の内的生活史を明らかにし、またこの目的のために彼自身の生活史に沈潜しはじめたときに、はじめて問題になりました。こうした自伝的反省の最初のはじまりを私たちは、ミッシュがその自伝の歴史[29]でひじょうにみごとにしめしたように、ギリシャ人に見いだすのですが、しかし、おおくの点でもはや凌がれることのなかったその最初の頂点はアウグスティヌスにみとめられます。生命機能の問題にたいするアリストテレスの意義は、内的生活史の問題にたいするアウグスティヌスのそれに通ずるわけです。すでにここには反立《アンチテーゼ》がどっしりとした重みのなかであらわれています。生命機能への沈潜に際しては、外的および内的知覚の積み重ねから引き出された、生物学的「因果性」および法則の範疇の助けで構成された自然科学的概念が問題であって、その背後にはつねにまた実体、すなわち機能をになう *μορφή*〔形態〕、そしてこの機能のなかではたらく力、ないしエネルギーといった概念がなにかしらかくされているのにたいして、内的生活史への沈潜ではまったく別のことがら、すなわちある個人的人格《ペルゾーン》の体験内容のあいだの精神的連関を探索することが問題なのです。精神的連関への反省とはしかし精神的「存在」とかかわりあうこと以外のなにものをも意味しません。ここで問題なのは、どのような形態でそれが私たちに出会おうと、けっして有機体説的諸機能の自然法則的に規制された経過ではなく、つまり、反復し、時間のなかで持続するどんな事象経過でもなく、「ある意味の内的に要求される諸契機の統一」あるいは「意味にそってまた内的動機にしたがってみずからを形成することの統一」（フッサール）なのです。それは精神的「存在」のもっとも一般的な定義であって、この定義はそれのすべての特殊領域にあてはまりうるものです。私たちの特殊問題にとってそのばあい問題となりうるのは、私たちがプㇷェンダー、グラウマン、ジンメル、ヤスパースらに関連して心理学的な、すなわち心理学的に了解できる動機としてとりだそうとこころみた動機形成[30]だけです。けれども私たちはそれとともにすでに内的生活史の問題の歴史の第二期に足をふみいれているのであって、それは、およそW・v・フンボルトとともにはじまり、シュライアーマッハーおよび一九世紀の偉大な言語学者や歴史学者たちに拡まっていき、ディルタイにおいて頂点に達して、その上で現在なお前進しています。私たちはこの第二の相期《ファーゼ》を内的生活史の形成と把握の諸原則への反省、一言でいって、内的生活史の本質とその精神的把握の本質への哲学的および方法論的自覚の相期といいあらわすことができます。この相期は、一言でいって、了解というはなはだ多様な問題との組織的なかかわりあいで特徴づけられています。しかしその間に第一の歴史的相期、つまり人間自身の内的生活史への組織的沈潜は立ちどまってはいませんでした。私たちはアウグスティヌスからルネサンスをへて（ペトラルカ、モンテーニュ、パラケルスス）ヘルダー、ゲーテ、ルソーそしてロマン派へと一本のはっきりした精神史的な、そして部分的には文学史的でさえある線が延び、ニーチェとフロイトとともに現代のなかへ流れこんでいるのを見るわけです。

「いっさいの新たなもの、偉大なものそして美しいものは」とかつてフィヒテが言いました、「世界のそもそものはじめから世界のなかにあらわれていたもの、そしてなおその終わりまで世界のなかにあらわれるであろうものは、神の理念によってそこへあらわれたし、またあらわれるであろう。その理念は選ばれた若干の人たちのなかに部分的に表現されている。」この文章はあらゆる点でアウグスティヌスのうえに当てはまります。彼によって世の中へあらわれた新たなものは彼の『告白』のなかにふくまれ、表現されています。ここではみずからの生活史への体系的沈潜（その形成と把握の諸原理へのそれではありません、たとえこれについてもすでにいくつかのことが感じとれるのですが）はその最初の勝利を祝っています。この沈潜の動因がすぐれて宗教的なものであって科学的なものではなかったことは、問題になりません。重要なのはただ、ここで人間がはじめて組織的にそして天才的才能をもってみずからの体験の内的連関の内実と意味について明らかにしているということです。ここで回心体験への沈潜が前景に出ていることは、宗教的意義ばかりでなく、心理学的意義をももっています、というのも、たとえばJ・H・シュルツ[31]、モーアらがただしく認めたように、生活史的決断の原現象がここでよりももっと明確に例証され検討されうるところはどこにもないからです。そのかぎりで私たちは、私たちが内的生活史、つまり生活史的決断と私たちの体験内容の内的連関をどう理解しているかを示すために、アウグスティヌスの生活史からまさに一例をえらぶことができます。けれども私たちはその場合『告白』そのものにしたがうのでなく、すぐれたベルリンの神学者カール・ホルの『アウグスティヌスの内的発展』[32]に関する興味ぶかい、とはいえけっして異論のなくはない研究にしたがうことにします。

あなた方はたぶん、アウグスティヌスがその輝かしい弁論家の生涯のさなかでおもい「胸部疾患」に冒されたことを、ご存知でしょう。ここではしたがって、人間《ペルゾーン》の固有の身体的生命機能の障害という意味での、「外的」生活史の出来事、したがって内的生活史にとってまったく偶然的な自然事象が問題となるわけです[33]。内的生活史の領域に私たちがはじめて到達するのは、アウグスティヌスが彼の生命機能のこの障害に内心でどういう「態度をとる」（ヘーバーリン）か、彼が内心でそれとどうかかわりあい、それにどう反応するか、あるいは、科学的に表現して、彼が職業をさまたげるほどのおもい身体的疾患に気づくという体験内実をとおしてさらにどういう体験内実へと動機づけられるか、を私たちが認め、また場合によってはそれについて反省するときです。そのさい私たちがまずもって注意しなければならないのは、この動機内実そのものの精神的加工、それについての彼の認識、そしてあらゆる生命的かつ精神的帰結にわたる彼の思考的解釈です。アウグスティヌスはけっしてこういう動機内実を見すごしてはいません。彼はそれにすっかり心をひらき、それをすっかり自分のなかへとりいれ、またすでにそのなかにたいへん重要な生活史的契機がしめされてもいます。彼はそれによってさらに、大きな生命的意義をもつ病理的-生物学的事態をあらわすこの体験内実あるいは動機内実の結果について「考えぬく」という意味で、思考体験へと動機づけられます。彼は、彼の職業の継続がそれによって不可能にされること、かがやかしい社会的地位への先のすべての見通しが自分に閉ざされていることを、見抜いています。「このことは」、ホルが言うように、「彼の船を進路からそらせて、別の方向へとむりやりすすませるひどい荒天だった」のです。比喩をもちいずに語ると、このことは、彼に、ある特定の意志決定をとおして彼の内的生活史をあらたに方向転換するようしむけ、あるいはそう動機づけた動機だったのです。あらゆる動機内実はたしかにいわば精神的人格《ペルゾーン》への問い——なんじはどのようにして決心しようと欲するのか？ということです。こうした動機内実の結果を既述のように考えぬく点に、いや彼の開かれた認識のなかにすでに、私たちがヘーバーリンとともに動機の経過にたいする「意識の精神的使命」と呼ぶことのできるものが包含されています。私たちが臆病な、男らしくない人たちに見いだすように、おもい身体的苦痛の事態から眼をそむけ、あるいはそのほうをおずおずと盗み見るよう動機づけられることはすでに、アウグスティヌスのような強い精神的人格《ペルゾーン》以外の人間《ペルゾーン》なら「外へ洩らす」ことをしたでしょう。言いかえると、アウグスティヌスがこうした情勢のなかでほかでもなくまさにそのように決心したということのなかに、アウグスティヌスの人格《ペルゾーン》がはじめて展開し、顕現し、いや形成されたのであって、あるいは、そのなかで「彼の基本性格が産み出された」とでもプフェンダーなら言うでしょう。そしてこれらすべてはすでに内的生活史の一部なのです。このようにアウグスティヌスは、自分の弁論家としての生涯が終わりにきており、またひいては外面的な名声や栄光が終わりにきていることを、見抜いています。こうした洞見から彼はさらに別の洞見へと動機づけられます。すなわち彼はいまや、「幸運をなお自分のために獲得するただ一つの可能性」が精神的なものへの献身のなかに横たわっていることを理解するのですが、また彼が「自分の不幸をひとつの解放として肯定する」この瞬間こそ彼の回心だったのです。「同時にはじめて彼は超感覚的なものを信じる」のです[34]。さらに彼は精神的なものへの転回という実現された決心から、「相応する意志のかまえがふたたび真実とみなされるものの実在への信仰をたかめること」を経験します。そして最後に、「自分が信ずるものをみずから理解しようとする」キリスト教的な哲学者はやがて「信仰の強制を弁護する熱中者」となります。この最後の飛躍はひじょうに大きいようにみえますが、しかしそれは飛躍ではなく、首尾一貫した発展です。自分の苦痛の性質と結果への洞見から彼はこうして世俗的な栄光と名声のつまらなさへの洞察へ動機づけられ、それによって純粋に精神的なものの価値内実にたいする彼のまなざしの尖鋭化へと、またそれによってふたたび、精神のなかのそしてひいては神のなかの生命にすっかり身を捧げる決心へと動機づけられていきます。

こうして内的生活史への没入は、それが体験する個人自身の側からであれ、第三者の側からであれ、個人のもっとも固有なもの、もっとも個的なものへ、彼のそもそもの本質へとみちびきます。ある別の本質の持主なら苦悩の承認やその結果の解釈へとけっして到達するのでなく、事態の否認や抑圧をともなうヒステリー性精神病へとすべりおちていくことだろうし、また別の本質の持主なら宿命にたいする無益な努力で憔悴するだろうし、三番目のものは苦悩への洞察をとおして世界の蔑視、神の憎悪、そして人間の誹謗へと動機づけられ、四番目のものは自殺へ、五番目のものはこんにちなら年金の獲得や裁判の手続きへと動機づけられるだろうことを、私たちが考えるなら、あなた方は、人間の内的生活史と精神的本質がいかに相関概念をなしているか、がおわかりでしょう。しかもこれらの概念は、たとえ平均人の場合よりは「若干の選ばれた人びと」の場合により容易に適用されうるとはいえ、あらゆる人間に適用することのできるものです。平均人の場合には、おおくのことが不明瞭な、萎縮した、そして脈絡のない書体でしるされていて、精神的な拡大鏡をつかってはじめて解読されうるわけですが、あの精神的に選ばれた人たちの場合には、巨大な文字といわば絶えまなく連続する本文によってほとんど読みとることができるのです。

生活史のなかで展開され形成されるのは、したがって、もう一度言うと、人間の内的本質であり、その精神的人格《ペルゾーン》であって、また逆に私たちが精神的人格《ペルゾーン》をはじめて知るにいたるのも内的生活史からであり、またそこからだけなのです。この知るにいたる過程が史的-解釈学的な、また心理学的-解釈学的な解釈《アウスレーグング》あるいは解釈《インテルプレタチオン》ですが、しかし私たちはいまはこの問題にかかずらうことはできません[35]。ただくりかえしておきたいのは、こうした個人的人格《ペルゾーン》の心理学的解釈が根底として精神的「存在」のまったく特定の領域、つまり「ある意味の内的に必要とされる諸契機」のまったく特定な統一性、あるいは「内的な動機形成」のまったく特定な統一性をもっているということです。こうした精神的存在の特種領域は心理学的動機の純粋な本質連関の分野、したがって形相的心理学の分野であって、これの探求を純粋現象学的解釈学あるいは純粋本質研究はみずからの使命としています。ここではシェーラーがこれまで最善をつくしており、また彼はおそらくこの分野に精通しているただひとりの人でもあります[36]。

III

おわかりのように、「ある特定の理由からある特定の目的のためにあることをする」自我《イッヒ》にまでさかのぼっての多くの解釈をともなう「回顧的心理学」の分野は、もはやそうかんたんに「押しもどす」ことはできませんし、精神医学の全体はもはや純機能的病理学に、あるいはさらに脳機能の神経病理学にも解消されはしません。しかし、だからといってだれも精神医学における機能的考察方法の巨大な価値を軽視しないでしょうし、なおまた「ある神経病理学的機能障害の表明としての」ある症例の研究にたいする関心をも失ないはしないでしょう。いや、たとえ私たちがある支配観念ないしある強迫観念の内容の内的生活史的関連を理解しようとする場合でも、私たちはしかしそれの純粋な「観念生活における力動的意義」(ナイサー)を、あるいは心身的「固執傾向」(ゴルトシュタイン、上掲書)の意味でのそれの純生物学的意義を顧慮しないということはないでしょう。実際ここでいつも肝要なのは「これかあれか」ではなく、つねに「これもあれも」なのです[37]。それとともに私たちは生命機能と内的生活史との可能なもろもろの関係という分野にはいっていきます。いずれにしてもこの関係は身体的 (physisch) と「心的」(psychisch) との関係とみなされてはいけません、というのも、私たちがはじめに(六六および六七ページ参照)しめしたように、心的ということばは心的生命機能をも心的体験の内容をもいいあらわすからです。それはしたがって、まさに心情的生命機能と体験の内容とのあいだに概念上の切れ目をつくる私たちの区別にとって役に立ちません。私たちがいま二、三の特殊問題について検討しようとする関係は、一方では心身的有機体の、他方では精神的人格《ペルゾーン》の関係につねにかかわっているのです。

1　哲学の歴史のなかでも自然科学の歴史のなかでも私たちはくりかえしくりかえし、人間の内的生活史的諸契機を、同時にまた、あるひとにあることがあらわれ、あるいはあるひとがあることの体験をもつという φαίνεσθαι〔現われること〕すなわち事実を、機能的な生の諸関係へと解釈しなおしまた変化させるこころみに出会います。たとえば、バートランド・ラッセル(38)やモーリッツ・シュリック(39)でもなおそうです。そして、人間の内的生活史へのもっとも内包的な科学的沈潜であり、人間のもっとも体系的でもっとも忍耐づよい史的および心理学的-解釈学的解釈であるフロイトの精神分析が、同時にまた内的生活史を力動的-機能的に解釈しなおそうとする、もっとも強引ではあってももっともまとまったこころみでもあることを確認せざるをえないことは、十分に注目すべきことです。ある患者が精神分析的治療のなかで、自分の強迫観念は妻にたいする殺人衝動に由来するという洞察に動機づけられようとなかろうと、健康か病的かを決定し、何年もの医師の努力の成功か不成功かを決定するであろうものは、フロイトにとって結局は有機体のリビドー経済における純然たる量的関係に依存しています。たしかにあらゆる動機実現の問題、それが可能であるか不可能であるかの問題では、量的な力動的-機能的な生の諸条件も、とりわけ脳のなかでは、ともに関与してはいます。けれども、量的なプラスやマイナスはそれだけではけっしてまたどこでも、「ある意味の内的に要求される諸契機」がある統一性に、ここではしたがってある統一的な心理学的意味内実へと結合していくかどうか、を決定することができません。ここでは、フロイトがいうまでもなく「実地に」それまでけっして到達できなかった一貫性のなかでやりとおしたように、精神的な動機過程そのものも考慮されねばなりません。理論と実践的心理学的解釈学とのあいだのこのくいちがいからすぐ明らかになるのは、精神分析が自然科学または心理学またはさらに精神科学のどれに加えられるのか、というひじょうに近視眼的な問いにたいする答えです。あたかもここでは、ひとつの統一的・理論的な意義連関という意味でのひとつの科学が問題であって、ある内在的な理論的原理によってではなくもっぱら一般的および個人的な実践的研究目的によって結び合わされるような科学の多面性が問題なのではないかのようです。内的生活史の探究、解釈および再構成という意味での解釈学的方法として精神分析は心理学に属し、力動的-機能的な生命事象の理論として生物学に属するといった工合です。こうした事態はヤスパースでさえ彼の上述の論文(六八ページ参照)[40]ではただしく見ることも解釈することもしませんでした。

2　私たちの対比した一対の概念と精神療法一般にたいするその相互的な関係については、私はベルリン医学協会での『職業としての精神療法』[40]という私の講演を参照してほしいのですが、それはこうした対比とその実践的な克服の要求のうえに構想されたものなのです。

3　しかしすでに心理学的実験にしてからが――ウェルトハイマー、ケーラー、レヴィンらがベルリンでやっているように、またゴルトシュタインやゲルプらが障害された生命機能の場合にもそうするのがつねであるように、それが人工的な実験室内の実験のやり方であろうと、日常の生活状況にもとづいた生活実験のやり方であろうと――まずもって内的生活史の探究とかかわりあうことになりますし、被験者がある思考課題をあたえられ、そしてこの課題からある解決または部分的解決へと動機づけられる場合などにはすでにそうなのです。ここでは被験者の個々の動機体験、まさにそのように思考的に動機づけられるという個々の史的な意志決定があなた方をまきこまない、あるいはほんのわずかしかまきこまないことによって、つまりあなた方はむしろそのような動機体験の観察の積み重ねからそれの数字的関係における一致点もしくは相異点に注意をはらうことによって、あなた方は、心情的か生理学的かはどうでもよいとして、有機体における特定の機能経過を推論します。その場合あなた方が事象《ゲシェーニッセ》と形成物《ゲビルデ》[41]を区別するかどうか、あなた方が個々の機能もしくは機能形態、機能的構造分野のどれを問題にするか、ということも、ここに当面している概念上および即物的な対比にとってはとるにたりません。科学的研究のために構造的な観察方法がこうした変化をよりたやすく実現可能なものにするということを、あなた方が信じるかどうかは、別の事柄です。すなわち、変化、解釈のしなおし、μετάβασις εἰς ἄλλο γένος〔他の属(=種類)への移動、転じて論点移動の誤謬〕としてそれはつねにとどまるのです。

4　しかし私たちの概念上の分離がとくに重要なのはいわゆる性格学の分野においてですが、この性格学はおおくの人が考えるように心理学の内部でのある特別の科学といったものではなく、それ自体心理学なのです。ヘーバーリン(『性格』)は、生における位置《シュテルング》と生にたいする態度《アインシュテルング》をするどく分離して、視点の混同をここで予防しました。まったく同様にシュトリッヒは、ほとんど注目されることがないけれども私たちとしてはとくにたかく評価している彼の『心理学的認識の諸原理』(ハイデルベルク、一九一四)で、こう強調しています。「どこでもそうだがここでも、心理学的認識の限界概念をなす窮極の事実としての性格にできるだけ転嫁しないこと、そしてできるだけ個人的・史的に了解していくことは、まさしく義務である」(一〇〇ページ)、また「われわれが性格または人格とよぶものは、個人の生のなかにしめされるところの、もっとも一般的な傾向あるいは窮極の法則以外のなにものでもない」(一二一ページ)。同様にプフェンダーは彼の性格学上の諸研究のなかで私たちの問題にしている区別をはなはだするどく意識しています。けれども私たちがまさしく彼に負うのは、内的生活史の科学を支配するところの心理学的動機の概念[42]を決定的にとりだしたことです。しかしたとえばクラーゲスやそのほか多くの人たちにあっては性格の素材、構造および性質、あるいは原料《シュトッフ》、構造《ゲフューゲ》および特性《アールトゥング》は、生命機能と内的生活史からの十分には分離できない凝塊を形づくっていて、このことは性格学のもろもろの事柄における概念的明晰さを困難にしています。ここでも私たちは生活史から出発しなければなりません、つまり、ある人間的人格《ペルゾーン》がこうした特定の方法《ワイゼ》でもってある特定の体験内実から動機づけられるという事実、たとえば、ある特定の侮辱に応じてある特定の怒りの興奮へ、ある特定の罪責感からある特定の悔恨体験へ、ある同性の存在を見ることから愛の興奮へ、などと動機づけられるという事実から出発しなければなりません。もっぱらそのような動機了解が問題であるかぎり、私たちは心理学を、あるいはこう表現したければ、心理学的性格学をやっているわけです。私たちが動機了解のそうした行為へとくりかえし促される場合――不注意で、しかしまた唯一のそのような了解行為にもとづいてだけにしても――、私たちは、当の個人《ペルゾーン》がもろもろの観察例においてばかりでなく、一般に、上述のように規定されるという想定をもくだしますし、またいまや、もっぱら個人《ペルゾーン》が習慣的に規定されもしくは動機づけられうることについて語るのでなく、こうした習慣的な方向の基礎によこたわる生命機能――それが怒りっぽい気質という意味にせよ、沈んだあるいは抑うつ的な心情素質の意味にせよ、同性愛的な倒錯という意味にせよ――を推論します。いたるところでこの場合問題になるのは、有機体の生命機能の領域からの諸概念です[43]。これら機能の規定がひじょうにしばしばなお有機体の形態学的特性と結びついてもいる以上、私たちがある人間の生物学的生命機能、たとえば彼の怒りっぽい、沈んだもしくは抑うつ的あるいは同性愛的な「素因《アンラーゲ》」について知る場合、私たちは、とりわけ通俗的な、しかしまた科学的な性格学においても、生命機能の考慮や考察で済ませ、それでこの人間を理解できたと思う、ということがしばしばおこります。けれども、そのかぎりでは私たちはもっぱら生物学的性格学を、つまりとりもなおさず生物学をやるわけです。そして、ここで問題になる了解とは、したがってまた、生物学全体のなかで一般におこなわれているように、心理学的了解ではなく、目的論的認識なのです。こうした生物学的な性格認識はしかしいずれにせよ心理学的な性格了解にたいして実際的な意義をもっています。すなわち、それははじめから、その内部で或る体験内実がある新しい体験にたいする動機となることのできる――けっしてそうでなければならないというのではないにしても――ような限界を規定します。動機による規定性の制限ないし限定はしかしけっしてある動機による個々の事実上の規定の理解とおなじものではありません。この区別はたいてい見すごされてしまいます[44]。他方しかし、まさしくここで内的生活史にたいする生命機能の、したがってまた有機体一般の意義もしめされるのです。すなわち、有機体、いいかえれば、個別化は創造的原理ではなく――なぜならこれは「宇宙」(das Universum) ですから――、私たちがすでにアリストテレスにおいて学んだように、制限的、限定的な生命原理一般なのです。同時にそれはしかし、事実上体験内実となりうるものにたいする制限的原理でもあります。似たような見解をすでにシェーラーは彼の「内的知覚」の心身的問題にまで貫徹しましたし、またE・シュトラウスは個別性の問題についての彼の論文で利用してうまく成功しています。ヘーバーリンも徹底的に、そして形而上的分野にまではいって、この問題をあつかっています。[45] 私たちはここではしかしまったくゲーテ的世界観を基礎にしています。ゲーテにとっては周知のとおり人間性の総体がはじめて人間を成しています。それゆえ彼には、――彼がラファーターにおいてあれほど讃嘆していることですが――「自然がわれわれ個人を制限しようと欲した」ところのあらゆる限界があれほど容易に明瞭となるのです。

5　性格学について当てはまることは特殊的な理想型論についても同じように当てはまります。私自身はたとえば賞讃と攻撃が相半ばしたシュプランガーの精神的構造の理想型をまさに類型としてたかく評価しますが、それだけにまさにこんにち、そういう類型の創造と認識のなかに心理学の最後のことばを見ようとしないように警告しておかねばなりません。なぜなら、その最後のことばはつねに個別的人格《ペルゾーン》の認識であって、その認識にたいして類型了解は促進的な作用ばかりでなく、催眠的なそれをも及ぼすことができるからです。こうした全体把握とその体系的な基礎づけおよび実現において私は自分がとくにヘーバーリン（『性格』）やシュトリッヒと一致しているのを知っていますが、シュトリッヒの心理学的認識の諸原理が『歴史的理性の批判への序論』という副題をつけているのもふかい理由あってのことです。しかし私はここではふたたび私の上述の論文『心理学における了解と説明』を参照していただかねばなりません。

6　神経学の臨床家にとっては生活史と生命機能の反立《アンチテーゼ》はまさにこんにち、とりわけ厄介な特殊問題であるところの、いわゆる「線状体神経症」とりわけチックの領域においてさしせまったものとなっています。まさしくここでは「障害された生命機能」と生活史の領域はひじょうに分離しにくく、そのうえ後者にたいする前者の意義はとくに明瞭にしめされてもいます。[46] 神経症一般にとってこの特殊領域はとくに意味があり有望でもあります。なぜならここでも素因全体を、内的生活史が神経症的と呼ばれるような経過をとることに寄与しているような、生物学的機能様式、異常な「有機体」にたいして「境界づけること」はつねに注目してしかるべきものだからです。[47] たしかに神経症や精神病質者の臨床的問題は、すくなからぬ精神分析家が——フロイト自身はけっしてそうではないにしても——主張するように、内的生活史の領域だけからだけではけっして解決されません。しかしそれは生命機能の領域の側だけからでも同じく解きえないものであって、このことは神経症問題の身体的側面の最高の識者のひとりであるフリードリヒ・クラウスがやはりいつも強調しているところです。[48]

7　精神医学の臨床にたいする〔生命機能と内的生活史という〕私たちの区別の意義を、私たちはもはや検討する必要はありません。それはむろん私たちの全設問の出発点をなしていました（I章）。けれどもそれはここではけっして委曲をつくしてはいませんし、ただ、ひとつの臨床精神医学の特殊問題について提示したにすぎません。

8　生命機能と内的生活史の関係についての一般的観念に関しては、ここではさしあたりヘーゲルを思い起こしておきましょう。彼は、私たちがここで心情的-身体的機能複合《コンプレクス》として精神的人格《ペルゾーン》とその歴史から区別したものを、天《ゲニ》才《ウス》と天才の自己直観といった概念のなかで区別しています。「天才のもつ実体的なものは、単なる可能性もしくは能力もしくは見解としてではなく、有効性および活動としての、具体的な主体性としての、現存在、生命、性格の全総体性である。[49]」「個人」はしかし天才より以上のものであり、それは「みずからにおけるその現実性を知るモナド、天才の自己直観[50]」であります。けれども私たちはここではヘーゲルの、二重の意味で天才的な「主体的精神」の学説にこまかく立ち入ることはできません。

私たちの時代においてはヘーバーリンが、「天才」のこうした働きとその「自己直観」とをひとつの統一的な公式にもちきたす最初の基本的なこころみをなしたのですが、この公式を私たちは「関心の構造」と、それを個人のなかで平等に「はたらく」宇宙の関心と個人自身のそれとのあいだの関係に帰着させる彼の学説のなかに見てよいでしょう。ただ、ここでは残念ながら、もっとも広い意味での機能的な事象の原則上の心理学的解釈や解釈しなおしなしには済まされません。たとえば、ヘーバーリンが一次的関心の相対的平衡にたいする個人の相対的に対立的な反応を「不賛成」として解釈し、あるいは顕著でない奇矯さと個人の連帯責任を「後悔」として解釈する場合[51]がそうです。もちろん、ここでは心理学的な生活史的現象が機能的に解釈しなおされる、と言うこともおなじく可能です。こうした「非難」があるからといってヘーバーリンの雄大なこころみはけちをつけられるべきではなく、ただ私たちの対比を純概念的に（非思弁的に）克服することの困難さ、いや不可能さが指摘されるべきなのです。ともかくヘーバーリンは内的生活史の概念にもっともよく通じている心理学者であって、しかも彼は自分の考え方を精神分析の成果についてきたえているのも理由のあることです。彼は一般に生活史という表現のもとに、私たちもそうしているように、外的および内的生活史を、つまり「天才」の歴史とその「自己直観」の歴史を、彼の用語でいえば、生における位置《シュテルング》の歴史と生にたいする態《アインシュテルング》度の歴史を理解しています。けれども彼は、まずもって後者が「その内的生成とその可能な変転のなかで発展からもともと生の歴史を」つくることを、たいへんはっきりと認識しています。たとえ私たち自身が態《アインシュテルング》度（＝なにかによって動機づけられる）という概念を、それを「理想形成」ともっとも密接に関連づけるヘーバーリンよりもっとひろくとっているとしても、しかし私たちは彼の命題をわがものとすることができます。すなわち「態《アインシュテルング》度は……発展全体におけるもともと歴史形成的な契機である、というのもそれは個人の自分自身との原則的対決を意味する」からであり、あるいは、いいかたを変えると、それは「内的必然性をもってたえずうながす」からです[52]。しかし、どの程度までこの内的必然性が同時に自由を意味するか、この哲学的・方法論的に私たちの全テーマにとって基礎となる問題に、私たちはここではもはや触れることができません[53]。

　内的生活史と生命機能との現実の諸関係を、フロイトの人生観と学説に相応するように、純粋に量的・機能的な契機に還元することが満足させるものでないということは、すでに述べたところです。

さいごになおひとこと、生活史のなかで明るみに出てくるような、内的生活連関について述べておきたいと思います。くりかえしひとは、私たちが見てきたとおり、それをいわばある存在論的基体に関係づけたい気持にさそわれ、ついでその基体をこのんで人間の性格、デーモン、本質などと呼びたがります。生活史の経過のなかではじめて性格が産み出されるというプフェンダーの学説のなかに、この欲求はその方法論的にもっとも異論のないそしてもっとも有効な表現を見いだします。ただ私たちとしては、人間のこの基本性格、この本質が生活史から引きはなして考えてはいけないということを忘れてはならないのです、というのも、前者はただ後者のなかにのみ記録され、表明されるし、ただそのなかでのみ「本質し」またそれなしには何ものでもなくなるからです。ゲーテが『詩と真実』のなかで自分の妹の性格を描写している際に表現しているように、「泉がながれているとは思えない場合には」それはもはやなにものでもないのと同じです。さらにまたこの基本本質を越えてひとつの問いが私たちを不安にさせます。つまり、なにがいったいその背後になおよこたわっているだろうか、なにがそのなかに働いているだろうか、という問いです。宗教的人間はいつの時代にもこの問いへの答えを見いだしてきましたし、形而上学はそれで苦労してきました。もっともよく知られており、また相対的にみてもっとも単純なのは、プロティノスからカンパネラをへてシェリング、いやショーペンハウアーにいたる哲学的ロマン派と神教説の答えです。[54] 世界霊魂《ヴェルトゼーレ》―世界意志《ヴェルトヴィレ》はそれらの教説の合ことばです。ショーペンハウアーにおける世界意志の盲目の支配は別として、私たちはここではいたるところで、内的生活史、生命機能そしてもっとも目立たぬ外的な人生の出来事までがおなじように予定されそして支配されるところの、神の世界秩序という理念に出会います。「魔法から解かれた」私たちの時代にいぜん残されているのは、人間の生のあの部分領域を合理的に徹底して探求し――私たちのこんにちの鋭い思考手段が許すだけ、ふかくそしてひろく――、しかしまたその方法論的意味をめざしてするどく検討するという課題であって、その結果、私たちは、科学がこれらの領域のそれぞれでなにを欲しているか、ここではその意味とその合理的機能とはなにか、ひいてはまた Globus intellectualis〔叡智界〕におけるその場所を理解するわけです。

（1） Monatsschr. f. Psych. u. Neurol. 三〇巻一九一一年。

（2） Allgem. Zeitschr. f. Psychiatrie 六八巻一九一一年。

（3） この点については Charitéannalen 六巻一八八一年四一二—四二四ページ掲載のO・ビンスワンガー『精神疾患の原因としての驚愕について』のなかのみごとな症例をぜひ参照。さらに彼とシャクセル『脳の動脈の正常および病理解剖への寄与』（Arch. f. Psych. 五八巻一九一七年）ならびにアショッフの関係論文を参照。

（4） Monatsschr. f. Psych. u. Neurol. 四六巻一九一九年。

（5） この点についてはあらたにティーレ『グリージンガーの命題、精神病は脳病である、について』Monatsschr. f. Rsych. u. Neur. 四三巻六号一九二七年を参照。

（6） 彼の『クルーン講演』ズィッティヒ訳、ベルリン一九二七年、たとえば第I講演の8を参照。

（7） シェーラー『いわゆる年金ヒステリーの心理学と不快にたいする正当な闘争』論文と論説、II巻、ライプチヒ一九一五年を参照。

（8） 機能的障害と器質的障害とのあいだに実際上なだらかな移行が存在することをしめすために、私はここではただ「脳における血管けいれん性発作」に関するウェストファルの研究『卒中発作の発生について』（D. Arch. f. klin. M. 一九二六年一五一巻、抄録 Zentralbl. f. d. ges. Neur. u. Psych. 四五巻I／2号）を想起させさえすればよい。——ここではしかし、ジャクスンに関連して形成されたゴルトシュタインの見解、とりわけ彼が論文『器質的および心的疾患における諸症状の同種の機能的規定性について。とくに強迫過程の機能的機制について』Monatsschr. f. Psych. u. Neur. 五七巻一九二五年、のなかで述べたような見解も想起すべきである。

（9） 精神医学によってまだあまりに掬みつくされていないシェーラーの論文『自己認識の偶像』論文と論説、II巻、一九ページ以下を参照。——私はここではシェーラーよりもさらに一般的に表現している。つまり、彼がここでは内的感官についての彼の学説を共に引き合いに出し、諸機能における「心情的事実」の把握について語っているのにたいして、私はフッサールやヘーニクスワルトとともに、体験としてあるいは体験の形式としてただその経過、その持続および強度においてのみ生体にともに依存しているような、心情的「体験」における精神的「志向的」内容の把握についてのみ語るのである。

（10） この点については、たとえば、*Μαχάριοι οί πζωχοί τῷ πνεύματι*〔貧者は精霊によって幸いである〕という例をもちいてのシュプランガーのみごとなそして明晰な方法論的分析をも参照。（『心理学の統一への問い』プロイセン科学アカデミー会報二四巻、一九二六年、一八〇ページ以下)。もっとも、心理学の統一への問いに答えることにおいて私はシュプランガーからはなれる。

(11) ヤスパース『早発性痴呆(精神分裂病)における宿命と精神病とのあいだの因果的および「了解的」連関』Zeitschr. f. d. ges. N. u. Ps. 一四巻二号ならびに彼の『精神病理学総論』を参照。

(12) いちばんくわしいのは私の『一般心理学の諸問題への入門』、さいきんのでは、そこで言ったことを要約した私の論文『心理学における了解と説明』Zeitschr. f. d. ges. N. u. Ps. 一〇七巻五号一九二七年。

(13) モーリツ・レーヴィ『特異的な感官エネルギーについて』心理学と生理学。ブレスラウ一九二七年。たとえば一八二ページを参照。「しかし生物学と物理学における所与に関してもっとも根本的なちがいはつぎの点にある。すなわち、個人としての所与の性格は方向感覚にたいする、そして刺激と反応の原理の特別の時間価値にたいする理論的な表現である。「個人性」という表現のなかであらわれるのは、いいかえると、刺激と反応の原理である。個人性としたがってまた所与性はそれゆえひとつの方法の原理、有機的自然認識の原理になる。」

(14) Monatsschr. f. Psych. u. Neur. 六六巻一九二七年。

(15) 近々にシュプリンガーから出版される私の本『ギリシャ人から現代にいたる夢の把握と解釈の変遷』を参照。

(16) 『近代の心理学の進歩からどういう課題が精神医学にたいして生ずるか?』Zeitschr. f. d. ges. N. u. Ps. 九一巻。

(17) この点については、フロイトのためのイマーゴ記念論文集一二巻一九二六年における私の論文『精神分析における経験、了解、解釈について』を参照。

(18) 『自然と精神世界における個人性について』ライプチヒ―ベルリン一九二六年。

(19) ブルクシュおよびレーヴィの『個人《ペルゾーン》の生物学』第一分冊、ベルリンおよびウィーン一九二六年のなかの『個人性の問題』。

(20) 『アリストテレス。彼の発展の歴史の基礎づけ』ベルリン一九二三年。

(21) エーリヒ・フランクの啓発的な論文『ヘーゲルとアリストテレスにおける生命の問題』Deutsche Vierteljahrsschr. f. Lit.-Wiss. u. Geistesgeschichte 五巻四号一九二七年を参照。

(22) E・カッシーラー『ルネサンスの哲学における個人と宇宙』Studien der Bibliothek Warburg. トイプナー一九二七年を参照。

(23) 『身体についての理論』二五章。Philos. Bibliothek 一五七巻一六一ページ。

(24) 同書。

(25) ヘーニクスワルトは『ホッブズと国家学』についての彼のたいへん興味ぶかい本(哲学史各説、二一巻、ミュンヘン一九二四年)でこうした哲学史の伝説にピリオドをうっている。

(26) 「感官知覚における」あらわれは「あらわれ」一般の特殊ケースにすぎない。

(27) この点については、ヘーニクスワルト『思考心理学の基礎』第二版、ライプチヒおよびベルリン一九二五年、また上述のレーヴィ『特殊な感官エネルギーについて』を参照。

（28）　この点については、フロニンゲンでの私の報告『心理学における了解と説明について』をも同名の論文（上述）において参照。

（29）　第一巻『古代』ライプチヒ-ベルリン一九〇七年。

（30）　上述の『心理学における了解と説明』を参照。

（31）　『精神療法の運命的時間』シュツットガルト一九二五年を参照。

（32）　プロイセン科学アカデミー論文集。一九二二年、哲学-歴史部門、ベルリン一九二三年。私はまたカール・ホルが一九二五年八月三日におこなった雄大な学長就任演説（Deutsche Vierteljahrsschr. f. Lit.-Wiss. u. Geistesgesch. 四巻一号一九二六年を参照）『「デモン的人格」の概念と意義について』を指摘しておく。私は私たちの主題にたいする重要な刺激をこの演説に負っている。

（33）　たとえこの身体的機能障害にひきつづいて心情的なそれが反応性うつ病、心情的および生気的エネルギーの低下という意味であらわれるにしても、そのことは内的生活史とまだなんの関係もない。私たちはその場合ボネファーの意味での純機能的な「心因性の」状態像にかかわることになる。ここではフェヒナーのうつ病を思いおこしてほしいが、それについて私たちは機能的心情的障害そのものとその精神的発展にたいするその意義、その内的生活史の内部でのその動機内実とのあいだの区別をひじょうによく研究することができる。

（34）　私たちは、ホルのこういう歴史的-心理学的解釈がただしいかいなかを、まったく決定せずにおく、そしてさらにアウグスティヌス問題の最新の提示であるマックス・ツェップフ『アウグスティヌスの告白』（哲学とその歴史のためのハイデルベルク論文集、テュービンゲン一九二六年）を参照してほしい。そこでは、告白という文学的形式の発生についてのひじょうに興味ぶかい指摘も見いだされる。さらにライツェンシュタイン『古代および中世の人間としてのアウグスティヌス』Vorträge der Bibl. Warburg 一九二三／二四年、第一部、ライプチヒ一九二四年、ならびにミッシュ（上掲書）ととりわけディルタイ『精神科学入門』三部、II章を参照。

（35）　私の上述の論文『精神分析における経験、解釈、了解』を参照。

（36）　たとえば『人間における永遠なもの』（ライプチヒ一九二一年）のなかの『後悔と再生』および『モラーリア』（ライプチヒ一九二三年）のなかの『苦悩の意味について』その他を参照。

（37）　この点についてはブロイラー『病理学における身体的《フュージッシュ》と心的《プシヒッシュ》』Zeitschr. f. d. ges. N. u. Ps. 三〇巻四／五号一九一六年をも参照。ほとんどすべての精神科医とおなじく、ブロイラーもここでは心的《プシヒッシュ》＝心的機能と心的《プシヒッシュ》＝ある心的体験の内容とを原則的には十分に区別していない。

（38）　『心の分析』ロンドンとニューヨーク一九二四年。

（39）　『一般的認識論』第二版、ベルリン一九二五年。

（40）　雑誌 Der Nervenarzt 一巻三号（一九二八年）に発表。

(41) K・レヴィン『心理学における法則と実験』シンポジウム、五号、ベルリン一九二七年の別刷を参照。

(42) 『動機と動機づけ』ミュンヘン大学哲学論文集（リップス記念論文集）、ライプチヒ一九一一年。

(43) 私はここでは明らかにクローンフェルトと一致してもいる。彼はなるほどただ単に「異常な心的事象」もしくは「心的経過」についてしか語らないが、しかし、精神医学の臨床的体質研究が「異常な性格特性についての仮説的-生物学的に基礎づけられたそして発生的な学説に」なることを、はっきり洞察し定式化している。彼の最新の、教育的にとりわけ成功した著作『精神医学における心理学』（ベルリン一九二七年）四〇ページ以下を参照。けれども私は、このなかにもはや心理学をみとめず、もっぱら生物学を、すなわち心的異常者の生物学的類型学をみとめるというかぎりで、クローンフェルトから離れる。

(44) 心理学的了解というばあい性格の生物学的認識のばあいとは別のことがらが問題であることは、ノエマ的側面では前者のばあい形態と形態影響がとりあげられ、後者ではとりあげられないということからも由来する。心理学的了解のばあいその性格学的変種においては私たちは外的知覚のばあいとまったく同様の形態影響をまぬかれない。たとえば、ここではある性格特徴の最小の「推移」でさえもが性格像の全体を変化させることができ、しかも単純な「知ること」ないし直観に関してからしてそうである、というかぎりで。生物学的-性格学的了解のばあいではこのようなものは存在しない。ここで問題なのはもっぱら、機能的（または形態学的）諸事態、たとえば精神薄弱と指の毛細管のある種の形成、あるいは非生産的知能と運動感覚的解釈の欠如、たかまった情動性とロールシャッハ・テストでの色彩反応、といったものの、経験的に確認された、一次的に非洞察的な相関的諸関係である。それゆえ、そのような事態相関関係にもとづいて設定される類型（たとえばイェンシュ兄弟のもの）も、直観的全体性、構造もしくは形態ではなく、経験的、機能的および形態学的「理論的」事態関連である。

(45) 『精神と衝動』バーゼル一九二四年のなかの『個人と宇宙』の章を参照。

(46) E・シュトラウスによるこの領域の既述の労作、そしてまたゴルトシュタインの上述（八九ページ8）の論文をも参照。

(47) E・シュトラウスは、彼の大学教授資格論文と私がその原稿に眼をとおすのをゆるされた当時まだ印刷されていなかった論文のなかで、神経症における生命機能と生活史との諸関係への特殊な設問を、私のみるところでは適切な仕方で、体験と身体的変異との諸関係一般の問題のなかへ合流させており、しかも哲学的意味での心身問題へ立ち入っていないが、このことはここでは特別の功績を意味する。神経症問題の領域での「心因性」および身体的「変異」の関係にたいするこれまで原則的にまちがった問題設定の暴露とこの問題の原則的解決のなかに精神医学と神経学にたいする大幅な方法論的進歩があるのであって、これにくらべれば、生命機能と内的生活史とのあいだの分離、またひいては「心的」と「心因性」（著者の意味での）とのあいだの分離がまだいたるところで原則上十分にはつらぬかれているようにみえないという事情はもはや重要ではない。

(48) 『神経症問題について』Klin. Wochenschr. 六巻一二号を参照。——生命機能と内的生活史とのあいだの一般的関係を見誤ることはできないにもかかわらず、しかし、その見透しにくさ、あいまいさそして具体的な規定のしにくさなども見過ごされてはいけない。たとえば、クローンフェルトも「精神病理学的性格論と臨床的体質研究の収斂」そして心理学と臨床的研究とのあいだの「有機的相互作用」について語っているが、しかしその場合、つぎのように説明することによって、この収斂と相互作用をひじょうにただしく制限している。すなわち「体質生物学的所見は、規定可能の、しかしそれ自体心理学的に異質の方向への精神生活を異常なものとして烙印《スチグマ》づける。しかしこの精神生活のほうではおびただしい特性や反応においてこれらの体質生物学的烙印《スチグマ》から独立している。この事実は人間の性格の基盤についての私たちの認識にたいして境界を画するものであるが、しかし性格の生物学的規定そのものにたいしても同じことである」（上掲書八九ページ）。われわれは体質生物学的所見を具体的な生命機能と、「精神生活」という不確かな表現を内的生活史というわれわれの概念とまさにここではたぶん同一視してよい以上、われわれはクローンフェルトにここでは賛成することしかできない。――とりわけしかしわれわれはここでは、E・シュトラウスと一致している。彼はすでに一九二六年に人格《ペルゾーン》学説と生物学的研究との収斂を指摘しており、後者がなるほど人格《ペルゾーン》の理解にではないにしても、おそらくそれを知ることには寄与することができること、またどの程度まで寄与できるか、を明らかにしている（『個人の問題』一二九ページ以下）。

（49）『百科全書』四〇五章。

（50）『百科全書』四〇六章。

（51）『精神と衝動』バーゼル一九二四年、四〇一ページ。

（52）『性格』バーゼル一九二五年、四一三ページ。

（53）この点については近ごろのメディクス『意志の自由とその限界』（テュービンゲン一九二六年）と、この本にたいするヨーエルの批評『意志の自由のためのたたかいにおける進歩』（Der Gerichtssaal 九三巻）を参照。

（54）単独者の運命における外見上の意図性についての彼の超越的な思弁（『パレルガとパラリポメーナ』1）を参照。これには τὸ εἰκῇ οὐχ ἔστιν ἐν τῇ ζωῇ, ἀλλὰ μία ἁρμονία χαὶ τάξις.〔生命（体）のなかには無秩序ではなく、ひとつの調和と秩序がある〕というプロティノスの古典的な標語《モットー》が付されている。ドイツ語ではまあこうなる。偶然的なもの（もともと計画や秩序のないもの）は生けるものの分野のなかでなんの座ももっていない。むしろここにはただひとつの調和と秩序が支配している。

夢と実存

はっきり銘記しておかねばならぬことはむしろ、人間であるとはどういうことか、ということだ。

I

われわれが熱情的に帰依し、または期待していたとき、突然この期待していたものにあざむかれて、世界がいちどに「別様」になり、完全に拠り所を失うことによって、この世界における支えがなくなったとき、われわれはのちに、再び獲得した堅固な足場から、当時を回想して「あのとき、稲妻に打たれて天から落下したようだった」という。このようなことばでもって、われわれは、あのとり乱した幻滅の体験を、詩的比喩の衣をきせて述べているのである。だがこの比喩は、ひとりの詩人の空想から生じたのではなく、われわれすべての精神のふるさとから、つまり「ことば」から湧きあがるのである。それは、ひとりの個人が夢想し、考えるようになるもっと以前に、ことばが、われわれすべてのもののために「詩作し、考えている」からである。だがいったいこの「詩的比喩」は、どのようなものであろうか？　この場合、ただ論理学の意味での類比、あるいは詩学の意味での心像的隠喩が問題なのであろうか？いや、このように把えてしまうと、われわれは、詩的比喩のもっとも内部にひそむ本質にふれずにすぎてしまうであろう。というのは、この本質は、論理学や詩の表現学があきらかにする事柄よりも、さらに彼方に存するからである。すなわちそれは、われわれの実存のもっとも深い根底によこたわっている。しかもこの実存の深淵において、生命的-精神的形相と生命的-精神的内容とは、なお分たれることなく、やがてこれらに火をつけて分割する稲妻を待機しているのである。われわれが不意の幻滅によって「天から落下する」とき、われわれは事実、落下する。だがそれは、純粋に身体的な落下ではなく、また（類比的あるいは隠喩的な意味で）身体的落下を模倣したり、ないしはこれから派生した落下でもない。むしろ不意の幻滅と驚愕の本質のなかには、いままでわれわれを支えていた環界ならびに共同世界との調和がとつぜん一撃をうけて、これがゆらいだ、ということが含蓄されているのである。このような瞬間において、われわれの実存は事実、侵害され、「世界」においていた自己の支えを奪われ、自己自身へと投げ返される。こうしてわれわれの現存在全体は、われわれが世界のなかに新しい堅固な支えをふたたび見いだすまでは、つまずきと沈下と落下の意味方向にあることになる。われわれが、この一般的意味方向を形相《フォルム》とよび、不意の驚愕を内容とよぶとしても、われわれは、ここで形相《フォルム》と内容がなお一つであることがわかる。

　人間全体をみることなく、たとえば生物学者のように、ただ人間の一面だけをみる人たちだけが――なぜなら人間は〔生物学的に〕生きる以上の存在であるからだが――、あの上から下への方向、つまり落下が、有機体の生命的構造にのみ基づいている、というであろう。そして、その理由として彼らは、あの突然の驚愕のさい、横紋筋の緊張がうしなわれ、ここでわれわれはなかばあるいは完全に失神におちいることをあげ、こうした純粋に身体的な形象からことばが汲み出しているのだと言うであろう。だがこうした把え方では、「天から落下した」という表現は、じつは事柄を、身体の領域からこころの領域へと、ただ類比的ないしは隠喩的に移しかえたことになってしまう。またこの表現は、こころの領域の内部において、内容も実質ももたない単なる心像的表現形式、あるいは単なる《façon de parler》〔いいまわし〕になってしまう。

　クラーゲスの表現学説はもうすこし見方がふかい。しかしかれは、せっかくこころとからだの統一性を強調しながら、しかも「こころの事象」が、われわれの心身的な組織に応じてそのときどきに、一定の感性的-空間的な形式のなかで現われてくる、という表現学的前提を固持し、たとえば軟弱なこころは弱々しい筆跡にあらわれ、高慢なこころは横柄な面構えにあらわれる、とのべている。そしてこころの事象はこうした形式のなかで現われてくるからこそ、ことばは、こころの特性や現象に、空間的-感性的領域からの諸表現をあてはめる、というのである。この考えは、いささかの魅力をもっている。しかしこうした把え方は、からだはこころの現われであり、しかもこころは生きたからだの意味である、というクラーゲスのさきの表現学説的根本命題に賛成することを前提としている。こうした理論的想定はわたくしにはほど遠い。

わたくし自身はフッサールとハイデガーの意味学説をとりたい。そしてこの学説をはじめてわれわれの特殊の「ことば」の問題に応用したのは、レーヴィットの功績である。われわれが同じ形容詞を用いて、たとえば高い塔と低い塔、高い音程と低い音程、高い道徳性と低い道徳性、高い気分と低い、沈んだ気分という場合、ここで問題は決して、ある一つの存在領域から他の存在領域へのことばの転移ではなくて、むしろ一つ一つの領域に同じ仕方で「分散して」いる一般的意味方向、すなわちそれぞれの領域の内部で、それぞれ特別の意味（空間的、聴覚的、精神的、心的など）を獲得する一般的意味方向なのである。それゆえ沈下や落下もまた、上から下へという一般的意味方向を表現しているのであって、またこの一般的意味方向は、「存在論的実存範疇」に応じて、たとえば、距離をとりつつ方向づけるという空間性の範疇、気分的被投存在、あるいは了解的解釈などに応じて、われわれの現存在「にとっての」特別な実存的意味を獲得するのである。それゆえ、不意の幻滅においてわれわれが天から、あるいは雲から落下するといっても、それは、ヴントがいったように、幻滅や驚愕が、直立した身体姿勢の脅威として、つまり身体の動揺、ふらつき、倒れとして現われた「無力の感情状態」を表現しているからではない。そうであれば、こうした身体的表現は、詩的空想心像のための現実の身体的模範として、ことばに役立つことになる。だがむしろ、ことばが、この表面上の比喩において、深く人間存在の存在論的構造にそなわっている特別の本質特徴、すなわち上から下へと方向づけられうる能力だけを独立にひき出し、それによってこの本質特徴を、落下と記述したのである。このためには、無力的感情状態とか、その身体的表現の回り道をする必要はない。むしろ、なぜ一般に幻滅が無力性性格をもっているかが、明らかにされなければならない。すなわちここで、われわれの実存全体が、「堅固な」足場を失い、「弱い」足場に立っており、それどころか、もはや立ってさえいないからである。というのも、実存全体が、世界との一致に裂け目の生じているために、その足場をうばわれて、浮遊しているからである。この場合、なるほどわれわれの実存の浮遊は、必ずしも下方への方向だけをとる必要はなく、同時に解放、あるいは上昇への可能性をも意味しうる。だが幻滅が幻滅としてあるかぎり、われわれは、浮遊から動揺、沈下、落下へと転落していく。このような存在論的構造はことばの源泉であると同時に、つぎにわれわれがみるように、詩人の構想力や、とりわけ夢の源泉ともなっている。

このようなわれわれの考察の仕方は、心理学者や精神医学者のあいだではまだほとんどその動きが認められないが、さきに述べた哲学的方向においては、次第しだいにはっきりした形態をとってきており、こうした考察の仕方によって、現代の多くの困難な問題のなかでも最も困難な問題、すなわちからだとこころの関係は、なるほど解決に接近していかないとしても、古来の形而上学的あるいは宗教的旧態からぬけ出して、また心身相互作用とか、平行論とか、同一論といった個々の問題設定からもはなれて、むしろあやまって設定された問題として、仮面をはぎとられるのである。こうした仕方によって、はじめてわれわれは、ここで問題としているような人間学の個々の問題を促進させていくためにもふさわしい、自由な道が得られる。

われわれが幻滅において、まさに雲から、あるいは天から落下するということは、いうまでもなくさらに、ことばが把える一層ひろい事象連関ならびに本質連関に、つまりわれわれの視界が、熱情的な希望や願いや期待のために「くもったり」、われわれが幸福のあまり「天にものぼったように」感ずることのなかに、その根拠をもっている。しかし落下自体、もちろんその反対の上昇も、もはやその源をさらに求めていくことはできない。つまりここでわれわれは存在論的に根底につき当るのである。

われわれの現存在の落下と上昇のこの同一の根底が、魂の昇天と肉体の現世の苦しみに関する宗教的、神話的、詩的な表象をもすべてささえている。わたくしはいま、ヘラクレイトスの変容に関するシラーのすばらしい描写だけでも想起してほしいと思う。

Froh des neuen, ungewohnten Schwebens,
Fliesst er aufwärts, und des Erdenlebens
Schweres Traumbild sinkt und sinkt und sinkt.

(大意。はじめての、たぐいまれな飛翔によろこびあふれて、かれは、天へと滑翔していく。そして地上の生命の重苦しい夢心像は、下へ、どこまでも下へ下へと、沈下していく。)

だが、幸福な者として上昇し、不幸な者として落下するこの「われわれ」とはいったいだれであるかを述べなければならないとき、われわれはひどい狼狽におちいる。この「われわれ」はまさにわれわれ人間であり、したがってこれ以上問うべきなにものもない、と反論されても、われわれは、ここにこそ学問のすべての問題がはじまるのだ、と言明しなければならない。なんとなれば、いったい「われわれ人間」とはだれであり、われわれとはなにものであるか、という問いに対して、いまだかつて現代ほど解答の与えられていない時代はなかったからである。そして今日まさに、われわれは、改めてこの「われわれ」に対するあらたな問いが始められるときに立っているからである。ここでもまた、詩や神話や夢は、科学や哲学よりも、はやくから解答を与えていた。これらは少なくとも、つぎの事項、すなわち一つは、この「われわれ」、つまり現存在の主体は決してあらわに自己を示すことなく、かえって「かず多くの形式のうちに」かくれたがること、他は、この現存在の主体が決して個人のからだやその外見的な形態と同一視されてはならないこと、を知っていた。「われわれは上昇し、落下する現存在である」という一つの部分構造だけにかぎっていえば、詩人たちは、「われわれが主体を、つまりこの現存在の『だれ』を、われわれの身体的形態によって表現しようと、あるいはこの形態の一部によって、あるいはこれに固有の所有物によって、あるいはわれわれが一般に世界内にのみ存在するために必要ななにかによって表現しようと、なんらかの仕方で上昇と落下だけが表現できさえすれば、なにによって表現されようとどうでもいいということ」をよく知っていた。われわれの現存在の「だれ」についての問いは、五官のなかにはいってくる特定の形態によっては答えられない。これは、あくまでも非本質的であるからである。むしろこの問いは、個々の構造契機の、それゆえここでは上昇と落下の主体となりうるなんらかの契機によってこそ、答えられるのである。この場合、この主体が、感性的形態においてはわれわれに異質的な、外部的なものとして現われていても、事柄はおなじである。いずれにしても、わたくしは、上昇し落下するものの原主体でなければならない。この正しい存在論的洞察によって、神話や宗教や詩における現存在の主体についての叙述のもつ真理の価値性と、その大部分の効果が生きてくるのである。それゆえつぎに、落下し、墜落し、あるいは沈下していく主体についての叙述を同時的に考慮しながら、われわれの主題をさらに追求していきたい。

「まったく思いがけなく、尊敬する人の口から、自分をはずかしめる非難」をきき知らされて、画家ノルテンは絶望し果て、その絶望のなかでみずから狂乱し、突然に、ひとが経験しうるなかでも「もっとも残酷な冷却」を経験する。ここで詩人は、その主人公のこころの状態を直接的に叙述することを放棄し、息を殺してかれに耳をかたむける読者の方に、直接に向っていう。「(このような状態において)とつぜん死の静寂が汝のうちにやってくる。そのとき汝は、大胆にも天高く飛翔していて、稲妻にふれ、ゆるやかに天空から降下し、やがて半死半生で汝の足下に落ちる猛禽と同じいたみを、汝自身のうちに覚える」。ここで吟じているのは、もはやことばそれ自体ではなくて、ひとりの詩人なのである。この場合、詩人は、落下の本質特徴をことば一般から受けとり、そしてまた、ことばは落下の本質特徴を、人間存在自体の本質から受けとってきたのではあるが。そしてこのような根拠からのみ、この比喩が読者をただちに「惹きつけ」、読者に働きかけること、また読者が、ほとんどこれが比喩であるのに気づかずに、直ちにつぎのような確信をもって、すなわちそれは私のことだ、私が死に面した猛禽なのだ（あるいは、猛禽のようだ、といってもまったく同じことになる）という確信をもって傾聴することが、説明されうるのである。

ここでいまわれわれは、夢の領域の戸口にいる。だが、われわれがいままでに述べてきた事柄すべてもまた、一語一語すでに夢に関係していたのである。夢はひっきょう、人間存在の一定の様態にほかならないからである。いまのべた比喩において、わたくし自身の痛み、それゆえわたくしに属し、わたくしのうちにあるなにものか、わたくしの「一部分」が、傷ついた猛禽になったのである。こうして夢の主要な表現手段としても識られているところの、劇における擬人化がはじまる。すなわち「わたくし」はいま、もはや単独者と孤独者として、わたくしの痛みを感じつつ雲から落下するのではなく、わたくしの痛み自体が、第二の劇化された人物として、わたくしの足もとに落下する。これは、わたくしがある事情のもとでは、たしかに天から落下し、しかもなお「純粋に身体的には」両足をもって大地に立ち、わたくし自身の落下を自己観察的に眺めることができる、ということの適切な表現である。

われわれは、古い詩や新しい詩のなかに、すべての時代・すべての民族の夢や神話のなかに、上昇し、または上昇しようとあこがれるわれわれの現存在、あるいはまた落下するわれわれの現存在の人格化としてくりかえし鷲や鷹、鳶や禿鷹などを見いだすが、これこそ、われわれの現存在のひとつの本質的な根本特徴が、上昇しそして落下するものとしての定めであることをしめしているにすぎない。しかもこの根本特徴は、意識され、目的をもった上昇への意志とか、落下を前にした意識的な恐怖と混同されてはならない。これらはすでに、さきの根本特徴の、意識における反映ないし反省にすぎないからである。いや、上昇および上昇したままで止まっていたいという具体的目的は、ここでは非反省的に思念されたものである。なぜなら、人類を永続させる少数の人びとにとっては、つぎのクロムウェルの命題は、まったくの事実でもあるからである。かれはこう述べている。「どこへ行くかを知らない者ほど、高く上昇するものはない」。まさにこの非反省的契機、精神分析的にいうと、無意識的契機こそ、天高くわれわれの彼方の青空で静かに弧をえがいている猛禽の上昇的現存在となって、われわれにこのように「切実」に語りかけるのである。

Doch ist es jedem eingeboren,
Dass sein Gefühl hinauf und vorwärts dringt,
Wenn über uns, im blauen Raum verloren,
Ihr schmetternd Lied die Lerche singt;
Wenn über schroffen Fichtenhöhen
Der Adler ausgebreitet schwebt,
Und über Flächen, über Seen
Der Kranich nach der Heimat strebt.

（大意。われわれの頭上、蒼空に姿かくれて、ひばりが声をはりあげ、さえずり歌っているとき、嶮しい松の山の上を、鷲が翼をひろげて、飛翔しているとき、そして野原の上を、湖水の上を、鶴がふるさと目指して飛んで行くとき、みずからの気持が高きをあこがれ、未来をめざすということは、だれにでも生れながらに具わっている。）

この「生得性」のゆえに、鷲や鳥の比喩は、あらゆる真の現存在の表現とおなじく、たんに形式的に説明し補足するだけでなく、さらに実質的に深化するのである。なお一つの詩の例として、上昇しながらも落下を前にしておののく、非反省的な恋のよろこびを特徴づけるメーリケの鷲の比喩を想起してほしい。

Der Adler strebt hinan ins Grenzenlose,
Sein Auge trinkt sich voll von sprüh'ndem Golde ;
Er ist der Tor nicht, dass er fragen sollte,
Ob er das Haupt nicht an die Wölbung stosse.
Und Liebe, darf sie nicht dem Adler gleichen ?
Doch fürchtet sie ; auch fürchten ist ihr selig,
Denn all ihr Glück, was ist's ?—ein endlos Wagen !

（大意。鷲は、無限の彼方をさして飛翔して行く。その眼は、きらきら輝く黄金に、うっとり酔っている。かれが、自分は青天井に頭をぶっつけはしないだろうか、と問うとしても、かれは馬鹿ではない。そして恋は、鷲に似てはいないだろうか。恋は怖れる。しかも、怖れるということもまた、恋にとってはかぎりない悦びである。けだし幸福はすべて、はてしない冒険なのだから！）

夢のなかで、飛翔と落下は、周知のように、しばしばわれわれ自身の身体的形態の浮動と沈下として現われてくる。そしてひとは、この浮沈の夢を、ときとして身体の状態、とりわけ呼吸と関係づけるが、この場合、いわゆる身体刺激の夢を問題にしているのである。またあるときは、浮沈の夢は官能的気分や純粋に性的な願望と関係づけられる。この二つの解釈はともに可能であり、われわれはこの二つのどちらとも衝突するわけではない。というのは、われわれの理解においては、アプリオリな構造を発見することが問題であって、身体刺激や身体図式一般も、官能的-性的主題化もともに、このアプリオリな構造にとっては、特殊な二次的充足だからである。いま二次的充足だけを例にとってみても、なにゆえまさにこの時点において、この特殊な内容充足が表現されるに至ったのか、を理解するためには、夢みるものの外的・内的生活史のなかに横たわる特定の動機が証明されなければならない。それゆえたとえば、夢みる者が、なにゆえにまさしくいま、自分の呼吸に注意を払っているのか、また、なにゆえにまさしくこの時に、性愛的願望や恐怖を抱くにいたるきっかけをもっているのか、という事柄が証明されなければならない。これが証明されて初めて、このような夢が心理学的に了解されることになる。だがもし願望や恐怖が、なお第二、第三の人物（あるいは動物劇）の衣をまとっているならば、これを心理学的に理解するためには、なお個々の人物や動物の姿を、それぞれの心的願望へと、綿密に還元し、解釈しなければならない。わたくしはほかの著書のなかで、この種の夢を、ある一連の長い夢の系列を手引きとして、徹底的に生活史的に分析した。(訳注1) この夢のなかでは、心理的葛藤は、一羽の鷲がじっとうずくまっている貂に襲いかかり、空中に舞いあがる鷲がこの貂を掠奪する、という内容で表現されている。ここで、もっと単純ではあるが、まったく同形態の、死と愛を表現している夢を引用しよう。これは、わたくしの女子患者が生理の期間中にみた夢である。しかしここではあまり長くなるので、これを詳しく分析することはやめる。

わたくしの目の前で、一羽の猛禽が白い鳩にとびかかり、その頭を傷つけ、これをつかんで空中に舞いあがる。わたくしは叫び、手をたたきながら、この動物を追う。かなりながく獲物を追ったのち、わたくしはようやく猛禽から鳩をとりもどすことに成功する。わたくしがこの白い鳩を地面からとりあげると、悲しく傷ましいことに、鳩はもう死んでしまっている。

画家ハルテンの例では、上昇し落下する現存在は、稲妻に打たれた猛禽によって、自己の心像の成就を見いだしたが、ここでは、さきの鷲と貂の夢におけると同じく、一方は勝利を得て上昇し、他は打ち負かされて落下する二匹の動物の戦いが物語られている。そしてハルテンの例において、幻滅と冷却の痛みのために無力となった人間が、猛禽自身が死に瀕しつつ自分の足下に落ちるのを見るのと同じように、ここでは、夢みる女性は、鳩が死んで大地に横たわるのを見るのである。こころの死の静寂の中で展開していく劇が、夢みるひと自身の人物の役割において演じられようと、この人物のかたわらにいる一人、二人、あるいは多くの脇役において、さらにはこうした派生的役割においてだけ演じられようと、夢の解釈にとっては、まったく問題ではない。現存在が睡眠中にみずからに課している主題、つまり劇の「内容」が、重要かつ決定的な事柄であって、これに比べて役割の分担は、偶然的、副次的な要素でしかない。しばしば、下降する人生の幻滅は、誇り高い猛禽が死んで、無価値な事物と化し、あるいは羽毛をむしりとられる、という心像のうちにみられることがある。つぎの二つのゴットフリート・ケラーの夢は、エルマティンガーがそのケラー伝第二巻のなかでケラーの日記から再録したものであるが、この二つの夢は、いま述べてきた事柄を明らかにしてくれるように思う。

第一の夢

一八四八年一月一〇日

昨夜、わたくしはグラットフェルデンにいた。グラット河はきらきら輝いて悦ばしげに家の前を流れていた。しかしわたくしには、この河が、実際よりもはるかに彼方、ほとんど見通せないほど遠くへ流れ去っていくように見えた。わたくしたちは、開かれた窓のまえに立って、草原をみわたしていた。そのとき一羽の強大な鷲が谷間を行ききしながら飛翔していた。そしてこの鷲が向うのぶなの木のしげった崖で、一本の風雨にさらされた銀松にとまったとき、わたくしの心臓は異様に高鳴ってきた。わたくしは、一羽の鷲がまったく自由に滑翔しているのをはじめて見たことの、感動と喜びを感じていたと思う。さてこの鷲はわたくしたちの窓のごく近くをかすめて飛んだ。このときわたくしたちは、鷲が頭に王冠をかぶっているのに気づいた。そしてその翼と羽毛はとがって、紋章のように異様にぎざぎざしていた。わたくしたち、叔父とわたくしは、壁に掛けてある鉄砲の方にとんでいき、これをとって戸の蔭で構えた。巨大な鳥はまっすぐに窓をさして飛んできた。そしてその翼の幅はほとんど部屋いっぱいを占めた。わたくしたちは撃った。すると床には、鷲ではなくて、ひとかたまりの真黒な紙切れがあった。わたくしたちはこれをみて、ひどく無気味になった。

第二の夢

一二月三日

今夜は鳶の夢をみた。わたくしは家にいて、窓越しにそとをみていた。となりの人たちは、その子供たちと一緒に、中庭に立っていた。そのとき大きな、すばらしく綺麗な鳶が、屋根の上をこちらにむかって飛んできた。じつはこの鳶は浮んでいるだけらしく、その翼はたたまれたままだった。そして飢えに病み、疲れているらしく、次第しだいに低く沈下していき、また一生懸命に飛翔しようとするのだが、高くあがらないで、またもとのように沈下するのであった。隣人たちとその子供たちは、叫び声をあげ、大騒ぎをし、この鳶を打ち落とそうとして、性急にこれに帽子を投げつけた。鳶はわたくしの方をみたが、どうやら浮沈しながらわたくしに近づこうとしているらしかった。そこでわたくしは、なにか食物を持ってきてやろうと、いそいで台所に走っていった。やっとのことでなにかを見つけたが、わたくしがこれをもって急いでもういちど窓の方に駆けつけたときは、鳶はもう汚ならしい小僧の両手のなかで横になって死んでいた。この小僧は、きれいな翼の羽毛をむしっては投げ散らし、とうとう飽きてしまって、この鳥を堆肥に投げ捨てた。隣人たちは、おしまいにこの鳶に石を投げつけると、それぞればらばらになって、自分たちの仕事にもどっていった。この夢はわたくしをたいへん悲しませた。

さてわれわれが、たしかにその審美的魅力だけからしてもわれわれを魅了するこれらの夢のなかに沈潜するとき、われわれは一瞬さながら、現存在の脈搏を感じ、この脈搏の収縮と拡張、その伸展と制止、その上昇と下降をみる心持がする。しかもこれらの周期のおのおのは、心像のなかで、およびこの心像への気分的反応のなかでと、みたところ二重に表現されているようである。たとえば、自由に浮遊する鷲の心像と、この心像に関する喜びの気分との二重性、黒い紙片の心像と、これに関する不安の気分との二重性、あるいは羽毛をむしりとられて死んでいる鳶の心像と、悲しみの気分との二重性といったぐあいである。しかし根本的には、喜ばしい心像と、これに関して感じられる喜び、悲しい心像と、これに関して感じられる悲しみとは「一つ」であって、つまりは、上昇し、あるいは下降する同一の波動周期の表現なのである。なんとなれば、この点に関してもまた、現存在がそれぞれのこうした周期のなかでみずからに課する主題こそ、決定的な事柄だからである。この場合、その主題が、心像自体の気分内容においてより強く表現されているか、あるいは夢みる者が心像について感じているところの、一見まったく反応的な気分においてより強く表現されているか、ということもまた、あとでわれわれがみるように、たしかに意味のあることではあるが、それは、二次的（たとえば臨床的-診断学的）意味にすぎない。顕現した夢の内容は、潜在的な夢の思考の再構成であるというフロイトの画期的な仮定以来、近来あまりにも興味の背後に押しやられてしまったが、まさに顕現した夢の内容に沈潜していくことによって、われわれは、感情と心像とのあいだの、あるいは気分づけられていることと、心像によって充足されていることとのあいだの根源的な密接な関連性を、ただしく評価することができよう。そしてわれわれがその主題的映像を夢の心像と気分のなかで観察しうるところの、この短い波動について言えることは、もちろんまた、正常あるいは病的に興奮した、あるいは抑鬱的な「気分変調」のもつ長く深い波動についても、そのまま当てはまるのである。

だがいま、幸福をはらんで高揚していく生命の波動と、不幸にも下降していく生命の波動は、それぞれ、ただたんに上昇および落下によって、それぞれの心像的充足を見いだしうるものではないということを、ついでになお二例においてあきらかにしてみたい。

さきのゴットフリート・ケラーの二番目の夢は、優美に、そしてわれわれにとっては興味深く、さらに続いていく。すなわち「この夢はわたくしをたいへん悲しませた」という言葉に続けて、ケラーはつぎのように書きしるしている。

さてこんどは、ひとりの少女がやってきて、大きな束のカーネーションを買ってくれ、とわたくしにたのんだとき、わたくしは非常にうれしかった。わたくしは、一二月になってまだカーネーションがあるのに驚いて、この子にいくらするると尋ねた。彼女は三シリングほしいといった。しかしわたくしは、ポケットに二シリングしかなくて、ひどく狼狽した。そこでわたくしは、「ぼくがいつも花を差しているシャンパングラスには、そんなに沢山は差せないから、二シリング分だけわけてほしい」とたのんだ。このとき彼女はいった。「まあ、わたしにまかせてごらんなさい。ちゃんとみんなはいりますから」と。そして彼女はカーネーションを、一本一本、きらきら輝くほっそりしたグラスに慎重に差していった。わたくしは彼女の様子を眺めながら、心地よさ、快適感を味わっていた。この感じは、だれかが目の前で、だまって静かに優美に、たやすい仕事をやってのけるのをみているときに、いつも感じる性質のものであった。しかし彼女が最後のカーネーションを差しおわったとき、わたくしはふたたび不安になった。このとき少女は、親しげに悪戯っぽくわたくしをみて、こう言った。「ごらんなさい。でも、あたしが思っていたほど沢山はないから、二シリングだけで結構です」。しかもこうしているうちに、これは、普通みるカーネーションではなくて、燃えるような真赤な色のカーネーションになっていた。しかもその香りは、カーネーションらしいこちよいものであった。

このように「すばらしく綺麗な鳶」が「汚らしい小僧や粗暴な人たち」に羽毛をむしりとられて殺され、無造作に堆肥に捨てられたのち、ふたたび新しい波動が上ってくる。だがいまやこの波動は、もはや上昇の心像を生み出すのではなくて、むしろ強烈な色彩と心地よい香りをもった花、親しげな愛嬌のある悪戯っぽい少女の姿、きらきら輝くほっそりしたシャンパングラスなどを生み出し、これらすべての心像を、幸福にあふれた光景へと、主題的に結びつけるのである。そしてこの光景は、狼狽と不安におびやかされながらも、最後にいたるまで、勝利でもって貫かれていく。ここでは、上昇する波動曲線は、きわめて感覚的・官能的な生命興奮によって示されており、さらに同様に、光景的主題にふさわしい気分が伴うことによって示される。

また別のときには、勝利にかがやく幸福な生命の流れから、絶望的に不安な生命の流れへの急変が、太陽のかがやきにきらめく色彩の華麗の消滅とか、光と眺望一般の遮蔽として表現されてくる。たとえば『イタリア紀行』のなかのゲーテの雉の夢は、このことを見事に示している。

わたくしは、よいこと、望ましいことを山ほどもちたいというはげしい欲望に、不安を感じながら、ちょうど一年前にわたくしにはかなり意味深かった一つの夢を、友人たちにぜひ思い出してもらわなければならない。それはこんな夢だった。わたくしは、かなり大きな舟に乗って、植物のおい茂った肥沃な島に着いた。この島には、すばらしく綺麗な雉が住んでいるのを知っていた。そこでわたくしは、住民たちに交渉して、すぐにたくさんの鳥を殺してもってきてもらった。それはたしかに雉であった。しかし、夢はあらゆるものをつくり変えてしまうように、これらの雉には、ちょうど孔雀や、めずらしい極楽鳥のような、色とりどりの眼状斑のある長い羽がみえた。人びとは、これらをたくさん舟に持ちこんで、頭を中心にそろえておいた。そのやり方はひじょうに優美で、色とりどりの長い羽は、外側に並べられて、太陽の光のなかで、想像しうるかぎりの壮麗さで盛り上げられ、しかも舟の前後に漕手と舵手の席がほとんどないほど、いっぱいであった。そこでわたくしたちは、しずかな潮をわけて舟をすすめていった。そしてもうわたくしは、これらの色とりどりの宝物を分けてやりたい友人たちを、心のなかで数え上げていた。やっと大きな港に着いたとき、わたくしは、いっぱいのマストをつけた船のあいだで迷ってしまい、デッキからデッキへと登って、わたくしの小舟を着ける確かな場所を探していった。

わたくしたちは、このばかげた夢の比喩がたいへん面白かった。というのは、これらの比喩が、わたくしたち自身から出ているのに、わたくしたちのこれからさきの人生と運命にまさしく似ているはずだからである。

イタリアへの旅行の出発とその執筆のほぼ一年前にみられたこの夢、夢みる者の記憶のうちに、この夢がながく現存していること、およびこの夢がくりかえして述べられている事実は、やがてゲーテが確実な本能でもってイタリアへ、南へ、色彩と太陽へ、新しい精神内容と愛の内容へのがれ、この逃走によって勝利にかがやいて克服したところの、当時のゲーテの実存の不安定さと脅威に対するみごとな洞見を、心理学者のためにつくりあげてくれる。

だがわれわれは、もういちど飛翔と浮遊の夢に戻ろう。わたくしは、精神医学者に危惧の念を与えるのは、しばしば、非常につよい心像内容をもった夢ではなくて、夢の心像内容および夢の劇的進行が、純粋な気分内容の背景に退いていくような夢であることを、一つの例で示したいと思う。ひとが夢のなかで、かれの願望や恐怖を、とりわけ劇的心像の形で客観化し、そしてさきにわれわれがみてきたように、気分内容が、劇的心像からのみ流出しているようにみえるときは、そのひとが精神的に健康であることの徴しである。つぎに述べるわれわれの患者の「宇宙的な」夢においては、気分内容の方が圧倒的となり、そのためにもっとも強力な客観化、すなわち宇宙と世界の心像さえも、もはやこの気分内容を心像によって固定できないほどである。ここでは患者は、劇を自分自身の身体形態からきりはなすことによって、劇のかたわらに立っているのではなく、さればとて劇のなかに没入することもできない。夢はこう述べる。

わたくしは、すばらしい別世界、大海原にいて、ここで形をもたずに漂っていた。とおくからわたくしは、地球とすべての星をみた。そしてわたくしは、自分が非常にはかなく感ぜられ、しかも同時に巨大な力と一体になっているのを感じた。

患者自身はこの夢を、死の夢とよんでいる。形のないこの浮遊、自己自身の身体形態のこの完全な消失は、診断学的にいって良好ではない。巨大な力の感情と自己個人のかたちの喪失とのあいだの対立も、また個人の精神構造における一時的な、より深い障害を示している。しかし患者が、夢を自分の生活の転換点と考え、この夢の気分内容を非常に魅力的と感じ、そのために患者がこれを白昼夢や夢想のなかでくりかえして追体験し、この感情をほかのどんな生活内容にもまして好ましく思い、それどころか、生活から実際に逃避しようとくりかえし試みるようになれば、これはもはや夢にではなくて、精神病に属する。かつてイェレミアス・ゴットヘルフは、自分の夢について「夜はわたくしには治療的（救済的）であるように感ぜられた」とのべ、またほかの場所では「夢は神のよき贈物ではなかろうか。そうであればわれわれは夢を精神的成長のために利用すべきではなかろうか」と述べているが、これらの言葉は、われわれの述べた夢みる者には適用できない。つぎのジャン・ポールの物語る同じく宇宙的飛翔の夢の様式や構造とくらべて、われわれの患者の夢は非常に異なっている。

全き至福のうちに、からだもこころも高揚して、わたくしは時折り、垂直に上昇しながら、星のまたたくくらい蒼空へ飛翔し、上昇しつつ世界にむかって唱いかけた。

またこうした夢は『緑のハインリヒ』の第四巻にみられるところの、いくらか様式化されているとはいえ、すばらしいゴットフリート・ケラーの故郷の夢にくらべても、なおどれほど異なっていることだろう。この故郷の夢には、あふれるばかりの自然形象と自然の驚異があり、ゆたかな森の魔法があって、これらの上を、夢みる者は同じように天高く飛翔しているらしく、そのために下の彼方に、あらゆるものが地下の星空のようにみえ、「ただ一つのちがいは、この下方の星空は緑色で、多くの星があらゆる色彩に輝いていた」。しかし他方、われわれの患者においては、その世界空想像はなんと抽象的であろうか。この空想像がわれわれを凍らせ、戦慄させるのである。そしてケラーが、自分の夢のなかに、きわめて不安げにおもい病気の徴候をよみとりながら、しかもなおこの拘束からもう一度のがれようとして、あらゆる仕方で努力したのに対して、われわれの患者は、自分の夢のまったく主観的・審美的な魅力に、いっそうつよく心を奪われてしまうのである。主観的なもののうちでも最も主観的なもの、すなわち純粋な気分内容へと解体されて、人生の意味がわれわれの患者には失われるにいたり、かれ自身こういう。「ひとは人生の意味を発見するために、世界に生きている。しかし人生は無意味である。それゆえわたくしは、根源的力に復帰するために、人生から解き放たれたいとおもう。わたくしは、死後の個人の生活は信じないが、根源的力への解体を信じている」。人生の意味について完全に絶望することは、いまやひとが純粋主観性のなかに解体されることと同義であろう。それどころか、人生の意味への絶望と純粋主観性への解体とは、たがいに同一の事象の裏返しであろう。なぜなら、人生の意味はつねに、なにか超主観的なもの、普遍的なもの、「客観的なもの」、非個人的なものだからである。だがわれわれは、人間が人間であるかぎり、厳密な意味で、純粋主観性への解体は存在しないことを、確認せざるをえない。われわれの患者においてもまた、根源的力への復帰の憧憬は、なお、客観的な根拠と支えを求めての努力を示している。だがこの努力は、ベルトレの区別を用いると、ここで外見的には純粋に力動的、しかも宇宙的-力動的であって、有神論的-人格主義的ではない。しかしわれわれの患者の外的ならびに内的生活史の根底にまではいっていくと、われわれはたえず、この宇宙的根源的力への復帰には、つよく性愛的に彩られた母親への憧憬、すなわち年少の患者が顕著に表現し、また実際にも実現したところの母性的な愛人への依存欲求が相応じていることがわかってくる。このようにここで、外見的には純粋に客観的な力動性の背後に、つよく主観的な人格主義が現われてきており、これがつねに、客観的なものと非人格的なものへの支えをさらにおびやかしているのである。

II

鳩またはなにかあるほかの動物に襲いかかって、これをひきさき、殺そうとする猛禽の心像は、古代からわれわれにもよく知られている。だが現代人が、自分自身をみずからの神、あるいは生と死との支配者に仕立てるようになって、その世界を自己の胸中に打ち建てなければならなくなり、しかも非精神的、経済的、技術的力によって支配されている外的世界が、もはや人間にどんな支えをも与ええない状況であるのに対して、古代の人たちは、さきの夢みる若者においてわれわれが確認したような、宇宙におけるあの根源的孤独を、覚醒のときにも、夢のなかでも決して知ってはいなかった。古代人は、つぎのような偉大な賢者、イェレミアス・ゴットヘルフの言葉を、まだ理解できなかったであろう。「よく考えられたい。ひとが自分自身の太陽でありたいと欲するとき、世界はいかに暗くなることであろうか」。古代人は、覚醒時および夢におけるもっとも内部的な、もっとも秘密の決断もそれを拒みえない宇宙に生きている。なぜなら、「われわれが決断の瞬間に動機として体験する事柄は、認識するものにとって、ここでは神々である。そして人間のうちに成就されるすべての意義あるものの深みと最も重大な根拠は、かぎりない心情のなかにはなくて、神々のもとにある」(1)からである。もちろんわれわれは今日なお、古典主義にならって、古代ギリシャの完成された諸形式を単純に引き継ごうというわけではない。それは、とりわけ心理学者にとっては、極端に近視眼的・学校教師的プログラムであろう。しかしわれわれは、ギリシャ人たちの精神史が「人間の自然的法則があらゆる方面で開花したところの」形式の世界の構成であること、および、この形式の世界へと沈潜していくさい、問題は「精神的人間をその本質の基礎構造において自己理解し、自己形成すること」にほかならないことを、現代の人間主義でもって理解しうるのである。(2)この観点からわれわれは、ささやかな細目の問題をさらに追求していきたいと思う。

『オデュッセイア』において(一九歌五三五—五八一)、ペーネロペーアの夢のなかで一羽の鷲が、鵞鳥の群れにむかって舞い降りて、その全部を屠り殺すとき、ここで詩人と読者はともども、これが夢みる女性のこころのなかでおこった主観的現象であるとは考えなかった。むしろここで夢は、外部的出来事、すなわちオデュッセウスによる求婚者たちの殺害を指示しているのである。(同様なことが、エウリピデスの悲劇『ヘクーバ』(六八—九七)のなかに出てくる類似の夢、すなわち牝鹿に襲いかかる狼の夢にもあてはまる。)これらの夢はたしかに詩作された夢である。しかしわれわれは、まさしく精神分析の経験から、有名な範例、つまりキケロを連想することも許されるであろう。キケロは、予言に関する本のなかで、詩作された夢をたえず引用する弟クイントスの口を借りて、こう述べている。《Haec, etiam si ficta sunt a poeta, non absunt tamen a consuetudine somniorum.》〔それが詩人によって創作されたものであっても、普通の夢とたいした距りはない〕。

鷲と鳩、鷲と鷺鳥、あるいは鷹と鷲に関する心像は、夢自体においてよりも、もっとしばしば、夢のもつ前兆や預言的意味についての神託や見霊者の問いに対する吉兆の、あるいは不吉の解答としてみられることが多い。ここでもまた、この心像は「世界現象は、運命の女神モイラやほかの神々によって、一つの全体に秩序づけられており、前もって正確に決定されている」という古代ギリシャ人の根本的確信に準じて、未来の外的生起を指示しているわけである。(すでにヘラクレイトス自身も、つぎのような簡明な言葉を表明している。「太陽は、その定められた軌跡から逸脱することはないであろう。しかしかりに逸脱したとしても、必然性と鉄のような堅固な法則をもって、ディーケーの召使い、エリニュエスたちは、かならずや太陽を見つけだすであろう」。)われわれは、夢にひきつづくこうした神託を、たとえばアイスキュロスの作品『ペルシャ人』のなかにみる。クセルクセスが軍隊を従えて、ギリシャにむかっていったのち、その母アトッサは、それぞれドリア人とペルシャ人の服装をした二人の女性の夢をみる。すなわちクセルクセスは、摑み合いをする二人を、かれの車に縛りつける。一人はみずから進んでそのくびきに服するが、もう一人はこれをはねつけ、こわしてしまう。クセルクセスは転落し、かれに近づいて悲しげに見守るダレイオスをみて、自分の服を引きさく。アトッサは、この夢やほかの類似の夢のために、ひどく不安になって、多くの司祭たちに伴われてアポロの祭壇におもむき、呪いを払ってくれる神明のために、いけにえを捧げる。

そしてわたくしは、ポイボスの神殿に飛んでいく一羽の鷲をみる。

友たちよ、わたくしは不安におびえて、声なく、立ちすくんでいる。
そのときわたくしは、一羽の鷹をみる。かれは、はばたく翼もて、
鷲にいどみかかり、鋭い爪で、そのこうべをくだく。
こうして鷲は、なすすべなく屈服し、その身をゆだねるほかなかった。

（『ペルシャ人』）

ひとはこのような心像をみて、これが夢から発生したものか、あるいは外的世界の出来事から出たものか、といったふうには考えない。ギリシャ人たちにとっては、内なる体験空間、そとなる現象空間、および宗教的祭祀の空間のあいだの限界は、まったく消失しているのである。それは、夢心像の主体と、宇宙現象の主体と、祭祀のことばの主体とが、ただひとり、神性、ゼウス、あるいはゼウスが一時的ないしは永続的にその全能をゆだねた代理者であるためにほかならない。したがってここでは、夢心像（クセルクセスの馬車に縛られていがみ合っている二人の女性と、クセルクセスの転落という心像）と、外的現象（鷹と鷲）と、祭祀の意味とは、わかちがたい単一性をつくりあげているのである。ここでは、一個人としての主体とか、その存在論的基礎づけと転落の可能性とかに関する論及は、どこにもまだ見出されない。また、真理がここで、主観性の内部に求められるべきか、あるいは客観性の外部に求められるべきかを、だれも決定することはできない。すべての「うちなるもの」は、ここでは外部的であり、すべての「そとなるもの」は内部的である。したがって、こうした神託が夢にひきつづいてなされたのか、夢と無関係になされたのか、といった問題は、意味がない。しばしば夢だけが、神託なしに、神の意志を告知することもある。

『オデュッセイア』において（第一五歌）、われわれは、さき立つ夢を伴わずに、いきなりわれわれの心像の形態のなかに現われてくる前兆を、二回も見いだす。

こういうかれ（テーレマコス）の右手から鳥がとんできた。それは鷲で、内庭から、飼われていた大きな白い鵞鳥を爪でつかんでいた。男や女たちが大声で叫びながらあとを追っている。鷲はかれらに近づいて、馬の前をかすめて右のほうへと飛んだ。それをみて、かれらは喜び、みんなの心は明るくなった。

（第一五巻一六〇―一六五。高津春繁訳）

この前兆から、ヘレネーは、テーレマコスの未来を判じる。すなわち、鷲が飼いならされた鵞鳥を捕えたように、オデュッセウスは、まもなく故郷に帰ってきて、復讐するであろう（一七四―一七七）というのである。

おなじ詩歌のなかに、さきにわれわれが述べた夢みる女性の夢心像にきわめて似た心像がみられる。

こういうかれの右手にアポローンの速かな使い鳥なる鷹が飛んできた。鳩をつかみ、むしると、羽が船とテーレマコスとの間の地面にばらばらと落ちた。

（五二五―五二八。高津春繁訳）

この右手に飛んでいく鳥もまた、神々によって遣わされたものであり、幸福を意味している。(訳注2)

それゆえここでは、一個人の生命の流れという意味での、上昇しまた落下する生命については、まだ一言も語られていない。それどころか、幸福にあって上昇し、あるいは不幸のなかで落下するものは、あらかじめ定められている共通の運命によってたがいに結合している種族であり、家族である。個人、種族、運命、神性は、ここでは、ただひとつの空間のなかで、たがいに密接に織り合わされている。しかし、われわれの現存在空間とこのようにも異なっているこの現存在空間のなかでも、上昇と落下の存在論的部分構造がこれほどはっきりあらわにされていることは、それだけ一層特徴的でありまた示唆にとむといえる。

古代ギリシャ人たちにおいては、夜と昼、暗黒と白昼、大地と太陽の対立が、われわれの内と外との対立、この新プラトン主義的、キリスト教的、ロマン主義的対立に代っている。そして夢は、夜と大地の領域に属しており、それ自体ダイモンであり、その固有の領地に住んでおり（ホメーロスにおけるデイモス）、それぞれの幹をつくっている（ヘーシオドスにおけるピュロス）。その母は夜であり（ヘーシオドス）、しかも彼女は死と眠りの母でもある。したがって夢のダイモンたちと、眠りのなかで許しを乞い、あるいは告訴して現われてくる死者の亡霊とは、親族関係にあり、これが、ホメーロス（『イーリアス』二三歌）においても、またアイスキュロス（『エウメニデス』）やエウリピデス（『ヘクーバ』）においても、巨大な作品を構成し、ふかい心理学的ならびに美学的効果を生む動機となっている。

だからこそ、夢自体がまったく、ギリシャ人の現存在の夜のがわに属しており、他方、祭祀的夢判断や神託が、夜に類縁の古い大地の神、ガイア（たとえば古代デルポイの霊感による予言を参照）の勢力範囲からしだいにとり去られて、新しい神、ポイボス・アポローンに奪われていく、という事実が深い意味をもってくる。アトッサの夢と、鷹と鷲の神託とは、うちとそとへ、主観的出来事と客観的出来事へ分けられるのではなくて、身近かに閉ざされている、暗く陰欝な、あいまいな夜の国と、すべての神々のなかで最もめざめている、遠くを観照し見つめている、明るい太陽の神、アポローンの王国に分けられているのである。

しかし、ギリシャ人においては、このような巨大な、統一的、宗教的世界観とならんで同時に、清明な、経験に則した観察、およびこれにもとづいた学問的理論もあったこと、だがとりわけ、もっとも普遍的なものから、個別的なものや一見きわめて偶然的なものまでを含んでいる世界現象の関連として、世界を考察するところの哲学的-形而上学的解釈もあったことを、われわれは知っている。キケロは、夢からの予言に反対するかれの論戦のなかで、夢がどのようにして未来を予言しうるかについての説明の可能性として、つぎの三つの解釈に言及して、しかも、われわれ自身もこの点でかれに賛成なのだが、この三つの可能性のいずれをも非難し、同時に夢の予言という事柄全体をも非難するのである。かれは霊感の可能性として、神的な力（divina vis quaedam）による霊感、《convenientia et coniunctio naturae》、《quam vocant συμπάθειαν》〔共感とよばれるところの、自然との適合と一致〕による霊感、および夢の体験とその後の実際の現象との符合についての絶えざる永続的観察（quaedam observatio constans atque diuturna）による霊感のあることを述べている（『占いについて』二巻六〇、一二四）。ここでわれわれが学ぶ新たな要因は、共感《ジンパティー》についての学説である。これは、ヘラクレイトス、ストア学派において、ここではとりわけポセイドニオスにおいて、別の形ではプロティノスにおいて、さらに下っては、われわれにとって非常に重要であるシネシウスの夢についての著書においてみられるところの学説である。これは「全即一」についての有名な哲学的学説であって、われわれがのちにこの学説に出会うたびに、つねにギリシャ人の精神を想起させられるところのものである。しかもわれわれはこの学説のなかで、たくさんの亜型を区別することができる。すなわち、ヘラクレイトスにおいては（ここでわたくしは、H・ラインハルトの『宇宙と共感』にならっていうのであるが）、存在とその諸秩序との、あるいは不協和と調和との「全即一」すなわち ἓν καὶ πᾶν〔一にして全〕が問題になっており、のちにいたってポセイドニオスにおいては「物質と精神との、自然と神との、偶然的なものと宿命的なものとの」ἓν καὶ πᾶν である。これらとさらに、諸力の呪術的合一、ひき寄せ、よび寄せ、公けのあるいは秘密の召命、祭祀的および哲学的召命、「現象から現象への流転」など、これら一切の現象の、ἓν τὸ πᾶν〔一切は一〕という意味での「全と一」が、区別されなければならない。そしてこうした事柄は、こんにちなお、あらゆる社会的階層の迷信のなかに、しかもまさしく夢の迷信のなかにみられるのである。さてしかし、ギリシャ人たちの古代の神話や哲学が、コスモス、すなわち世界の調和的秩序をのみ識っていたのに対して、われわれは、ポセイドニオスにおいてすでに、純粋に力動的な世界観を発見する。すなわちここではすでに、秩序の概念に代って「一つの説明可能な、自然的な、しかも隠されている、秘密にみちた力」の概念が現われてくる。このような観念はこんにちの科学的ならびに哲学的諸学説のなかでもなお支配的である。またこれらすべては、ギリシャ人およびローマ人の場合には、古代世界の崩壊のときまで、夢の理解に影響を与えていた。そしてこの崩壊のたしかな徴しといえるのであるが、繊細にして自由の精神の持主であり、ネロの信任も厚かったペトロニウスは、嘲笑的に、神々の聖なる神殿や神の命令が夢を天から送ってくるのではなく、各人がみずから夢を創りあげるのだ、と説明したのである。《Somnia, quae mentes ludunt volitantibus umbris, non delubra deum, nec ab aethere numina mittunt, sed sibi quisque facit.》(Anth. lat. 651 R.)〔闇がまわりをただようとき、われわれの精神がたのしむ夢は、神殿や神の命令によって高きところから送られてくるのではなくて、各人がみずからこれを創るのである」。

ペトロニウス以前においてすでに、ルクレチウスは、昼間の仕事、恐怖や願望、性的欲望などと夢体験との関連について、きわめて現実主義的に述べているが(『事物の本性について』四巻九六二―一〇二九)、おなじくペトロニウスもまた近代の夢学説のもっとも重要な部分をすでに先取している。すなわち《sed sibi quisque facit!》〔じつは各自がみずから創るのである」。ここで古代的世界と近代的世界とは、夢の問題性の歴史のなかで分離するだけでなく、歴史一般においても分離する。すなわち個的人間を個別化し、それを全能たらしめ、さらには神々になぞらえようとするヒュブリス〔驕慢〕が、ここで頭をもたげてくる。さてここでわれわれは、人間を不自然に万物の上に置くことに対して、「人間の自然的法則のなかで多方向に展開していった」ところのギリシャ人たちの形象世界に関する考察を、われわれの特殊課題たる夢と実存の問題を手がかりに、さらに進めていきたいと思う。

III

では、このペトロニウスの Quisque〔各人〕とはいったいだれであろうか。われわれはここで、夢の主体を、いやたんに夢みることの主体にしても、それを実際に手でもって把えることができるであろうか。主体性についての純粋な各人学説（Quisque-Theorie）の主張者たちは、かれらが真理の半分しか把えていないことを忘れている。すなわちかれらは、ひとがたしかに「みずからの好むところへ」その車をまわしているのであるが、「しかもこの車輪の下で、その車の通る地球が、気づかないうちにまわっている」という事実を忘れているのである。このことは、夢に関する純粋に科学的-発生学的理解についてもいえるが、またとりわけ夢の倫理的判断についても、すなわち夢に対する道徳的責任に対する問いについてもいえる。フロイトの自我とエス、ヘーバーリンの自我と「宇宙性」、ユングの個人的無意識と集団的無意識、シュライアーマッハーの個人意識と種族意識、アウグスチヌスの「われわれのなかだけでおこっている事柄」と「われわれにもおこっている事柄」、こうしたそれぞれ二つの事象の区別は、車と、その車の走る地球とのあいだの区別を、つねに表現しているわけである。

しかしなお、もう一つのこれと類似の重要な区別がある。しかもこれは、哲学史のなかで大きな役割を演じているのに、このさい、これがその起源において、夢と覚醒の区別と関連していることが忘れられているのである。すなわち、この区別は、一方では心像、感情、主観的思念、「ドクサ的（臆見的）形式」（プラトン、フッサール）、他方では精神、客観性、真理という二つの事柄のあいだの区別である。そしてこの区別は、いいかえれば各人、個別者、孤独者、ギリシャ人たちのヘカストスと、ロゴスすなわち了解によって媒介される神人的共同社会との区別でもある。しかしペトロニウスにおいて、あるいはおのおのの啓蒙期においては、各人が、まったく漠然としたエックスとして、すなわち夢をみずから創っている者として、いわば夢の背後にかくれているのに対して、ここでは人間は、たんなる各人とはまったくちがった何者かであり、かれが夢や心像や感情の世界のなかに没入しているという点でだけ、各人である。個人はここで、素朴な現実主義的-形而上学的下部構造から出て、人間存在の一つの様態に、ひとが人間でありうるような一つの様式に、すなわち人間存在の非精神的可能性になる。この学説は、いまいくつかの段階だけをあげると、ヘラクレイトス、プラトン、ヘーゲル、キェルケゴール、ハイデガーといった人たちに結びつく。ここではつぎに、われわれの主題にとって重要な点だけを指摘するにとどめたい。

ヘーゲルによれば、哲学の存立はヘラクレイトスをもって始まり、かれにおいて初めて「哲学という理念がその思弁的形態に出会う」のである。かれの偉大な思想は、存在から生成に移行することであり、かれの偉大な洞察は、存在と非存在とがたんに真理をもたない抽象であって、根源的真理は生成だけである、ということであった。それゆえヘラクレイトスにおいては、否定性の契機は内在的であり、しかも同時に生命性の原理であるわけである。しかし加えてヘーゲルとヘラクレイトスとは、個別者、単独者すべてを、さらにこれにかかずらうこと一切を過小評価し、いや、拒否さえする点においても一致している。こういう点でも、この二人にとっては「意識的個別性を単独に存在する現象とみなすこと」は「まがぬけている」のである。なぜなら、この考えが「意識的個別性の本質は精神の普遍性である、という矛盾をもっている」(ヘーゲル『精神現象学』)からである。

すでにこの論文の第一章において、われわれは、個別性、すなわち単独の夢みる者を、普遍性という見地から探究した。それはもちろんささやかな実存的一断面において、つまり幸福と不幸、あるいは和解と被害という個人的生命の心像においてではあったが、空中に上昇し、あるいは天から落下する鳥、および第二の鳥とのその戦いに関する夢心像、あるいはさらに上昇、飛翔、浮遊、下降、落下などの夢心像を通じてなされたのであった。ここでわれわれの探求の対象であった一般者、すなわち超個人的心像内容はたしかに、各個人によって創られたものではない。だがしかも、各個人は夢のなかにこの心像をもち、かれだけがこれを見、かれだけがこれに魅せられ、あるいは悩まされるのである。各個人の心像、感情、気分は、もっぱらかれ一人に属しており、かれは完全に、自己固有の世界に生きている。そしてこのさい生理学的にいって、われわれが眠っていようと、めざめていようと、心理学的には、さきのことだけからして「夢みている」のである。すでにヘラクレイトスは、こうした事柄を、夢みる精神生活を特徴づけ、またこれと覚醒した精神生活とを区別するための決定的要因と考えていた。かれはこうのべている（断片八九）。「覚醒者たち」（複数であることに注意）は、ただ一つの、しかも共通の世界（ἕνα καὶ κοινὸν κόσμον）をもっているが、眠れる者についていうと、各人（ヘカストス、単数）は、自己固有の（世界）に向かっている（εἰς ἴδιον ἀποστρέφεσθαι）。

共通者、Koinón あるいは Xynón と、固有者、個別者、特殊者、Idion との、ヘラクレイトスにおけるこの対立については、じつにしばしば述べられてきたが（とりわけK・ラインハルトの『パルメニデス』を参照）、それにもかかわらずわたくしは、ヘラクレイトスに多くの点で類似している、ヘーゲルのなした詳論（かれの『哲学史』のなかで）を、とくに教えられるところ大であると評価している。もちろんわれわれはここでは、根本思想だけを略述することしかできない。（なおわたくしは、拙著『ギリシャ時代から現代までの夢の概念と解釈』のなかで、近代の思考心理学を手引きにして、さきの断片八九の内容を説明しようと試み、ここで、この断片のもっている二つの意味、すなわちわれわれが夢において固有の世界をもっていることとその理由、そして、われわれが固有の世界に向かっていることとその理由を明らかにした。）

世界を意味する表現、コスモスは、ここでヘラクレイトスが前提にしているアナクサゴラスの用語法によれば、（客観的）世界を意味せず、合一（κοινός）と分離（ἴδιος）という（主観的）状態を意味していると考えられる。しかもこの合一と分散の規準は、ヘラクレイトスにおいては、ロゴスである。そしてこのロゴスはまさしく（ヨーエル、

G・ブルクハルトらがいうように)、あるときはことば、語り、あるときは考え、教え、思考の必然性、理性的、合法的連関(「調和的‐不調和的な世界秩序」とホーワルトはいう)と訳されなければならない。この点でロゴスは、了解作用に、またヘーゲルのいうように、了解可能性にも関係している。万人に共通なものは悟性であり、すなわち醒めた思考(τὸ φρονέειν)(3)である。しかもひとはいまこの共通なものに従わなければならない。またそれゆえ、万人がみずからを、いささかなりとも共通なもののうちに見いだし、あるいは了解できるところのあるもの、すなわちロゴスが存在するわけである。それにもかかわらず多くの人びとは、あたかも自分たちがそれぞれ固有の悟性や、固有の私的思考をもっており、また持ちうるかのように、生きている(断片九二)。だがこの固有の私的思考は、これが生理学的にいって睡眠状態でおこっていようと、覚醒状態でおこっていようと、あくまで夢想にすぎない。このような夢想家は、かれらが睡眠中になしたことを忘れるように、覚醒時におこなうことをも知らない(断片一)。本来的な覚醒状態は、ヘラクレイトスにとって(消極的には)、私的意見(ドクサ、臆見)や主観的評価からめざめた状態であり、積極的には、普遍的なるものの法則にかなった生活(だがこれはたんに思考する生活だけではない!)である。この場合、この普遍的なものをロゴス、宇宙、ソフィア(叡知)とよんでもいいであろうし、あるいは統一的、合法則的連関への理性的洞察という意味で、またこの洞察にもとづいた行為という意味で、この普遍的なものはさきのすべての結合であってもいい。ヘーゲルはこのヘラクレイトスの学説をつぎのように述べている。すなわちこの場合、理性、ロゴス、真理の規準は、おのおのの人にとって次善のものとしてあるのではなく、もっぱら神的な、普遍的な真理、「この規準、万物の本質をあまねく貫くこの律動」としてあるのである、と。(ここに、古代のσυμπάθεια〔共感〕という考えの反響がみられる)。われわれは、こうした連関の意識のなかで生きているかぎりでのみ、覚醒している。いまこの意識を、悟性、了解性、あるいは思慮性《ベゾンネンハイト》と呼ぼうと、おなじことである。「了解性のこの形態こそ、われわれが覚醒とよぶところのものである」。「われわれが全体との連関のなかにいないがゆえに、われわれはたんに夢みるのである」。われわれがこのように、全体との連関からはなれるとき、（ヘラクレイトス流にいうと）悟性は、以前には所有していた意識の力を失い、また（ヘーゲル流にいうと）精神は、たんなる個人的単独性と化して、客観性を失う。精神は単独性のなかでは普遍的ではないからである。われわれは、神的悟性の知とかかわっているかぎり、真理のうちにおり、だが特殊のものを所有するかぎり（*ἰδιάσωμεν*）、誤謬のうちにいる。このことは、ヘーゲルによって、非常に偉大な、重要な言葉で述べられている。

ひとは真理について、自分がより本当だとか、より偏見がないとかと述べ立てることはできない。一般者の意識だけが真理の意識であり、反対に、個別性の意識、単独者としての行為、内容や形式の特殊性になるところの独自性は、非真理であり、悪しきものだからである。それゆえ誤謬は、思考の単独化のなかにだけあり、悪と誤謬とは、一般者から離れることのうちにある。人間はややもすれば、なにごとかを考えなければならないとき、これがなにか特別のものでなければならない、と思いがちである。しかしこれは思い違いである。

他面、ヘーゲルによれば「わたくしだけが知っている事柄に関する知」はまさしく夢であり、これと同じく、構想力や感情も夢である。「すなわちこれは、なにものかが私にとってだけあり、わたくしはこの主観としての私のうちになにものかを所有している、という在り方にほかならない。たとえ感情がどれほど崇高なものとして、みずから詐称しようとも、感情はあくまでも私のうちにあり、わたくしから自由なものとしては存在しない」。対象は、わたくしがこれをそれ自体として存在する自由なものとして、すなわちそれ自体普遍的なものとして認知するときにのみ、構想された対象、わたくしによって対象化された対象でなくなる。これとおなじく、感情もまた、わたくしがこれを、スピノーザの言葉でもっていうと、永遠の相のもとに認知するときにのみ、「真理のうちに」ある。以上のことはすべて、たしかに非常に抽象的に響くが、しかしこれは生に密着している。というのは、たとえばあらゆる真剣な精神療法、とりわけ精神分析においては、ひとが、その私的意見、ある患者の言によれば「個人劇の場」、その傲慢、自負心、強情をもちつづけたいのか、それともかれが、自己固有の世界と共通の世界のあいだの、虚偽と真理とのあいだの道案内人である医師の手によって、かれの夢から覚醒し、普遍の生活に、コイノス・コスモスに参与したいのか、これをみずから決断しなければならない瞬間がやってくるからである。もしもわれわれの患者が、健康になるために、ヘラクレイトスやヘーゲルを理解しなければならないとしたならば、かれらにとってそれはまことにやっかいなことであろう。だが、もし医師が、精神の息ぶきを感ずるためにはめざめていなければならない精神性の本質を、患者のうちに呼びさますことに成功しなかったならば、患者のだれひとりとして、実際にこころのもっとも内部において、健康になることはないであろう。このことは、現代の精神療法家の大部分よりもすぐれて、ゲーテがすでに知っていた。だがいまはただ、かれがパルメニデス(『賢者と民衆』)に語らせた格言のみを想起しよう。

　汝自身のなかに行け。もし汝がそこに精神と感覚にひそむ無限性を欠いていたら、汝は救われようがないであろう。

単独であるという制約への対立としての無限性への感覚をめざませるからといって、単独者から、その心像と感情、願望と希望が奪われてしまうわけではない。これらのものは、タンタロス的不安、困惑、絶望から、つまり落下し、沈下し、下降する生命から、もちろん死を意味する完全な平安へではなくして、むしろ上昇し、ゆったりと浮遊し、あるいは熱狂する生命へと変貌していく。こうした事情を、わたくしの一人の女子患者は、治療ののち、夢の光景のなかでみた。その光景は、精神がひとたびめざめるとき、夢に火を点じて、少なくとも普遍的生命の心像へと変貌させる、ということを指示しているのであった。

わたくしは夜になって疲れて、それにつよい内的不安と困惑にひどく悩まされて、眠りにはいった。それからわたくしは夢のなかで、はてしない海の岸辺に沿って歩いていた。そしてたえまなく荒れている海の狂乱は、いささかも静まる様子もなくわたくしを絶望におとしいれた。わたくしは、海になぎになるよう命じて、この海を鎮めることができれば、と心の底から願った。このときわたくしは、大きな帽子をかぶった背の高い一人の男が、砂丘の上を歩いてくるのをみた。かれはだぶだぶのオーバーを身につけ、手に一本の杖と一枚の大きな網をもち、その片眼はひたいにかかったふさふさの髪の毛で覆われていた。男はわたくしの前で立ちどまって、網をひろげ、そのなかに海を捕え、わたくしの目の前にこれを置いた。わたくしがびっくりして網のなかをみつめると、海はやがて死んでいった。無気味な静寂がわたくしをつつんでいった。網のなかに捕えられている海草や獣や魚は、しだいしだいに色あせ、妖怪じみて死んでいった。わたくしは泣きながら、男の足元に身を投げて、海をもう一度自由にしてくれるようにと哀願した。――わたくしはいま、不安こそ生命であり、平穏は死を意味することを悟った。男が網をひきさき、海を放してやると、波はふたたび轟き、荒れはじめ、わたくしのこころのうちには、歓呼の喜びがおこっていた。そしてこのときわたくしはめざめたのである！

この夢は、なお多くの点で、非常に興味ぶかい。すなわち定立（孤独のなかで夢み、悩む生命）、反定立（「他性」という圧倒的、客観的な原理に完全に帰依する結果、自己の生命が完全に消滅し、そのための死）、綜合（「客観性を主体性のなかに取り戻すこと」による）という三段階の歩みのなかで、この夢は精神分析の過程を、心像的表現のなかに反映している。すなわち分析過程は、孤独への強情な執着から、医師という（非個人的）「権威」のもとに謙虚に屈服すること（「転移の時期」）を通過して、さらに「転移からの離脱」へと歩んでいくのである。しばしば記述されてきたし、いまなお記述されているところのこの離脱は、真の精神化としてのみ、すなわちヘラクレイトスやヘーゲルの意味での、次第にあかるむ精神的覚醒としてのみ生じうるのであるが、またそうでなければこの離脱はいつわりと自己欺瞞にすぎないのであるが、このことは、一面的に生物学的な理解、あるいは精神を「生命の敵」とさえみなす理解からは、看過されるであろう。ただしわれわれは、精神療法家として、ヘーゲルのかたわらにとどまることは許されない。というのは、われわれは精神療法家としては、客観的真理とか、思考と存在の一致とかにかかわっているのではなく、キェルケゴールのいう「主体的真理」、すなわち「内部性の情熱」にかかわりをもっているからである。けだしこれによってこそ、主観性は、客観性（伝達、了解、超主観的規準への屈服などの客観性）を通過して、さきの夢の第三の時期のように、もういちどここから作り出されなければならない。このような洞察の基礎に立ってのみ、精神療法家自身もまた、夢みる存在から醒めて、一個の覚醒した精神となりうる。こうして、キェルケゴールがレッシングについて述べることは、精神療法家にもあてはまる。「かれは、奴隷的な帰依を受諾することも、自由性を欠いた模倣も承認しないがゆえに、また、自分自身が自由なかれは、かれに近づいてくるなにびとをも、かれへの自由な関係においた」。医師への感情転移、とりわけこの転移からの解放についてのフロイトの学説のなかでは、こうしたすべての問題がまどろんでいる。しかもこれらの問題は、フロイト学説においては醒めることがないであろう。というのは、衝動から精神をひき出すことは、まだだれも成功しなかったし、これからも成功しないだろうからである。なぜならここでは、その本性上、通約できない諸概念がとりあつかわれており、まさにこの通約不能性にこそ、この諸概念の存在理由がかかっているからである。この点で、「一方ではペルソナのにせの覆いからの、他方では無意識的諸心像の暗示力からの」自我の解放を考えるユングの個人化の学説は、より深くつっこんでいる。ユングは、個別化を「心理学的発達過程」として考察することから、こうした深い洞察をえたのであるが、しかしここで同時に、つぎのことのために個別化の根本問題がおおわれてしまっている。すなわちユングの場合、夢と覚醒との対立、固有の世界への没頭と共同世界への参加との対立は、心像と感情（この二つはつねに関連しているのであるが）と他方で精神との対立として理解されていない。しかしこの対立がある以上、これがユングほどの学者にみのがされるはずはない。

それにもかかわらず「無意識の機能」そして無意識の「意識に対する補償的関係」から、さきの対立を導きだそうとする試みは、つぎの理由で十分ではありえない。というのは、さきの対立がここでは、主要な問題領域から姿を消しているようにみえるが、その代りに細部の諸問題と基本的諸概念のなかで生きのびているからである。このことはとりわけ「集団的無意識」の概念についていえる。これは、シュライアーマッハーの意味での、一種の心像的な「種族意識」を表現していると同時に、一般者、「世界」あるいは「客観」への倫理的関係をも含蓄しているはずである。この「集団的無意識」のなかで、さきのわれわれの対立が未解決のままに現われていることは、あきらかである。同様なことが、ユングの自己《ゼルプスト》の概念についてもいえる。この自己において、意識界と無意識界とは、一つの全体、ないし総体性の形成のために、たがいに「補足し合う」というのである。つまり意識的自我を補償する無意識的過程は、こころ全体の自己調整に必要な、さきのあらゆる要素を、すでに含んでいなければならないということになる。しかし、さきの補償自体のなかにすでに、倫理の根本要因、すなわち機能力動性の全体をはじめて動かしうる良心が隠されていること、したがって、補償機制がこころ全体を規制するという逆の関係ではないこと、この二つの事柄をここでとりあげないとしても、ある問題は、それを全体から諸要素へと転嫁することによっては、推し進められない。ユングは、自分の学説のために、東洋の源泉から、とりわけ印度と支那から汲みとることによって、偉大な成功をおさめ、また好んで原始人を師と仰いでいる。だがわれわれは反対に、それらの源泉を十分に尊重しながらも、ギリシャ人たちが実存の解釈のなかで進めていった足取りを、後退させるようなことは許されない——これは心理学や精神分析や精神医学にとってもそうであるが——と信ずるものである。

さてわれわれは本論の出発点にもどろう。わたくしが、とり乱した幻滅のさなかに、天から落下し、そしてもういちど「自分をとり戻した」とき、わたくしはこの体験を「どのようなことが私におこったのか、わたくしは知らなかった」というふうに表現した。ここでは、ハイデガー的にいうと、現存在がその存在のまえにもたらされたのである。

つまりなにごとかが現存在におこっていて、しかもかれが、自分になにがどのようにおこっているかを知らないとき、そのかぎりにおいて現存在は、（その存在のまえに）もたらされるのである。これこそ、夢みることすべての、そしてまた夢みることが不安と関係していることの存在論的根本特徴なのである！(4) 夢みるとは、どのように私にことがおこっているかを、わたくしが知らないということを意味する。この「わたくし《イッヒ》」と「私《ミーア》」のなかには、なるほど単独者、各人、ヘカストスが、ふたたび現われてはくる。だがそれは、けっして夢を創るものとしてではなく、自分に夢が「どのように、ということを知らずに」おこっているところの者としてなのである。そしてこの単独者は、ここでは「人間の数的自己同一性」（カント）という意味での「同一者」にほかならず、実体なき純粋に形式的な告示であり、すなわち上昇し下降する生命の、海の怒濤と死の静寂の、太陽のなかの色彩のかがやきと影の夜の、空中に飛翔する鳥の巨大な形態とばらばらに床にうず高く盛られた黒い紙片の、少女の姿態の魅力の、カーネーションの香りの、地面に横たわる鳥の屍の、力強く残酷な猛禽とかよわい鳩の、これらすべてにもてあそばれているものにほかならない。ひとりの単独者は、底知れぬ瞬間において、たんなる同一者からでて、自己、すなわち「確固たる単独者」に、夢みる者から覚醒者になる。しかもかれはこのとき、どのように自分にことがおこっているか、を知ろうと決意するだけではなく、出来事の運動のなかへ「自己自身」を関与させることを決意する。すなわちかれはこのとき、あるときは上昇し、あるときは下降する生命のなかへ、連続性ないしは一貫性を導入することを決断する。いまはじめてかれは、なにものかを創る。だがかれが創るものは、生命ではなくて歴史である。なぜなら単独者といえども、歴史をつくることはできないからである。わたくしがさきの論文でうち立てた区別に結びつけると、人間は、夢みるとき「生命機能」で「ある」が、覚醒するとき「生活史」を創る。しかもかれは、自己に固有の生命《レーベン》の歴史《ゲシヒテ》、すなわち内的生活史《レーベンスゲシヒテ》を創る。これは外的生活史ないし世界史と混同されてはならない。世界史のなかにはいっていくか、はいっていかないかは、かれだけにかかってはいない。生命機能と内的生活史という対立の両者を、共通分母で通分しようということは、くりかえし試みられているが、これは不可能である。なぜなら機能としてのレーベン（生命）は、歴史としてのレーベン（生活）とは別のレーベンだからである。しかもなお両者は、一つの共通の基礎をもっている。それこそ実存である。この基礎の内部に夢の場所を示すことこそ、われわれの努力であった。基礎が共通であるということのほかに、だがこの基礎と関連して、夢と覚醒とはなおもう一つの共通なものをもっている。夢から覚醒への「移行」が漸次的移行であるのと同じく（個々の生活史的決断のもつ飛躍的性格は、この移行の漸次性をすこしも変えるわけではないが）、生命機能の始まり、したがってまた夢の始まりと、覚醒のおわり、内的生活史のゆくえとは、それぞれ無限にのびている。なぜなら、われわれが、生命と夢がどこで始まるのか知らないのと同じく、われわれは人生の道程において「もっとも高い意味において『単独者』であること」が人間の力を超えているということについて、くりかえし想起させられるからである。

（1）　ワルター・F・オットー『ギリシャの神々』コーエン、ボン。
（2）　ウェルナー・イェーガー『古代の精神的現代』ドゥ・グリュイテール、ベルリン。
（3）　ギリシャ哲学における *φρονεῖν* と *φρόνησις* の中心的意味、そしてソクラテス、プラトン、アリストテレスにおけるその変遷については、ウェルナー・イェーガーの『アリストテレス』（ドゥ・グリュイテール、ベルリン）を参照。
（4）　われわれは不安の夢を、現存在そのもののなかに在る実存的原不安の原型と考える。ハイデガー『形而上学とはなにか』を参照。
（訳注1）　*Wandlungen in der Auffassung und Deutung des Traumes von den Griechen bis zur Gegenwart.* シュプリンガー、ベルリン、一九二八年。

（訳注2）　ギリシャの占師は、占いをするとき、つねに北を向き、東からは（右手からは）幸福の前兆が、西からは（左手からは）不幸の前兆がやってくる、と考えていた。

ヘラクレイトスの人間理解

現代の精神医学は、その偉大な巨匠たち――ここではただグリージンガー、ウェルニッケ、クレペリン、ブロイラー、フロイトの名をあげておくにとどめるが――の遺した臨床医学および医学的心理学の莫大な遺産の相続人として自覚しているだけでなく、他方また、臨床的に精神病（および「神経」病）として記載されているような人間存在《メンシュザイン》の諸形式を、それの純粋に人間学的な構造において見、そして記述しようという、まったく新しい課題にも直面している。精神医学の中にこのような課題が芽生えたのは、それが現在でもなお人間存在の諸形式の病的変化（「劣等性《ミンダーヴェルティヒカイテン》」）を記述するのに多く用いている道徳的な軽蔑を含んだ用語の不適切さへの洞察、またこれに関連してこれらの用語の意味内容と自らの臨床的理論の純自然科学的意味内容との間の深刻な矛盾への洞察、さらにまたほかならぬこの矛盾に関して次第に明らかにされてきた自らの方法の本質と道程とに関する知識などに由来するものであった。この知識は、精神や「神経」を病む人間の臨床的観察と記述が、知識と経験の全く特定の目的によって導かれているひとつの選択過程あるいは還元過程を基礎にして――つまりそのような人間存在の諸形式が特定の病気や症状群や症状の型にはめられて変形されていくひとつの過程を基礎にしてはじめて可能であるという洞察においてその頂点に達する。このような過程を含む純然たる臨床精神医学にとって、人類の本来的な諸問題、たとえば宗教、哲学、道徳、芸術、歴史、教養、天才、自由といった諸問題を理解することが必然的に不可能となることはいうまでもなく明白なことである。にもかかわらず精神医学は、自らの本来の母胎である人間存在の構造一般に立ちもどる途上で、どうしても、これらの問題にぶつかる。たとえば、精神病の症状というものはホェーニクスヴァルトも強調しているようにある特定の「相互了解に関する事柄」なのだということが洞察された場合、現代の精神医学はいやおうなしに、たがいに言葉をかわすこととか、共同存在とか共同相互存在とか、それらのいろいろな変化とかの構造への洞察を得るべき努力をせまられることになる。そしてこのような努力から、存在一般への、特に人間存在への哲学的な問いの地平がおのずから開かれてくることになる。

シェーラーは彼特有のきわめて示唆に富む、「きわめて生産的」ともいうべき講演のひとつの中で、つまりレッシングアカデミーにおける『知識の諸形式と教養について』という講演の中で、次のような言葉を述べている。「われわれが『人間』となづけているものがいったいいかなるものであるのかということについて、われわれはまだほとんど知っていない」。この講演がなされたのは一九二五年のことであった。それ以後、人間存在《メンシュザイン》とその実存形式の哲学的理解を志すいろいろの努力が——基礎的存在論による現存在《ダーザイン》の分析学という回り道を通ってであれ、実存哲学的な自己照明の道を通ってであれ——非常なエネルギーでもって続けられてきた。これらの努力をもっともよく特徴づけている標識のひとつは、それが哲学の問いの歴史やそれらの問いを発した偉大な哲学者たちの歴史と結びついていることについての明確な自覚である。ヤスパースによれば「自己照明《ゼルプストエアヘルング》は偉大な哲学者たちによって範例的になされている。そして、炬火《たいまつ》が手から手へと渡されるとき、彼らの自己照明にふれてわれわれ自身の自己照明が点火する」のである。これらすべての努力が「人間は自らが何であるかの答えをただ自らの歴史から学びうるのみである」という偉大な言葉のいわば具体化であることを考えるならば、これらの努力のいずれをとってみても、そこにはこの問いと答えとの歴史的起源が——すなわち学問的な人間像と人間存在の哲学的理解が最初にその基礎を確立した歴史的起源が

――言及されているのをみても、決して驚くことはない。この起源は古代東方《オリエント》に生まれたものではなかった。それがなぜであるかを言うのは今日では容易なことであろう。つまりそれは、古代東方人が人間の個別性《インディヴィドゥアリテート》、個別化《インディヴィドゥアツィオン》の原理あるいは人格《ペルゾーン》の原理、自我と世界の対立、主客の対立、我と汝の対立、受動《ライデン》と能動《タート》の対立などの諸問題に気づかず、それを識らなかったからではない――それはむしろ全く事実の正反対なのである。その理由はむしろ、古代東方がこれらすべての問題に対して「没人間的《ウンメンシュリッヒ》」な態度をとったことに起因する。たとえば古代東方の人は絶対的なものへの純粋に直観的な没入を理性の放棄として説いたり（老子）、「最高の意味において神話的《ミーティッシュ》となろう」（H・ツィンマー）とするデモーニッシュな衝動にかられて、人間的であることを完全に放棄し、自らの主観性の背後、自らの人格の背後へと沈潜し、そして世界と世界の中におけるあらゆる問題の彼岸、共同性の、運命の、さらにこれらすべての対立そのものの彼岸へと超越して、そこではもはや、なにものかであることがそもそも不必要な、「まったく単純にただ有るということ」のみを求めたり（インド人たち）した。このような態度を没人間的と言いうるのは、それが人間存在一般の構造の根本的特徴である世界内存在ということを、その本質特徴に関して（純粋に「理論的に理解する」ありかた、すなわち理性の可能性に関して）軽視したり（老子）、あるいはこれを「身も心も引き裂くような狂気の中において」完全に止揚しうるものと考えたからである。その結果、古代東方の人はわれわれに治癒の術と心理技法を遺してくれたかもしれないが、学問としての心理学やいわんや「人間の学」は遺してくれなかった。人間の学――われわれはこれをいま、広義における心理学《プシヒョロギー》もしくは実存的《エクシステンツィエレ》人間学《アントロポロギー》となづけよう――は世界という現象を決して「跳びこして」しまってはならない。このことはまた、精神医学という学問についても最も厳密な意味において妥当する。病者は時には疑う余地なく「世界喪失」あるいは「世界没落」の状態に陥るだろうし、「別の世界」に住んだりかろうじて「世界の断片」を体験するにすぎなかったりするだろう。また彼は、時には急性の錯乱状態において一つの世界から他の世界へと彷徨し、恍惚とした忘我の境において自らが世界の「外部」にあったり或いは世界を「超越して」いたりすると感じることもあるだろう。躁病の発揚状態にあっては世界は果しなく広く、輝しい将来をはらむものとなるだろうし、鬱病の絶望状態にあっては世界は「萎縮し」、「崩壊し」、将来のないものにみえるだろう。さらにまた病者は「もはや世界とのなんらの接触をも持た」なかったり、世界が「疎遠なものになる」こともあるだろう。このようないろいろの場合においても、いやむしろこのような場合にはなおさらのこと、われわれは世界という現象および世界内存在というきわめて複雑な構造に向かって絶えず眼をそそいでいるからこそ、これらの種々の体験様式や現存在様式の構造にも眼を向けることができるのである。なぜかというに、世界内存在の変化と共に単に世界の体験が変化するのみでなく同時に自己もまた変化するからである。世界が「稀薄に」なれば自己もまた「稀薄に」なるし、その逆の場合もある。自己が再び確立するならば世界もまた再び「確立」するし、その逆の場合もある。世界という現象を学問的に「発見」するという、つまり学問的明確さをもった概念でもって最初に表現するという世界史にのこる業績を果したのは、ギリシャ人たち、とりわけその第一人者としてヘラクレイトスであった。超越性《トランスツェンデンツ》という哲学的問題が人間の眼にとまったそもそもの発端は彼らにおいてであった。しかもそれはいっさいの人間的なものを人間から棄て去ることによって実際に到達しうるといわれる絶対的な存在を意味するような神秘的な超越性ではなくて、「世界の」超越、すなわちそれへの「超出《ユーバーシュティーク》」において人間という現存在が「事実的に《ファクティッシュ》実存《エクシスティーレン》している」（ハイデガー）ところの世界一般の超越の意味における超越であった。われわれが学問とか、あるいはヤスパースの言葉をかりて世界定位とか名づけているような種類の世界内存在の基本様式の、あるいは結局は同じことであるが、そのような種類の人間実存の基本様式の本質的特徴を明るみに取り出すということをギリシャ人たちに可能ならしめた彼らの「世界指向性《ヴェルトツーゲヴァントハイト》」がどういう種類のものであったかはともかくとして、上にあげた「超越とか超出とかの」言葉は彼らの世界指向性に対する哲学的表現だったのである。

現代の精神医学はこのようにして、自らの本来の母胎である人間存在の構造と「精神」の「病」におけるこの構造の変化とに眼を向けることにより、ヘラクレイトスに還帰する通路を見いだしたのであったが、他方また精神医学がその固有の歴史のなかで繰返し関係をもってきた心理学とその歴史に着目した場合にも、そこにもやはりヘラクレイトスへの通路が見いだされている。心理学が自らの本質を見誤って——ここでは当の学者の価値、無価値ということとそれ自体についてうんぬんしようというわけではないが——自らを「生命機能《レーベンスフンクツィオン》としての心《プシュケ》」の学あるいは「心的生活《ゼーレンレーベン》の自然科学」とみなすとき、心理学はそれの歴史の上で、生物学的有機論的な態度に関してはアリストテレスにまで、感覚論的原子論的な態度に関してはデモクリトスにまで還帰したことになる。（ギリシャ人たちは——プラトンやヘラクレイトスでさえ——実は心《ゼーレ》の概念を生《レーベン》の概念から分離するには至っていなかった。しかしここで忘れてならないことは、ギリシャ人たちの生の概念が近代生物学《ビオロギー》のそれ——神秘的思弁的な生物学の諸形態をも含めて——よりも比べものにならぬほど広くかつ深い概念であったということである。）一方、心理学が心的なものを「主観的なもの」とみなし、自らの問題を「主観性」の問題であると考えるとき、心理学はプロタゴラスと彼の人間尺度説《ホモメンズーラザッツ》（人間は万物の尺度）にまで還帰したことになる。ただし、近代的な意味での認識の主観化や認識批判を考えたり外界の現実性を否認したりすることがプロタゴラスにとって全く無縁のことであったことはもちろんである。とはいえプロタゴラスにあっては主観性が全く絶対的に客観性と対立していたのに対して、最近一世紀余りの心理学が見出して来た具体性への道、経験性への道は、主観の中におけるいろいろな事象、いろいろな「出来事《エアアイグニッセ》」（ヴント）を論じるという、したがって主観としてとらえたものをすぐにまた客観化し、いろいろな事物のうちの一つの事物に、客観的世界の中の一つの客観に変えてしまうという仕方によるものであった。心理学はこれまでずっと自らの本来の目的に反する姿をとりつづけてきたという、この矛盾へのはっきりした洞察がえられ、主観性の問題はただ客観と主観との相関性のうちにのみ捉えうるものであることが認識されるようになると（たとえばナートルプのきわめて重要な心理学総論におけるように）、この段階においては歴史的にはプラトンのテアイテトスに接続するものとみなすことができる。しかしながらこの「相関論的一元論」は決して意識一般と対象一般の対立を超えたものではなかったため、それは人間の心的生活の示すそのつど個別的歴史的な「現在に規定された《プレゼンツベシュティムト》」（ホェーニクスヴァルト）一回性と単一性――主観性という心理学的問題は実にただこのような一回的単一的な姿においてのみわれわれの前に現われるのである――をはっきりと捉える力に欠けていることがわかってきた。心理学の対象は世界を欠いた主観（それはつねにただ客観としてのみ考えられうるものである）でもなければ「意識一般」というようなものでもなく、人間の実存《エクシステンツ》である。しかし実存というものは主観客観の分離からしては捉えられぬものであり、むしろこの主客の分離ということの根底にはすでに実存がその「根拠」として存している以上、さらにまた実存は自我と世界の対立からも捉えることができず、これについても右と同じことが言われうる以上、つまり実存ということはただ世界内存在ということそれ自体からのみ捉えうるものである以上、心理学の歴史もまた、人間の現存在が「事実的に実存する」特定の根本的なありかたに最初に学問的な眼が向けられたその時点において、つまりわれわれが以下に述べるように、ヘラクレイトスにおいて始まるのである。こうして、精神医学が自らの本来の「母胎」へと眼を向けたということと、心理学の歴史ということとの二つの進路をとりながら、道はイオニヤへ、紀元前五世紀の初頭へと通じている。

精神科医が自らの学問的課題を徹底的に考え、これをまとめあげるのに際して窮極において彼の眼の前に現われるのは、ヘラクレイトスの名と彼の姿であるが、ヘラクレイトスはまた、他の多くの実存が危機に陥ったときに救いを求める指導者としての精神科医にとっても重要な意味をもつであろう。夢と覚醒の区別、孤立や自我指向において生きることと共同体の中で一般者のために生きることとの区別についての、今日でもなお重要なヘラクレイトスの考え、夢における自我指向、*ἀποστρέσθαι εἰς τόν ἴδιον κόσμον*〔自己自身の世界へと向かうこと〕は、われわれが眠りながら夢みている場合にせよ覚めながら夢みている場合にせよ、いずれにしても必然的に自己忘却を伴うものであり、本来的な、覚めた、真実の生、すなわち普遍的なもの、*κοινόν* あるいは *ξυνόν*〔ともに「共通者」〕への従属における生は、ただはっきりと覚めた思慮や学習や理解や知識、およびそれらすべてにもとづいた保持によってのみ獲得されうるものである、というヘラクレイトスの洞察、「自己探究」についての彼自身の垂範、情熱にうちかつ戦いの困難さについての彼の知識と、この戦いの困難さを、情熱は「心を売る」ものだという知識から証明した彼の考え、さらに（いかに戦おうとも、いかに洞察を広めようとも）人間の特性は彼の運命なのだという彼の知識——これらすべての、あるいはそれ以外になお数多くの思想に触れるとき、心の医者であり心の指導者である精神科医は、彼自らの行為に関する根本的な問題性からこれらの思想が「身にせまってくる」のを感じとるのである。

精神科医の「精神療法」的行為に含まれる根本的な問題性が、彼のすべての行為に先立つ真のアプリオリとしての彼自身の存在に含まれる問題性と結びついている限りにおいて、ここに述べた「身にせまって来る」ということは精神科医自らの実存にもかかわってくることがらである。われわれは先に、炬火が手から手へと渡るとき、偉大な哲学者たちの示した自己照明の範例に触れてわれわれ自身の自己照明が点火されるということを述べた。「しかしながら彼ら哲学者たちの実存との触れ合いは、彼らの思想の意味方向が自己存在と一つになった瞬間に、あるいはそれが現在の現実へと置きかえられることにおいて、はじめて具体性をもつことになる」（ヤスパース）。

ヘラクレイトスがこのようになまなましく、まったく文字通りわれわれの身にせまるように感じられる理由としては、彼の言葉、つまりその言葉のもつ感情《パトス》と旋律《メロス》、彼の文章構成の簡潔さ、多くの驚嘆と同時に少なからざる批判のまととなった彼の話術などがあげられる。一般に彼の文章様式はきわめて気取った様式と言われ、言葉の戯れ、対句、言葉のあやなどに対する彼の特別な好みが指摘されているが、他方彼の文章のもつ「注目すべき豊かさと力強さ」は一般に認められており、言葉の天才ヘラクレイトスというような表現も用いられている（K・ラインハルト）。だが、一人の人間の言葉の様式というものは思考の様式から切り離せないものであり、思考の様式はこれまたその人の生の様式から切り離すことのできないものであるから、この容易に捉えがたい、きわめて高度に「雄弁な」そしてきわめて鋭利で断乎たる「響き」をもったヘラクレイトスの言葉の特徴の中からは、同時に彼の思考の独得の様式と彼の人柄の頑固で一徹な峻厳さがわれわれに語りかけている。人柄と思想と言葉とが、彼の場合にはたぐい稀な一致を示しているのである。キェルケゴールはこの晦渋なヘラクレイトスについて、彼は思想を自らの筆にゆだね、自らの筆をダイアナの寺院にゆだねた、「というのは彼の思想は彼の生の甲冑であり、それ故に彼はこれをダイアナの女神に捧げたのである」と言っているが、この甲冑というのは——それもこれが、ただ神聖なものの足下にそれを置くためにのみ身体を離すところの甲冑である場合には——的確な表現である。ヘラクレイトスの場合、その言葉の衣と思想の衣とは決して別々に重ね合わされた二枚の衣服ではなくて、彼の孤独な苦難の生活と、これに耐えながらそれを哲学的な自省の光に照した彼の気骨と、それにこれを告知しようとする預言者的な衝動とから生れた、というよりそこから育てられ鍛えられたただ一枚の甲冑をなしていた。そして彼の言葉があらゆる学問的な分析や批判にも耐えてほとんど二千五百年の後までもありありと響いて、はっきりと、声高らかにわれわれに向って語りかけてくるように——ローデはこれを強いアクセントでもって進行するファンファーレの比喩を用いてのべた——、他方その言葉の中に表現された彼の「思想」についても全く同じことが言える。炬火は無数の手から手へと渡されて、その火はたちまちの間に、そしてその後もだんだんと弱く、暗くなってはいたけれども、それは決して消えることなく燃えつづいて、今日では昔以上にあかあかと輝いている。誰よりもまずヘーゲルが、彼の見事なヘラクレイトス観によってその炬火を再び燃え上らせ、シュライアーマッハーはこれを暖く守護し、そのためにラサールが一冊の書物を費してこれを粉々にうちくだいてしまおうとした試みも、ヘラクレイトスをディオニュソス的・美的な現象とみなした若いニーチェの誤解も、その真実の光を曇らせることはできなかった。さらにそのほかにも、ツェラーによるソクラテス以前の哲学の集大成のうちでは、ヘラクレイトスに対して暫定的なものではあるにしても学問的論議の的となりうるような位置を与えられており、そして前世紀末から今世紀のはじめにかけて、世界論《コスモロギー》と認識論と神学とを一つにまとめたものとしてのヘラクレイトス像がゴンペルツの『ギリシャの思想家たち』の中で完成されたかに思われる。このようにしてこの頃には、ヘラクレイトス像についてのまことに実り豊かな考証が開始され、彼が世界《コスモス》から、自然哲学や「自然学《フュジーク》（物理学）」から人間へと眼を向けていたことが強調され、その点において彼の「先駆者」であるミレトス人たちとははっきり区別されるようになった。すでにヴィンデルバントは、ヘラクレイトスが「人間学的」諸問題に関心をもっていたことを強調しており、またディールスは――彼の「できる限り正統的なテキストによって精髄をとりだそう」という努力、および彼の翻訳や注釈は、ドイツ語圏のすべての学者にとっての至宝である――ヘラクレイトスが「人間の心から世界の心を」開示しようとし、「古代ギリシャ人の中で人類の哲学の進歩にとって、おそらくはプラトンと並んでもっとも重要な人物となった」ことを強調している。またミッシュは彼の『自叙伝の歴史』の中で、ヘラクレイトスの哲学の「心理学的な深遠さ」を認めていたのみでなく、これを（ディルタイの見解を補足しながら）精密に解釈することにも成功している。彼によるとヘラクレイトスの深遠さはとりわけ、「彼の哲学が、あるひとつの対象の自己同一性および人格の自己性ということに関して、それが実体的持続性（の意味における自同性）であるという見解を打破したことと」にある。カール・ラインハルトが指摘しているところによると（『パルメニデス』）、これはわれわれの知る限りでの最初の「心理学の名にふさわしい心理学」であり（二〇一ページ）、ミクロコスモスとマクロコスモスとの類比がここで「はじめて方法として、原理として出現」しており（一九三ページ）、ヘラクレイトスの「心理学《プシヒョロギー》の全体は文体的にも思想的にもまことに巧みな仕方で世界学《コスモロギー》に類比されて」いる（一七九ページ）。彼の心理学は「その窮極的な、神秘にみちた着眼において、宗教的なさまざまの願望を正当化し、哲学的にも最大限に異論の余地のない仕方で具現しているものであり」、ピュタゴラス的オルフィック教的心理学ときわめて密接な関係を示しながら、死後における心の存続と「それと同時に、調和をつかさどる（神々の）正義性の摂理とを、自然学《フュジーク》（物理学）の諸法則から、あるいは普遍的な世界秩序ということから、必然的なものとして証明しよう」（一九二ページ）とする試みを示している。ミレトス学派の哲学者たちが心の問題をまだ示していなかった時に、ヘラクレイトスはただ単にこの問題を見出したというだけにはとどまらず、むしろそれと同時に、彼の世界観の全体がそれによって変化し、世界は「心の対置者（ein Gegenüber）」とみなされるようになり、それとともにまた彼の「自然学からの決定的な離反」と彼の宗教的な基礎的気分とが生じ、これが彼をして「ミクロコスモス〔人間〕とマクロコスモス〔世界〕との間にある諸法則、神秘にみちた諸関係の探究」（二二九ページ）へと駆りたてたのである。

「個別者の不死性についての彼の信念に証しをあたえるような、明確で一義的なヘラクレイトスの言葉」は見当らない、ということに関しては、私もローデ（『プシュケ』第四版、第二巻、一五二ページ）の意見に賛成であるが、それはさておいて、私はラインハルトの論述をヘラクレイトス解釈における大きな進歩であると考えている。われわれにとってことに重要なのは、ἴδιον〔自己的なもの〕に関するヘラクレイトスの見解についてラインハルトが折にふれて記述している個所である。彼はヘラクレイトスの言う「イディオン」を、人間の自己自身および世界についての「誤解(Missverständnis)」であると称している（第一版、二一六ページ）が、このような見方は、ヘラクレイトスが関心をもっていたことは、現在的な表現を用いるならば人間の自己理解という問題なのだ、という知識の地平からのみ生じうるようなものである。この人間の自己理解の問題というのは、われわれが「人間」と称しているところの「もの」が自らを本来的には何であるとして理解すべきなのか、またどういう点で人間というものは自らをすっかり理解しそこなってしまうのか、という古く、そして永久に新しい問題なのである。そして、この問題はまた人間学の根本問題でもある。

ウェルナー・イェーガー（『パイディア』I）の功績に帰せられるべき、最新のヘラクレイトス像において、右に述べた見解は完全に表面化した。イェーガーにおいては、ヘラクレイトスは他の初期思想家たちとくらべて「最初の哲学的人間学者」（二四六ページ）とみなされる。ヘラクレイトスの関心をひいたのは「人間の解釈」（二四八ページ）、それも単に人間の認識についてのみならず人間の存在全体についての人間解釈ということであった。ヘラクレイトスは「限りある者《デア シュテルブリッヒェ》に自己自身への眼を開かせようとする要求」（二四三ページ）をかかげたのである。最古の自然哲学が宗教の問題をまだ表明的にかかげておらず、そのような自然哲学の世界像の中では「人間から離反した存在の側面」が示されていたとはいえ、「世界《コスモス》および世界を支配している正義の女神ディーケー」に関する自然哲学的思想は、オルフィック教という宗教が心と神性との本質親和性への信仰によってめざめさせた「宗教的意識」にとっての「結晶点」を提出するものであった。そしてこの「結晶点」こそ、ヘラクレイトスが「人間を全面的に世界的視野の中に置く」（二四八ページ）ことによって彼の人間解釈を確立した、その突破口になったのである。しかしながらこのオルフィック的心霊宗教は、ヘラクレイトスの心の概念において「いわば一段と高められた」。なぜなら、哲学的な意味での心は「永遠の生をもつ火」と結びつくことによって「神的な叡知を認識し、それを自らの中に抱く」能力を与えられるからである。すでにミレトス派の世界《コスモス》という考えはわれわれの言う意味での自然法則よりもむしろ世界の規範《ノルム》を意味していたのであるが、ヘラクレイトスは「この性格をそれの神的な規定《ノモス》において世界宗教《コスモスレリギオン》にまでたかめ、この世界規範の中で哲学的人間の生の規範を基礎づけた」（同ページ）のである。つまりヘラクレイトスにおいては、人間の自己理解であるところの人間学《アントロポロギー》が世界学《コスモロギー》および神学《テオロギー》の中に自らの基礎と支点とを見出していることがわかる。この点に関してはイェーガーも、ヘラクレイトスの哲学は真に不可分の三個の同心円でもってあらわすことができる、つまり人間学の円の周囲に世界学の円が置かれ、その周囲に神学の円が置かれている、と述べている。換言すれば、「ヘラクレイトスにおいては人間の心《ヘルツ》は情熱的《ライデンシャフトリッヒ》に感じとる、受動的《ライデンド》-能動的《テーティッヒ》な中心部をなしており、ここに世界中のすべての力の放線《ラディウス》が集合している」（二四一ページ）。（ヘラクレイトスの世界《コスモス》の概念からは、のちに述べるように、なんらの形容詞を伴わない場合にも二つの異なった意味方向が認められる。）神的叡知を認識するという人間の心の能力は、ロゴスの力によって与えられている。ロゴスの中には「認識の生に対する生産的関係」が言い表わされており、ロゴスは「新しい知的な生」を与えるものとされ（二四三ページ）、ロゴスによって充たされている者の中に新しい「意識」を、つまり共同性の意識、ξυνόν の意識をよびおこすべきものとされている。「ヘラクレイトスのロゴスに属している社会的共同性を平板に論理学的普遍妥当性の単なる比喩的表現とみなしてしまうことは許されない。」「この共同性は国家倫理学《ポリスエーティック》の識る限りでの最高の善であり、個々人の個別的実存を自らのうちに止揚するものである。」それは「生の全体が自らを見失ってその中へ迷いこむ危険をもった、うつろいやすい個別的恣意の、意識的克服」をさしている（二四四ページ）。ヘラクレイトス的な人間の自己理解に関するウェルナー・イェーガーの見解は、次の文章に要約されている。「ヘラクレイトスの人間は世界《コスモス》の一部であり、そのようなものとして他のすべての部分と同様に全体の法則に従っている。しかし人間は人間特有の精神によって一切生命《アル・レーベン》の永遠の法則を意識的に自らのうちに具現しており、このことによって人間は、神々の法則を生じさせる神意を司どる最高の叡知に関与している。ギリシャ人の自由は彼が自らを構成員としてポリスの全体に、またその法律に参与させていた点において成立している」（二四七ページ）。イェーガーはすでにそれ以前に、イオニア学派の自然哲学一般に関する問題を「いわゆる哲学史の中へ押しこむことによって視野を狭めてしまうという誤ちから」解き放ち、自然哲学が神秘論の精神から生れたものとする観方（ヨエル）に反駁していたのであったが――この点においてはすでにイェーガーよりも前にラインハルトが先鞭をつけていた――、「この人間観の問題に関しても」イェーガーは右に引用したような「政治的」観点に眼を向けることによって、ヘラクレイトスおよびヘラクレイトス的人間の像を単なる哲学史的な伝統から一段と高い次元にひきあげたのである。

「詩と散文とを区別する壁は打破さるべきものであること」、すなわちわれわれの固有の問題領域についていうならば、叙事詩や、アルキロコス以来の抒情詩や、それに倫理学的政治論および宗教論の領域における建設的思考活動に関するソロンの諸詩作などにおいてすでになされていた洞察が、当時なお生成の途上にあった哲学的思索を理解するうえに欠くべからざるものであること（二〇九ページ）をわれわれに教えてくれたのは、まったくギリシャ人の形成行為に関するこの最初の研究の功績にほかならないと思われる。ギリシャ人の特性を形成しているものは、古代東方においてなされた主体的自我の「発見」ではなくて、「人間の普遍的な本質法則の意識化」なのである（一三ページ）。この「人間という理念《イデー》の規範的刻印への」不断の努力は、しかしながら単にギリシャ人の「思考活動」のすべてにおいて示されるのみならず、彼らの「詩的構成」のすべてにおいても示されている（三八四ページ）。ギリシャ人がこのようにして「諸民族の中での〔最高の〕人間造形家《アントロポプラスト》」となり、人間存在の普遍的本質形態と本質法則の発見者となったからには、ギリシャ文明のもった知識は「人間造形《アントロポプラスティック》」一般のいろいろな逸脱、変化、障害、崩壊などにかかわる学問に対して（もちろんそれだけにつきるわけではないけれども）、人間の生体の「造形」についての知識（正常者の解剖学、生理学、生物学）がこの生体の諸障害に関する学問（病態解剖学、病態生理学、病態生物学）に対してもつのと同一の関係に立っていた。

ヘラクレイトスに関する最近の著作に結実している言語学的、哲学史的、文明史的、解釈的な鋭い考察を見るとき――ここで意図的に度外視しているヘラクレイトスの純認識論的な意義についてはさておくとしても――、また特に今しがた述べたばかりの〔イェーガーの〕ヘラクレイトス像が到達しているすぐれた解釈の高さを考えるとき、いったいヘラクレイトスについてまだ「なにか新しいこと」が言えるのであろうか、ヘラクレイトスに関してはいろいろと述べたてるよりはむしろ黙っている方がよいのではないのか、という疑問が生じてくる。しかしこの点に関しては、われわれがさきにヘラクレイトスの言葉について体験したのと同じことが、そのまま繰返して言えるようである。つまり彼の文体についての理論的な分析や批判が、彼の言葉がつねにあらたにわれわれに向かって語りかけてくるということを決して妨げるものではないのと同様に、彼の思想についてのどんな分析や批判も、われわれがわれわれ自身の実存において彼の思想からつねにあらたな呼びかけを感じるということを妨げるものではない。ヘラクレイトスについてまだ論じうるような新しいものは何であるのかという問いは、この呼びかけの中にはっきりと表わされている「要求」の背後に完全に姿をかくしてしまう。この「要求」とは、論議を決して抑圧することなくこれに応じ、呼びかけを単に聞いているだけではなくてこれに答えねばならぬ、しかも呼びかけている人との直接的な交わりにおいてこれに答えねばならぬという要求である。つまり、われわれがヘラクレイトスの言葉を聞きとるとき、彼の言葉に対してわれわれが「生産的な構え」を――その際なにが生産されてくるかというようなこととは無関係に――とらない限り、彼の言葉はわれわれに安らぎを与えてくれない。つねに問い続け、彼をつねにあらたに「語らせる」ようにつとめることにおいてのみ、ほかならぬこの哲学者の実存との接触が実を結びうるのであり、彼の思想の意味とわれわれ自身の存在とが合一することができるのである。

ヘラクレイトスの哲学をあらわしている前述の三つの同心円がその窮極において一致している点、それはそれらのおのおのにあらわされている実存的関心ということである。宗教的、精神的、政治的にまれにみる大きな緊張をはらんだ時代に、また東西の両勢力と両文明が互に所有権を争うその地域に、つまり人間が外面的な安全性はいうにおよばず、その内面的な故郷をももはや失ってしまったという状勢下に世に出たこの哲学は、「あらゆるギリシャの神殿のうち、もっとも埋れたもの」に属していながらも、情熱的な実存的責任性の明確な記録をなしている。この記録を生んだ人物の外面的および内面的な生活歴の発展を描き出そうとするには、彼の生涯についてのわれわれの知識はあまりにも乏しい。とはいえこの廃墟からもわれわれは、この「王者のごとき精神の隠者」の行なった膨大な、そして徹底的な観察、生活経験、そして内面の闘いを推しはかることができる。彼こそは人類の歴史の中へはじめて現にあるということのもつ歴史性についての言葉を、すなわち「私は私自身を求めて来た」（ディールス版、断片一〇一）という言葉を銘記した人なのである。ヘラクレイトスは、哲学的思念にとって「あまりにも明白」である事実の中に、或いはただそれ自体において「理解」されうるような事実の中に、つまり自分自身が現にあるということの中に自らの現存在を探し求めようとした最初の人であった。しかし彼はまた、われわれにとってかくも「明白な」そのつど自分自身が現にあるということ、つまり私自身というものは、われわれがそれを何の苦もなしに見出しうるものと考えているような日常的なありかたにあるのではなくて、それはむしろ悪戦苦闘の末、日常的な視野からは最も遠くにあるものとして探し求められなければならないということにも気づいていた。ヘラクレイトスがはっきりと認識していたように、われわれは自分自身の現にあるということをさしあたりたいていのばあいはそのこととの疎隔において生きているだけでなく、多くの場合にはそれから気を紛らせて生きている。われわれはこのような気を紛らせた状態から、われわれが現にあるということの中における統一性、またわれわれが現にあるということとの統一性を——ということはつまり「われわれ自身」ということを——われわれが生成していくという歴史的な過程の中においてあらためて探し求めなければならない。だからヘラクレイトスが現代の哲学から区別されるとすれば、それは哲学するということ、自己自身を探し求めるということに関してではない。その区別はむしろ、彼がこの目的を神的な叡知と真理というひとつの思弁的に考え出され、教義的に告知された超越的世界への参加および関与という道において見出そうとした点にある。すなわちヘラクレイトスによれば、人間の感性それ自体は洞察をもっていないが、神的な感性はそれをもっている（断片七八）からである。しかしそれにもかかわらず、この神的な洞察への関与ということは決して期せずして人間にころがりこむものではなく、自己自身を探求する過程の中で達成されなくてはならないものであり、またこの自己探究の過程というものは、ヘラクレイトスの場合にも決して世界を横眼で見て通るものではなく、ひたすら世界の中を貫いて通るものであるが故に、この場合にもやはり現存在が歴史的であることに変りない。自分自身を認識するということは、すべての人間に与えられており、またすべての人間はその可能性にあずかって（μέτεστι）いる（断片一一六）のではあるけれども、たいていの人は、たとえそのような考えにぶつかったような場合にも、またたとえそれについて教えられても、その意味をまったく理解しない（断片一七）。こうした神的叡知、こうした ἓν τὸ σοφόν〔唯一なる智〕（断片三二）、すべての個別的なることから区別された（πάντων κεχωρισμένον 断片一〇八）特別な叡知、それに関してなにかを知る（γιγνώσκειν）ためには、まずもってそれを信じる（πίστις, ἀπιστία 断片八六）ことが必要であるようなもの——そのような神的叡知への関与の道について、ヘラクレイトスははじめて特定の概念を導入した。その概念というのは、ギリシャ哲学の中で、ことにプラトンとアリストテレスにおいて、なおきわめて重要な役割を演じるものとして用いられていた、フロネシス（φρονεῖν）の概念である。この言葉はふつう思考《デンケン》と訳されている。しかしヘラクレイトスがこのフロネシスという言葉を σοφία〔叡知〕という言葉と、すなわち、真理を言うことおよび「自然の本性に耳を傾けつつ」自然にのっとって行為することとしての叡知《ソフィア》という言葉と一息に続けて用いている（断片一一二）ことから、ここで言われていることがさしあたり「論理的な」あるいは「論理学の意味における」思考ではありえず、それよりも遙かに複雑なものであることが容易に見てとれる。フロネシスはソフィアと結びつくことによっていわば外に向かい、自己認識との関連を通じていわば内に向かう。なぜなら自分自身を認識するということがすべての人間に与えられている（断片一一六）のと同様に、τὸ φρονεῖν〔考えること〕もやはりすべての人間に与えられているからである（断片一一六および一一三、すなわち「すべての人に共通しているのは τὸ φρονέειν である」）。つまりこのようにしてフロネシス或いはフロネインということが、一方においては真理を言うことおよび「自然《ナトゥーア》の本性」（φύσις すなわち事物の自然的な或いは真実の性質）に耳を傾けること、そしてこの自然の本性にのっとって行為することとしての σοφία と密接につながっており、また他方において自己認識とも密接につながっているものである以上、つまり言いかえればこの概念が真理と「自然の本性」と自然の本性に即した行為との三者への絶えざる「顧慮《ヒンブリック》」における自己の生成《ヴェアデン》を表現するものである以上、われわれはこの言葉を決して思考《デンケン》と訳してはならず（それはフロネシスの特別な一つの意味にすぎない）、これをむしろ Besonnenheit あるいは Besonnensein（思慮的であること、正気であること）と訳さなくてはならない。人間は自らが現にあることから騒々しい仕方で気を紛らせている状態から脱して、真理に向かっての静かな思慮と自然の本性への静かな傾聴と静かな（「思慮的な《ベゾネン》」）行為というありかたへと自己を集中する場合に、フロネシスという「状態」、フロネインというありかたにあるのであって、このような「静かさ」のうちにおいてのみ、自己自身であるということ、つまり「不断に自立的な」自己にもとづいて生きるということが可能なのである。このようなありかたは可能性としてはすべての実存に「含まれて」はいるが、これを実際に求め、選びとっている人間はごく僅かにすぎない。大多数の人は盲目的に気晴しというありかたのうちに陥っており、そこから抜け出すことをしないで、この自己自身にかえったありかたを怠っている。ヘラクレイトスがどういうありかたのうちに、あるいはヘラクレイトス的な言いかたをするならば、どういう生成の仕方のうちに、本来的な、正しい、そして完全な人間存在を、*ἀρετὴ μεγίστη*〔最大の徳〕（断片一一二）を、人間の本来的な規定を見てとっていたのか、という点に関するヘラクレイトスの言葉は疑問の余地のない明白なものである。それは *ἄριστοι*（断片二九）すなわち最上の人々に属するありかたなのであって、これの対極をなすものが多数者、絶対多数者、すなわち *οἱ πολλοί*（断片二、一七、二九）、無数の人々すなわち *οἱ μύριοι*（断片四九）といわれている。

この *οἱ πολλοί* という言葉は、キェルケゴールのいう「大衆（die Menge）」やヤスパースのいう「群衆（die Masse）」、それに見方によってはまた、ハイデガーが存在論的な見地から「ひとであること（das Man-Sein）」、つまりそのつどの現にあるということから「ひと」の中へ、そしてこの「ひと」によって構成されている指示性《ベドイトザームカイト》〔世の中のさまざまな意味関連〕へと気を紛らせていること、というような表現でもって語っている事態に対する、全く適切なギリシャ語の表現である。ヘラクレイトスは、このような大衆がどのようにして現実に存在するのか、そのような大衆にとって重要なものとそうでないものは何であるのか、ということを、飽くことなく種々の言い回しを用いて示している。大衆は何ごとをも理解せず、学ばず、考えず、知らず、記憶していないにもかかわらず、何かを知っているということを勝手に思いこんでいる（断片一、二、五、一七、三四、五一、七八）。大衆は流しの歌手たちの言うことを信じ、群衆を教師としている。なぜなら彼らは、大多数の人は劣悪であってただ若干の少数者のみが善良であるということを知らないからである（断片一〇四）。大衆としての人間は聴くことも語ることもできない（断片一九）。大衆とは「あって無きがごとし」というたとえのぴったりするようなつんぼのごときものである（断片三四）。眼に見えるものの知識に関しても彼らはすっかりだまされてしまっている（断片五六）。一番具合のわるいものはといえば、それは野蛮人の心をもった人々の眼や耳である（断片一〇七）。彼らのありかたの特徴のうち最悪のものは傲慢《ヒュブリス》、すなわちおごりたかぶった不遜な心であって、これを鎮めることは燃えさかっている火事を消すことよりも急務である（断片四三）。しかしこのような大衆の傲慢は昔も今も、なによりもまずそれら大衆の「早計な判断」の中にもっともしばしば、そしてもっともはっきりした形で現われるものであるから、断片四七にみられる「最も重要な事物について早計に判断を下してしまうのはやめよう」という警告は、やはり大衆について述べられているものである。（さらに断片一一〇の「人間にとって、すべての願望が満たされるということは、あまりよいことではなかろう」という言葉の中にも、この傲慢との意味関連を認めることができると思われる。）

大衆の存在にとっての実存的特徴としては、ヘラクレイトスはさらに、子供の実存とか（彼は人間の思考を「子供の遊び」だと呼んでいたという）動物のありかたとか、そのようなありかたにとって重要なもののありかたなどとの比較から、いくつかのものをとり出している。ことに、今日に至るまで、人間の実存の特性をいろいろと指摘するのにあたって、その最も徹底したやりかたのひとつとして動物的な生き方との区別ということが言われていることを考えると、ここで動物という言葉が出てくることはなおさら興味深い。われわれが、人間であるということは生きているということ以上のものである、と言う場合、われわれがこの「以上」という言葉でもって考えていることはなによりもまずつぎのことである。つまり、動物はなんらの問いを持つこともなく、「自明的に」、揺らぐことのない確実性

（「本能の確実さ」）をもって、「自然」の定めてくれた生活圏の中で「動いて」おり、動物が現にあるということはしたがってただ彼のこのような生活空間の中に没入しているということに含まれてしまっているのに対して、人間的実存ということは、この単に現にあるということが人間によって選びとられ、形成され、時にはそれが忘却されたり放棄されたりすることによって、一般にそれが超越されている場合にのみ言えることなのである。人間が何であるか、そして何になるのかということ、人間が何を実現しうるのかということは、決して彼が生命的に現にあるという事実の中には含まれていないで、彼が、この事実に対してかかわりをもちながら、この事実から何を作り出すかということの中に含まれている。「現存在は自らをつねに自らの実存から、つまり自己自身であるか自己自身でないかという自分自身に属する可能性から理解している」（ハイデガー）という存在論的命題の向かうところも、まさにこのこと以外の何ものでもない。人間はたとえ粗野な振舞いや精神病において動物の段階にまで堕落することはあっても、動物になってしまいはしない。粗野な振舞いの場合には、人間はいわば動物以下になるのであって、「すなわち、動物に備っている力と確実さを欠いた、絶望に震憾された存在」（ヤスパース）になってしまうのであるし、精神病の場合にはこれに反して人間は依然として動物以上のものであり、つまり人間であるということの単なる「狂い」であるにすぎない。したがって人間と動物とは、ヘラクレイトスがすでに行なっているように、ただ比較されうるだけなのである。このような比較に際して別のひとつの事柄がたちまち明るみに出てくる。しかしこのことがらも、上に述べたこととさわめて密接な関連をもっている。すなわち、シェーラーが上に引用した講演の中で明快に表現しているとおり、動物は自らの生活空間の内部において、あるひとつの物を他のものよりも好む、たとえばあるひとつの餌を他の餌よりも好むということができるだろうし、またいくつかの行為のうちから、自らの好んだものを得るのにふさわしい行為を選ぶことができるだろう。しかし、動物にとってはある絶対的な価値を、特定の品物とは無関係に、それから切りはなして、価値階級の中でこれよりも下位にある別のひとつの価値自体よりも優先させるということ——たとえば人間が精神的な価値（名誉、気品、神聖、信念）を実用的なものや快楽的なものよりも、時には自らの存在そのものよりも優先させうるように――は不可能である。ところで、われわれはこれらの洞察をヘラクレイトスにすでに見出すことができる。彼の言葉（断片二九）によると、「最上の人（οἱ ἄριστοι）が他のすべてのものに優先して重んじるものがひとつある。つまり彼らはうつろいやすい現世の事物よりも、名声を、永遠なるほまれを求める。これに対して大衆は（οἱ δὲ πολλοί）閑居して牛のごとくに飽食するのみである。」このような動物的なありかたにおいて、大衆は価値と人間存在一般との上下の秩序への洞察を、つまりσοφία〔叡知〕を失い、このような叡知の喪失こそ、〔大衆が動物と類比される〕比較の根拠である。現にあるということが生の欲望を癒すことに尽きているような動物が、どのようにしてそういう洞察をもつことができるのであろうか。動物はみずからの存在をなんの疑いもなく受けとっているのであって、これを選びとったり、忘却したり、拒否したりすることができないのと同様に、動物はまたみずからの存在を、客観的な上下の秩序にもとづく規準に従って選択するなどということも、そもそも不可能である。そしてヘラクレイトスによれば、これらのことは大衆にとっても同じように不可能であるという。大衆は、そのような決断に向かって上昇するよりも、むしろ腹一杯に飽食している方を好むのである。そこでヘラクレイトスが動物界一般に関して述べた「すべて地を這うものは、神の笞で牧場に追われる」（断片一一）という言葉は、大衆についてもそのままあてはまることになる。さらに断片一三にいわれている「汚泥にたわむれる」ということも、多分この種のことを述べているのであろう。また断片四の「もしも幸福というものが肉体的快感にあるのだとすれば、牛が豌豆を見つけて食べているのを幸福だといわねばならぬことになる」という言葉も、この言葉の前半が真にヘラクレイトスの言葉であるかどうかという疑問と、これが「相対説」に属している言葉であるという可能性とを度外視するならば、同じような関連に属するものと考えることができよう。断片九の「ろばは黄金よりも藁屑の方を好む」は動物を比喩に用いたものというよりはむしろ相対説に属する可能性が強いが、これに対して断片九七の「なぜなら犬は見識らぬ者に向かって吠える」は、動物を比喩に用いて、「理性をもたぬ者」のみがいっさいの未知なるものを敵視するということを指摘しようとしているものと考えられる。

大衆のありかたの特徴としてはさらに、彼らが「感情」におぼれ、「恥しらずの」狂乱（μαίνεσθαι）と乱痴気騒ぎ（ληναΐζειν）にうつつを抜かしているということがあげられている。つまり「なぜなら、行列をつくったり猥歌を歌ったりするのがもしディオニュソスのためでないとすれば、それは全く恥しらずな行為である。彼らが狂乱と乱痴気騒ぎを捧げているディオニュソスと、地下幽冥界の王ハーデスとはひとつのものなのだ」（断片一五）。

しかし「大衆として」存在することと、ἀρετὴ μεγίστη〔最大の徳〕として存在することとの間の最も重大な相違は、睡眠中の行為としての夢と、覚醒との相違である。さらにこの相違と密接な関係をもつのは、（自分勝手にきめこんでいる）私的な思慮深さ（ἰδία φρόνησις）と、普遍的なるものへと向けられた思慮深さとの相違であり、この二つの相違点は実際には同一のことをさしている。人間のありかたの両極端、つまり全然思慮に欠けた無知無分別なありかたと、完全に普遍的なものの中に入りこんでいるありかたとの間に、一種の「中間項《ツヴィッシェングリート》」のようなものが幅広くひろがっているということを、ヘラクレイトスは見てとっていた。しかしヘラクレイトスは、この中間項をあたかも量的な性質をもったもののように、つまりいってみれば〔ライプニッツ的に〕、まったく不明晰で不判明な諸表象という仕方で世界を映すことと、完全に明晰で判明な諸表象という仕方で世界を映すこととの間に、モナドが一定の程度に集中したものとして、みなしていたのではない。彼はむしろ——この点でわれわれにとってはヘラクレイトスの思想はライプニッツの思想よりもはるかに近いが——この中間項を質的な、「内容的」な規定によって、すなわち自己的なるもの、ἴδιον の概念によって性格づけている。大衆というものは、かならずしも常に暴飲暴食とか狂乱とか単なる感官知覚とかの状態にあるとはかぎらず、或る種の思考にぶつかる（ἐγκυρεῖν 断片一七）こともありうる。しかし〔そのような場合にも〕大衆は教えられてもなおその意味を理解せず、すでに述べたように、自分ではわかったつもりでいる（断片一七）。だから大衆は、それが ἀρετὴ μεγίστη〔最大の徳〕から見れば単なるひとりよがりにすぎないようなものではあれ、ともかくも意見というようなものをも持っているし、また判断というようなものをも持っている。しかし彼らは「無責任な軽佻さ」（ὕβρις 断片四三）によって重大な物事について早計な判断を下してしまう[1]。最も信用のおける人（ὁ δοκιμώτατος）が知ったり確言したりするものでさえ、結局は単に信じうるもの（それは単なる仮定的な受取り、主観的な意見、あるいは臆断 δόξα の対象としての δοκέοντα であって、もちろんこれとは全く別種の、信頼 πίστις の意味における信《グラウベン》の対象ではない）であるにすぎない。しかしもちろん——とヘラクレイトスは続けている——嘘のこしらえごとをなすものやこれに加担して偽証を行なうものは、結局やはり正義の女神ディーケーに捕えられることとなろう（断片二八）。このような、最もよい場合でせいぜい一定の仮定的な受取りであり、普通は単なるひとりよがりであり、最悪の場合には虚偽であるようなもの、これを表現するためにヘラクレイトスはイディア・フロネシス ἰδία φρόνησις すなわち「自己的洞察（eigene Einsicht）」という言葉を用いているが、彼はその個所においてそのような「自己的洞察」が単なるみかけだけの洞察（Als-ob-Einsicht）であること（「大衆はまるで自分自身の洞察をもっているかのように生きている」、断片二）、つまり今日われわれが好んで用いる言い方をすれば contradictio in adjecto〔形容矛盾〕であることを示している。このような自分自身の洞察をもっていると思いこんでいるひとりよがりは、ヘラクレイトスにとっては大衆に本来的に属している非真理性であり、大衆の根本的な罪過であり、根本悪であり端的に唾棄さるべきものであったし、周知のとおりヘーゲルも（彼の哲学史の中のヘラクレイトスの章を参照）この点において彼に賛意を表している。ヘーゲルもまた、「単なる個体的個別性としての」精神は客観性を失っていると考えて、「精神は個別性において普遍的にあるのではない」と述べている。ヘーゲルはまた、「人びとは通常、自分たちがなにごとかを考えなくてはならない場合、それがなにか特別なことであるに違いないと思いこむものであるが、これは錯覚である」と述べている。ヘーゲルにしてもヘラクレイトスにしても、人間の本来的な或いは真実の生成《ヴェアデン》とは――あるいは同じことになるが、人間が本来的な或いは真実の人間になるという生《ヴェ》成《アデン》とは、個別者としての人間が、普遍の中に、そして普遍のために個別を没頭させるという目標をもって、文明の世界とか国家とか「自然」とかの普遍者と絶えず対決して行くことのうちに認められるものと考えている。ヘーゲルとの意識的な対立の中で形成されて来た近代の「形而上学的範疇」、たとえば真のあるいは本来的な個《デア》別者《アインツェルネ》（キェルケゴール）、現代の実存哲学のいう意味での実存《エクシステンツ》（ヤスパース）、基礎的存在学のいう意味での自己《ゼルプスト》（ハイデガー）などの「範疇」は、ヘラクレイトスやヘーゲルの知らなかったものである。彼らにとって真の自己とは、繰り返して言うけれども、普遍的なものの中に没頭し、かつその中で立ち現われた自己であり、普遍的なものを自らの正常性《ノーマリテート》において実現している人間のことであった。普遍性の中から（すなわち伝達とか相互諒解とかいうことから、一般的には普遍的規範のもとへの従属ということから）自己を取り戻すことを哲学的使命とみなす考え方を、これら二人の哲学者は知ってはいなかったし、知ろうともしなかった。しかし実存哲学一般に対して、またそれが自己存在の理想とみなしている「〔普遍性を〕否定した現存在という私的な独立存在（das private Fürsichsein eines negativen Daseins）」というものに対して、そのような実存哲学というものは人間生活における普遍性の欠如の、事実的な世界喪失の積極的表現なのではないのか、そのような観点にたつならばニヒリズムというものが存在に関する決定的な問題にならざるをえないのではないかという疑問が提出されている以上（Zeitschr. f. deutsche Bildung 一九三二年一二号のレーヴィットの論文を参照）、ヘラクレイトスとの対決は必然的に一切の哲学的思索の、ことに現代における哲学的思索の根本問題である存在と非存在との弁証法に突き当らざるをえない。

私的な、自己的な、したがってつねに早計で無思慮な形式のフロネシスは、そもそもフロネシスというものは真理および世界の自然的本性への冷静で思慮的な観察と傾聴のうちに「成立」している以上、フロネシスのまがいものであるにすぎない。このような私的な偽のフロネシスを、ヘラクレイトスは夢という睡眠中の行為に結びつけ、他方、真実のフロネシスを真の、完全な覚醒に対応させた。彼の言葉のそもそもの最初（断片一）に、彼はこう言っている。「それ以外の人びと（つまり彼の教えを理解せぬ人びと）はもちろんのこと、自分たちが眠っている間に何をしているのかを忘れてしまっているのと同様に、自分たちがめざめている間に何をしているのかについても知ってはいないのだ」（ディールス訳。直訳すれば「それは彼らには隠されたままになっている」）。ヘラクレイトスはそれほどはっきり言おうとしていたわけではなかったのかもしれないが、われわれはここからすでに次のような結論を下してもよいだろう。つまり、これらの人びとはめざめている時にも眠ったり夢をみたりしているのである。彼らは覚醒時においてすら、自分がしていることについての真の知識あるいは意識をもちえないで、すぐにまた忘れてしまうような瞬間的な知識をもちうるだけなのである。また、これのすぐ後に続いている文章（断片二）では、彼は次のように述べている。「したがって共通なものに従うのは義務である。しかるに、ロゴスというものは万人に共通なものであるにもかかわらず、大衆（οἱ πολλοί）はまるで自己自身の見解をもっているかのような（ὡς ἰδίαν ἔχοντες φρόνησιν）生きかたをしている。」この自分で勝手にそれをもっているときめこんでいる自己自身の洞察は眠り（或いは夢）にひとしいものなのであるから、人間に対しては次のような呼びかけがなされることになる――「眠れるもののごとき言動をなすべからず」（断片七三）。その場合ヘラクレイトスにとっては、ギリシャ人一般の、そしてことにヘラクレイトス自身の人間学的思考と世界学的思考との不可分の結合に応じて、眠れるものもやはり活動するもの、世界のもろもろの出来事に共に関与するものとみなされるべきであり（断片七五）、それはことに、人間が睡眠中に陥る特別な世界学的-自然学的-心理学的な「状態」からみて、そうなのである。

しかしながら、覚醒と睡眠との主要な相違は、覚めているひとたちが共通の世界に所属しているのに対して、眠っているひとたちはそのひとりひとりがこの共通の世界に背を向けて、自己自身の世界へと向かっている（断片八九）という点である。この断片でも、私はディールスの翻訳をいますこし原文の口調に近いように修正してみた。ディールスはこの断片の後半をヘラクレイトス自身のものとは考えていないようであるけれども、私の見る限りではこれが彼自身のものであることに疑いはない。このことは、この *ἀποστρέφεσθαι εἰς τὸν ἴδιον κόσμον*〔自己自身の世界に向かう〕という表現がことに意味深長なものであるだけに、いっそうの重要性をおびてくる。その理由はまず、ちょうどこの表現に示されているようなギリシャ語の中動《メディアーレ》形《フォルム》(訳注1)というものが、すでにナートルプも指摘している通り、ギリシャ人をして「反省」ということの、つまり人間の精神を自己自身へとふりむかせるということの発見へと必然的に向かわせたものだったからであるが、しかし、それにもまして重要な理由は、この「から背を向ける」(Abwenden von)と「に向かう」(*Zuwenden zu*)のふたつの表現の中には、睡眠や夢の状態の人格的能動性の側面が強調されている点にある。このことは単に睡眠に関する或る種の新説(クラパレード)に合致するだけではなく、眠れる者、夢みる者の自らの状態に対する「責任性」についての新しい解明でもある。加えてわれわれは、ヘラクレイトスにおいてかくも見事に達成された言語的表現と思考との一致を如実に示す一例を、ほかならぬこの文章に見いだすのである。彼は覚めているひとたち(*τοῖς ἐγρηγορόσιν*)にとってはひとつの共通の世界が成立していると述べているけれども、同様に「眠っているひとたち」(複数形)が自己自身の世界に向かっているとは述べないで、きわめて厳密に「眠っているひとたちのひとりひとり」(単数形、*τῶν κοιμωμένων ἕκαστος*)が自己自身の世界に向かっている、という言い方をしている。だから、普通よくみられるような、ヘラクレイトスによれば眠っているひとたちは「自分たちのための特別な世界をもっている」というような言い方は正確な翻訳ではない。このような言い方ではヘカストス(ひとりひとり)ということも、彼が〔共通の世界から〕背を向けたり〔自己自身の世界へ〕向かったりする能動的な動きもあらわされないからである。しかしまた、ローデ(『プシュケ』第四版、第二巻一四八ページ)のように、これを「時として個々の心は『共通の世界』との生きた関連を失う。たとえば個々の心を自己自身の世界の中へ閉じこめてしまい、半分死んでいるのと同然な眠りや夢の中ではそうである」ということだと説明したりするならば、これはヘラクレイトスのもともとの人間学的な表現法や思考法からすっかり外れてしまうことになる。このような表現を用いれば、ヘラクレイトスの世界学的心理学説の用語を用いて語っていることにはなるであろうけれども、この学説のほかならぬ母胎をなしている人間学的な記述は、見失われてしまう。ところがわれわれ自身にとってなによりも重要なことは、あきらかにこのことなのである。なぜならヘラクレイトスの世界学の「円」については――この円はまた彼の心理学説をも含んでいるが――すでに十分に書きつくされているのだから。

眠れる者としての私がそのつどそれであるところのヘカストス〔ひとりひとり〕の語を翻訳せずにおくということは、ちょっと考えたところでは非常に矛盾しているようにみえるかもしれないけれども、人間をこのようにヘカストスとして言い表わすということの中には、一歩を進めれば「大衆として」の人間存在の特徴づけが含まれているという理由からだけでも、すでに許されないことである。私が眠りや夢の中でひとりひとりの人間（ein Jeder）であり、各人（ein Jedermann）であり、単なるナンバーであるのは、私が共同性における真の存在に関与していないからであり、共同性ということから見ればそもそも実存の埒外にあるからである。しかしこのことは、大衆の中での私の存在にとっても特徴的である。大衆の中でも、私は単なるひとりひとり、単なる各人、ナンバー以外のなにものでもないような個別者であり、「問題外の人」であり、非本来的な「ひと自身《マン・ゼルプスト》」の中に同化してしまって、決して真実には実存しない人なのである。つまり、ヘカストスを大衆（πολλοί）の現象形式のひとつたらしめているものは、唯一の真なるものと考えられる実存からみられた否定的な特徴なのである。夢みるひとりひとり《ヘカストス》としての人間、それはペトロニウスのいう各人《クイスクエ》が自分自身の夢を「自分で作り出す」というのと同様に、人間存在に関する錯覚であり誤解である。（訳注2）それはただ自然主義的な信仰のドグマの中においてのみその実証性を主張しうるような、原子的なナンバー的ありかたなのであって、夢だけではなくなにひとつのものをも「作り出す」ことのできないものである。ほかの論文（『夢と実存』Schweiz. Rundschau 一九三〇年）ですでに指摘しておいたように、この〔覚めている者と眠っている者との」ヘラクレイトスによる区別の精神科医の人間学的課題にとっての重大な意義は、そこでは夢をみるということと覚めているということとが、これとは全くちがった次元においてなされる生理学的睡眠と生理学的覚醒との区別を超えて、純人間学的な領域にまでたかめられているという点にある。夢をみるということと覚めているということが、人間の理念から見た場合に何を意味しているのか、すなわち何であるのか、を確定するということは、それによってはじめて可能となった。そして、精神病の人間学的な考察と記述へと向かう学問的な動きも、この点に出発点を見いだしているのである。

しかしもっとも重要なのは、断片八九の中に、それも上に述べた夢と覚醒の区別との連関において出現しているコスモス（世界）の語である。ラインハルトはすでに、この語がメリソス、パルメニデス、アナクサゴラスなどでは世界とか世界の構造とかの意味をもっていないこと、むしろそれはこの世界のひとつの特定の状態——他のさまざまな「コスモイ」（コスモスの複数）、つまり過ぎ去った諸相とか来るべき諸相などとはちがった——この世界というひとつの相を意味していることを強調している（『パルメニデス』一七四、一七五ページ）。つまりこれらの諸家においては、コスモスの語は決して自立的で物体的な意味をもっていない。このことはまた、ここで問題にしているヘラクレイトスの断片についてもあてはまる。ヘラクレイトスにおいても、コスモスというのは世界の意味ではなくて、分離性《イディオン》あるいは合一性《コイノン》の状態の意味なのである。人間は同時にイディオン（自己的）でもあり、コイノン（共同的）でもある。「しかし人間のイディオン、人間の孤立化、彼の『眠り』、自己自身および世界についての彼の誤った理解、これらもまたそれ自体、全体的共同的なものの一部分であるにすぎない。眠っている人が周囲の世界とかかわりをもつのと同じ仕方で、通常の悟性はあらゆる存在の本質とかかわりをもっているのである」（断片一および二を参照）。

ハイデガーが世界という現象の解釈を意図して世界の概念の歴史を簡潔に展開したとき（『根拠の本質について』フッサール記念論文集、一九二九年、八四、八五ページ。邦訳『根拠の本質』斎藤信治訳、理想社、七七、七八ページ）、彼が手掛りとしたのはこの考え方であった。その箇所でハイデガーは自らの考えを表現して、コスモスとはあれやこれやの身近かに押し寄せてきたりしつこくつきまとったりするような存在それ自身のことではなく、またこれらすべての存在を綜括したもののことでもない。コスモスとは存在者が、しかも全体としていかに（Wie）あるかという、その「状態」の意味であると述べている。〔さらにハイデガーによれば〕ヘラクレイトスの断片八九においては世界は「人間的現存在の事実的な実存が示している二つの根本的な様態に関係づけられている。覚めている時には存在者は、至るところ同じ調子の、平均的には誰にでも近づきうるようなありかた（Wie）において自らを示している。眠っている時には存在者の世界は全くそのつどの現存在にまで孤立化した世界である。」このような〔世界という〕全体としてのありかたは「根本的には、いっさいの個々のありかた一般の限界《グレンツェ》および尺度《マース》としての可能性である」。それはまた「ある仕方で先行的《フォアゲンギッヒ》」であり、さらに「それ自身、人間的現存在と相関的《レラティーフ》である。したがって世界は現存在をも含むあらゆる存在者をひっくるめて包括しているものでありながら、実は人間的現存在に帰属している」。——つまり別の表現を用いれば、世界とは「現存在それ自体がそれへ向かって超越《トランスツェンディーレン》する目標」あるいは「超出《ユーバーシュティーク》がそれに向かっておこなわれる目標」である。世界内存在としてのこの超越の統一的構造の中に、世界は「のために」（Umwillen-von）として属している。したがって超越とは世界投企のことなのであるが、その際決して見失ってはならないことは、「これを投企する者が自らの超出する存在者によってもやはりすでに気分づけられているという仕方で支配しつくされていることである。このような、超越ということに属している『存在者によってとりこまれている』という事態のおかげで、現存在は存在者のうちに地盤を得、『根拠』を獲得しているのである」（同書一〇三ページ、邦訳一一五ページ）。

次にヤスパースは、彼の『哲学』の第一巻で「主観的現存在と客観的現実性」の標題のもとに、ヘラクレイトスの名こそあげてはいないものの、われわれの当面の問題点との明白な関連において、「或る時には私の世界が客観的世界の一部になり、また或る時には客観的世界が私の世界の一側面になるという、つまり一方の世界ともう一方の世界とが交互に他を含みあうという弁証法的な急転回の過程」を詳細に叙述している（六二ページ）。

　これらすべてのことから、世界というものはそもそも――そしてそれはすでにヘラクレイトスのコスモスにみられることであるが――きわめて可動的な、すなわち人間の現存在およびそれのさまざまな根本的様態に相関的であって、したがってそれに全く所属しているところの、そのつど先行的な限界および規範を意味していることがわかる。このことはいっさいの人間学および心理学にとって根本的な意味をもつ洞察である。ひとり精神病のみが、病者のひとりひとりがその中に生活し、それによって「すっかり気分づけられて」いるところの世界、すなわち先行的な限界および規範からして理解されるだけではなく、このことはまた病者であると健康者であるとを問わず、彼らの夢やいっさいの「感情」および一般にいっさいの体験様式についても言えることである。

　ただここで、世界という現象およびそれの現存在相関性についてのこの学説を観念論的とみなしてしまわないように注意しておく必要がある。この学説は観念論と実在論との対立とはまったくなんらの関係をももたない。それはこの対立のかなたにある学説なのである。またこの断片八九から、ヘラクレイトスは外界の現象性という考えを、つまりディルタイがすでに強調したようにギリシャ人のだれひとりとして到達したことのない考えを説いているのだ、という結論をひきだせるというような考えに陥らないようにも気をつけなくてはならない。ヘラクレイトスを近代思想に翻訳してしまわないためには、われわれはいつも次のことを銘記しておかなくてはならない。つまり、彼にとっては自己的なものとはつねに人間存在に関する「誤った理解」を意味するものであり、したがって「自己的な洞察《フロネシス》」という表現がそうであったのと同様に、「自己的な夢の世界」という表現もやはりひとつの形容矛盾を意味している。このふたつの表現はともに本来的な、つまり真実の世界に関してのべられたものではなく、錯誤の世界、みかけの世界に関してのべられているにすぎない。このようなネガティヴな規定はさておいて、夢の世界それ自体の意味するものが何であるかについては、ヘラクレイトスはひとことも述べていない。内界と外界、主観性（すなわち「自己意識」）と客観性、現象性《フェノメナリテート》と実在性《レアリテート》などの区別は、ヘラクレイトスや彼の時代の思想にとってはまだ存在しなかった。これらの区別はまだ、自己的な（すなわち非難さるべき、偽りの、非現実的な）ありかたと共同的な（すなわち規範に則した、真実の、現実的な）ありかたとの、世界学的基礎の上に立脚した社会倫理的区別にすっかりつつみこまれている。「客観的」という概念を現代的な意味で用いるならば、ヘラクレイトスにとってはこれは両方とも、つまり本来的、統一的、均等的なコスモスから分離しているという「状態」すなわち自己的世界《イディオス・コスモス》も、そのような本来的なコスモスに合一している状態すなわち共同的世界《コイノス・コスモス》も、ひとしく「客観的」であった。しかしながらこのことは、この両種のコスモスを人間存在一般のふたつの異なった本質形態とみなし、この両者の人間的規範に照らした本質的差異を発見した彼の名誉をいささかも損なうものではない。

これまでのところわれわれは、ヘラクレイトスの人間学をロゴスに言及することなしに――ヘラクレイトスの哲学を述べるにあたって通常まず第一に挙げられる概念であるロゴスに、またそれを哲学の歴史の中にはじめて導入したことがヘラクレイトスの名をいやが上にも高からしめたところのロゴスに言及することなしに――説明することに成功した。だがいまや、この断片八九にもとづいてわれわれが、この両種のコスモスは決して自立的な、いわば宙にういたようなものではなく、また決して単なる社会倫理的な本質的差異のみを意味するものでもなくて、それは同時に世界学的な規定、すなわち「客観的」で世界的な事象の生起の仕方の相違なのだということを考慮する場合、われわれは遂にロゴスの概念に出会わざるをえない。なぜかといえば、共同的なもの、クシュノンあるいはコイノン、つまり「覚めたる者においてのみ成立している」統一的で均等なコスモスは、「ロゴスの本質的規定」を指示しているからである（イェーガー）。

われわれはさきに、ヘラクレイトスのいう世界《コスモス》を先行的な限界および規範として学んでおいた。この先行的な限界および規範は、ヘラクレイトス自身によっても、そもそも一般にギリシャの思想によっても――ギリシャの思想がいかに徹底して「世界指向的」であったにせよ――アプリオリ的な精神的本質形態としては捉えたり認識されたりしなかった。この同じ事態を別の表現でいいなおしてみれば、これらのギリシャの思想家たちが超越論的な「先験的洞察《アプリオリ・アインジヒト》」について論じたことはなかったのである。このことは単にソクラテス以前の哲学についてだけでなく、一般にカント以前の哲学のすべてについて言える。カント以前においては、人間の精神は永遠で必然的な「超越的」真理を認識することが可能であるものと信じていた。ライプニッツさえもまだ次のように書いている（『単子論《モナドロギー》』二九節）――ひとは自らを「単なる動物から」区別し、「理性と学識の所有」に至るためには、ただこの永遠かつ必然的な超越的真理の中へ参入しさえすればよい、なぜならそのような真理の認識とは、「われわれを自己自身および神の認識へとたかめてくれる」からである、という。このような思想においてライプニッツはちょうどヘラクレイトスとカントの中間に、しかもカントよりもむしろヘラクレイトスに近い位置を占めている。ヘラクレイトスにとっても「永遠かつ必然的な」真理は存在し、ヘラクレイトスもまたこの真理の認識に至る道を飽くことなくさし示すことの中に彼の哲学的課題の本質的な意味を見てとっていたのである。だが彼はこの真理のうちになんらかの「理念《イデー》」を見てとっていたのではない。彼にとって真理とは世界における生起《ゲシェーエン》の法則あるいは規範《ノルム》それ自体であった。この規範を表現したものがロゴスなのである。ところで、このロゴスの認識に至る道についていえば、われわれはこの道をすでに知っている。つまりそれは、事物の本性に耳を傾けたり真理を述べたりする叡知の形式における、また自己認識の形式におけるフロネシス〔洞察〕である。この二つの形式は、繰返していうことになるけれども、決して互に対立するものではなくて、互に相関的にかかわりあっているものなのである。すでに述べたとおり、このフロネシスは万人に共通のものである（断片一一三）。しかしもし、ひとがこの「万人に共通のもの」に、つまり悟性に従おうと欲するならば――ここで

νοῦς（悟性）と ξυνόν（共通なもの）とが等置されているのは、この二つの単語の与格《ダーティーフ》 ξὺν νόῳ および ξυνῷ の発音が似ていることにもとづいた、ヘラクレイトスの得意の言葉の遊びである――つまりひとがアレテ・メギステ〔最大の徳〕に関与しようと欲するならば、「ひとはあたかも都市国家が法によって備えを固めるのと同様に、あるいはさらにそれ以上に強力に、この万人に共通なものによって備えを固める必要がある。人間の法というものは実にこれすべて、神の唯一の法によって養われているのである。なぜなら神の法は自らの欲するままに命令し、あらゆるものにとって十分であり、あらゆるものにたちまさるものであるから」（断片一一四）。ここにわれわれはヘラクレイトス哲学の三つの円のすべてが緊密な統一を、つまりクシュノンあるいはコイノン（共同的なもの）という規範的な統一を形成しているのを見ることができる。そして、この統一がロゴスなのである。人間はフロネインあるいはフロネシス〔洞察〕という「万人にあたえられた」人間学的可能性によってロゴスに関与する。フロネシスとは、世界における生起を司どる「神の」規範と、人間の行為の中におけるその規範の実現とを認識することにほかならない。世界の規範あるいは世界の法則――それはつねに世界のロゴスということでもあるが――への洞察は教えたり学んだりすることのできるものである。ヘラクレイトスは自己自身を探究し、「自然本性」に耳を傾けるということのうちで、この洞察を唯一の正当かつ必然的な洞察として見いだした。彼の哲学が教義的性格をもつのはそのためである。彼は人間を説得してこの洞察に到達させ、人間を教えて唯一の「救済」であるこの洞察へと導こうとした。彼の哲学の預言的性格はこのことに由来する。しかしながらここにいう洞察とはそれ自体どういう洞察であるかというと、それは、いやしくも生起するところのもののすべてを含む世界生起が生起するのはただもろもろの対立のうちにおいてのみであるということ、すなわちそこであい対立しているものの相互の抗争の中からつねに新たに分離して出てくるところの、というよりむしろつねに新たに相互に変換しあうところのもろもろの対立、「永遠に生き」、永遠に変化し、ただこの変化のうちにのみやすらっている世界火《ヴェルトフォイヤー》の表現としてのもろもろの対立のうちにおいてのみであるということの洞察なのである。この世界火があらゆる世界生起の規範あるいは原理を客観的に、実体的に表現したものである以上、それはまたよろずのロゴスおよびそれと共に神の法則の表現でもあることになる。

このような法則に属する真理、それはヘラクレイトスの認めた唯一の真理であった。彼の哲学の中には、プラトン派哲学からライプニッツや現代の超越論哲学に至るまで、それの究明と「宥和」を求める努力の続けられてきたところの永遠の真理と事実的真理の区別とか、合理主義《ラツィオナリスムス》と経験主義《エムピリスムス》の区別はまだみられない。ヘラクレイトスの哲学はまだ真理と現実を区別しておらず、それに応じてまた論理上の矛盾と現実面での対立をも区別していない。すでにヤスパースが彼の『世界観の心理学』の中で述べていることであるが、ヘラクレイトスは論理的矛盾の中にも対極的な関係の中にも、現実の力の相剋の中にも価値の違いの中にも、さらには単なる区別の中にさえ、そこに対立的なものという共通のものを見ていた。彼においては論理学と弁証法、自然哲学、物理学と倫理学などの間にまだ区別がなされていない。上に述べたもろもろの対立のすべてを包括するものとして考えられているのは、感性的経験を超越し、感性的経験を支配してそれを「概念的に」把握可能なものにするようなひとつの機関《インスタンツ》との関係ということだけである。この機関とは、アナクシマンドロスのいうアペイロン（無限定なもの）――それは「西洋哲学のもつ最大の成果のひとつ」（ホェーニクスヴァルト）であるが――の考えを直接に継承したものとして、思索によって得られたもののみを認識として承認するところの機関である。しかしロゴスについてのヘラクレイトスの説の中では、認識が課題となっているだけにはとどまらない。ここにはむしろ、認識はどういう条件をみたすものでなくてはならないかが示されている。つまりその条件とは、対立性の展開および止揚である。しかし個々の対立それ自体が無限定、不確定なものにとどまっている以上、このような学問的認識の発見は決してそのままいろいろな学問を区別するということには至らなかった。このことはヘラクレイトスとプラトン或いはアリストテレスとの対比のうちに、またそれ以上にヘラクレイトスとライプニッツとの対比のうちに明らかに現われている。ライプニッツの学問に対する貢献は、彼が対立性そのものを神の法則から理解しようとしただけでなく、個々の対立をそれぞれに、ひとつの法則の恒常性ということの中で理解し、それと共にこれらの対立を肯定し、克服しようとした点にある。たとえばライプニッツが静止と運動を、この両者を恒常的に綜合している力動的法則性——ライプニッツの力の概念に述べられているような法則性——の規範に則して、たがいに反対方向への極小値として規定していることを考えてみるとよい。周知のとおりライプニッツにとっては、このような自然の生起の恒常性の秩序を限定するような概念において構成されるのが、物理学という独自の学問なのであった。個別的な学問を発見することによって、現存在はそのつど原理的に新しい仕方で自らを「超出」し、そのつど新しい「根拠」を獲得する。つまり人間はそれによってそのつど、ヘラクレイトスの眼にはまだとまらなかった、原理的に新しい世界《コスモス》の中に生きることになる。

ここでふたたび、ヘラクレイトスの世界法則の「永遠なる真理」、つまり彼の生成の説に眼を向けよう。われわれは、ヘラクレイトスの形而上学の主眼点は万物流転の説にはおかれていないのだという認識が、近来ますます地歩を確かめて来たのをはっきりみてとることができる。ラインハルトはヘラクレイトスがそもそも万物流転を説いたということを否定し、ヘラクレイトスの名前ともっとも密接に結びつけられている断片九一（つまり同じ流れの中に二度足を踏み入れることはできないという説）を偽物であるとみなして、これを彼自身の説とは全く異なったヘラクレイトス模倣者の説に属するものと主張している（『パルメニデス』二〇六、二〇七ページ）。これほど極端な立場をとる必要はないにしても、ホェーニクスヴァルトが彼の古代哲学史の中で示しているように、ヘラクレイトスの問題点をはっきりと「万物が流転する中で、とどまるものは何であるか」という形にまとめておくことは必要である。ヘラクレイトスが単に形而上学的、認識論的見地からだけでなく、倫理的、社会的見地からも、絶えず探し求めていたものは、自らを「保持する」ものは何であるかの問題であったということ、このことはイェーガーも彼の著作の中で強調しているし、われわれ自身の上に述べて来たことの中からもはっきりと見てとることができよう。フロネシス〔洞察〕というものは、事物の自然的本性のもとに、自己自身のもとに、真理のもとに、つまり要するにロゴスのもとに安らかに、集中的《ザムメルンド》に（λέγειν〔これには「拾い集める」という意味もある〕を参照）、「静観的に《コンテムプラティーフ》」じっとたちどまることとして把握する以外に理解したり記述したりすることのできないものなのである。このフロネシスの説は、純粋な生成消滅を知っているだけにとどまっているような教説、なにものか（ロゴス）があらゆる個々の対立を越えて、変転の中にうつろわぬ限度あるいは調和としてのほかならぬ規範的尺度あるいは法則を指示していることを認めようとしないような教説の域を踏み出したものでなくてはならない。そして事実ヘラクレイトスは、たがいに対立するものの合一（συμφέρον 断片八）、たがいに反撥するものの結合（παλίντροπος ἁρμονία 断片五一）、異なる各音から成立するハーモニー（断片八）を説き、一者からあらゆる対立が生じ、またあらゆる対立から一者が生じること（断片一〇）、戦いが万物の父であり王である（断片五三）だけでなく、そこからあらゆるものが必然性と結合して人生にはいってくるところの公共的なもの（ξυνόν）でもあること（断片八〇）、さらにもろもろの対立はたがいに一方から他方へと転化したり（μεταπίπτειν 断片八八）、たがいに一方が他方に置きかえられたり（ἀμοιβή 断片九〇）（訳注3）するだけではなく、このような互いに行き来する道はそれ自身同一の道であり、そもそもこれらの対立それ自体が結局同一のもの（ταὐτό 断片八八）であって、それはあたかも円周上では始めと終りが共通である（断片一〇三）のと同様であること、火は変化するのみならず、変化のうちに安らっていること（断片八四）（訳注4）、しかも火は〔いろいろと変化しても〕もともとの分量を保っていること（μετρέεται 断片三一）、また火は尺度に従って燃えるとともに、尺度に従って消えること（断片三〇）などを説いている。万物のこうした本性（φύσις）はえてしてかくされがちであり（断片一二三）、調和とか適合とかハーモニーとかは多くの場合かくれており（断片五四）、したがってとき《ツァイト》とはまるで「石をあちこちと動かして将棋遊びをしている、子供天下の」子供であるかのようであり（断片五二）、この妙なる世界の調和も「めくらめっぽう積みあげられたがらくたの山」であるかのよう（断片一二四）ではあるけれども、しかし「かくされた調和はあらわれた調和よりもすぐれている」（断片五四）のである。

〔この世にあるものが〕ただ生成消滅、変転無常、相剋葛藤のみであるとしたならば、いったい全体、フロネシスというような純粋に「或るもののもとにあること」(Sein-bei-Etwas) がどのようにして可能であろうか？ それ自体無際限で始めも終りもないこの生成の中に、緊張、条理、秩序あるいは調和、尺度、比例あるいは法則、限界づけあるいは規範、つまり要するにロゴスが認められ、それによって人間が世界生起について「その理由を明らかにする」ことができるようでなければ、フロネシスなどということは不可能であろう。ヘラクレイトスのロゴスは、——それのストア学派やヨハネ伝における本筋から離反した継承に拘束されることなく考察しようとするならば——どのように冷静に理解しても冷静すぎることはない。それ故に、シャーデヴァルトが（『ディー・アンティーケ』X巻、一五五ページにおいて）ロゴスという語の語源とヘラクレイトス時代におけるこの語の意味とに基づいて次のような見解を述べているのは、支持してよい所説である。彼によれば「もしヘラクレイトスが世界の法則《おきて》に従って計算を行なったとすれば、彼の帳簿は彼の、つまりヘラクレイトスの計算であると同時に、世界の計算、つまり世界の法則《おきて》そのものでもある」。ロゴスとは「計算しうる」ことの原理であり、世界生起が、生成がそれにもとづいて「計算」される、つまりここでは把握されるようになるところの「ロゴス的」根拠を洞察しうること (Einsehbarkeit) あるいは洞-察 (Ein-Sicht) の原理である。これに対してフロネシスとはこの洞察するということの、洞察そのものの可能性である。しかし、ヘラクレイトスおよび彼の時代の思想にとっては、理性の認識と存在の認識とは、いや理性と存在とがすでにひとつのものであったし、論理的根拠と現実的原因との区別がまだなされていなかったのであるから、この洞察の精神的原理あるいは思考的原理が、それと同時に、いかに精妙で変化に富むとはいえやはりひとつの質料である火でもあったということの中には、ヘラクレイトスにとってはなんらの矛盾も含まれてはいなかった。ロゴスは（現代的な意味での）精神的原理として、また同時に永遠に生きつづける火のような質料として、この世界《コスモス》を、この見渡しが可能で「計算することのできる」世界秩序を表現している。この世界《コスモス》とはすべてのものにとって同一の世界（*κόσμον τόνδε, τὸν αὐτὸν ἁπάντων*）であり、どんな神によってもどんな人によっても創られたものではなく、「永遠に生きつづける火として、尺度に従って燃えるとともに、尺度に従って消えながら」いつもあったし、今もあり、また今後もあるであろうものである（断片三〇）。ロゴスとはすべてのものにとって同一のものとして洞察可能なありかた（Wie）であり、存在を全体としてみたときの「秩序」、つまり生成の秩序であり、万物の同一な生成として、この生成そのものである。フロネシスもまた単に、「野蛮人の心」（感官印象にとらわれている心）には判らないようなロゴスへの精神的洞察であるばかりではなく、ロゴス自体と同じく質料としてもある。つまりそれは世界火の「一部分」、それも殊にきわだった部分なのである。なぜかというと、人間の心というものは一般に――身体が土の状態にあるのとは違って――身体とも世界火とも持続的に成分を交換しあっている火の状態にあるからである。しかも、心は乾いていればいるほど叡知的（フロネイン）であり、それだけすぐれている（断片一一八）。そしてあたかも心と世界、ミクロコスモスとマクロコスモスの間に精神的認識的ならびに質料的な対応が成立しているのと同様に、この両者の間にはまた道徳的正義的な対応も成立している。晩年のニーチェはすでに自らの若かりしころに描いていたヘラクレイトス像から完全に背を向けて、ヘラクレイトスにおいては「もろもろの現象が示す規則性は生成の総体のもつ道徳的正義的な性格にとっての証明と」みなされるべきだということを認めていた（『権力への意志』第二巻、三節〔四一二番〕）。ここでニーチェの念頭にあったのは断片九四、すなわち、太陽といえども自らの尺度をふみ越えないであろう、「さもなくば太陽は正義の女神ディーケーの刑吏をつとめる復讐の女神エリニュエスたちにみつけだされるだろうから」というくだりであったろうと思われる。ディーケーは嘘のこしらえごとをなすものやこれに加担して偽証を行なうものを、ミクロコスモスの倫理の尺度をふみ越えたものとして捕えるすべを心得ているのであるが（上述の断片二八参照）、それと同時にまた、マクロコスモスの倫理の規準をふみ越えたものを捕えるすべをも心得ている。このことから、ヘラクレイトスにおいてはわれわれの用いている意味での自然法則というようなものが語られているのではないことがわかる。彼の場合、「自然法則」は調和をつかさどる司法の手のうちにあり、倫理の神の規範によって律せられるのであって、あたかもアウグスチヌスにおいて自然法則が神の意志に従属していたのと類似している。すでに強調しておいたように、ヘラクレイトスにあっては認識論、心理学、生物学、物理学、形而上学、倫理学、神学などはまだ区別されていない。ひとつの世界像、ひとつの世界解釈が雄大な統一性と透徹性をもって原理的に描かれえたのはそのためであった。彼の世界像がもつ統一性は、ピュタゴラス派の人たちやパルメニデスのそれとは違って（ハイムゾェート『西洋の形而上学の六大主題』第二版、二一ページ参照）、またそれ以後のあらゆるギリシャの思想家たちのそれとも違って、厳密な規則の遵奉の上にたった一元論である点において、すなわち「もろもろの対立を調和させ、抗争を解消させるという仕方でそれらの対立の上位に置かれているのではなくて、むしろこれらの対立の示している緊張そのものの中にあり、その緊張の内部から自らを展開するような」統一性であるという点において、いっそう驚嘆に値するものである。他方、エドゥアルト・フォン・ハルトマンも彼の形而上学史（第I巻一二ページ）のなかで、ヘラクレイトスの立場は現実の多様性を容認した上での一元論であると述べている。「なぜなら無際限の変化可能性の原理は個別者の経験的実在性を超越した普遍的な真理性と現実性をもっているからである。」ハルトマンはそれと同時に、ヘラクレイトスの実在弁証法《レアルディアレクティク》に含まれる形而上学的原理の無差別性《インディフェレンツ》、つまり自然主義的一元論と形而上学的一元論との無差別性（根源的な火と万物を司どる神の精神との同一視）をも指摘している。ところが、ただ一箇所だけこの統一性が破られているようにみえる箇所がある。つまりそれは、ヘラクレイトスがソフォンすなわち（神的な）理性はあらゆるものから区別されたもの（πάντων κεχωρισμένον）である、あるいはラインハルトの翻訳によれば、万物の彼岸にひとつの理性があると述べている箇所（断片一〇八）である。しかし、ここで言われている彼岸性は決して世界の彼岸にある存在の超越性、つまり二元論を再び導入することになるような超越性ではなく、単に人間の認識や理解にとっての超越性にすぎない（断片八六の「神的なもののもつ認識は、ひとがそれを信じないから大部分が理解されなくなってしまう」を参照）。またなんらの洞察をももたない普通の人間にとって、神の国ではすべてが美であり、善であり、正であって、人間だけがあるいくらかのものを正とみなし他のものを不正とみなしているのだ（断片一〇二）ということなど、どうして理解できようか？　また普通の人間にとって、神は昼であるとともに夜であり、冬であるとともに夏であり、戦いであるとともに平和であり、飽食であるとともに飢餓である（断片六七）ことがどうして理解できようか？　このような神、このような理性あるいは智が超越的な存在ではないことは、神がもろもろの対立の彼岸にではなくその中にあるということからしても明らかである。なぜなら神は火のように――香料と混ぜられれば「そこから流れでてくるそれぞれの芳香に従って（のみ）命名される」（断片六七）ところの火のように――姿を変えるからである。これによってヘラクレイトスの世界解釈の一元性が保たれ、神学の円は他の二つの円に無理なく組合わされることになる。この組合わせのもつ一貫性と統一性のために、「往復の道は同一である」という命題は（普通考えられているように、単に物理学的、世界学的な物質交換についてだけではなく）この三つの円の接合についてもあてはまる。すなわち、人間（フロネシス）から世界《コスモス》（存在の総体の秩序）を経て神に至る道も、神――それの法則から他のあらゆる法則が生じてくる（τρέφονται）ところの神――から世界の法則性の秩序を経て人間存在へ、つまり現存在の偶然的刹那的な分散状態の渾沌からミクロコスモスの秩序へと自己自身を集中している人間存在へと至る道も同一だといえるのである。人と神とは「円周」の両端なのであって、そのどちらが始まりでどちらが終りであるかを言うことはできない。「なぜなら円周上では始めと終りが共通である（ξυνόν）から」（断片一〇三）。永遠に生きつづける火というのは中間の世界学の円を表現している。それは決して窮極的な最高の原理ではない。窮極的な最高原理はむしろ――この点で私はラインハルト（『パルメニデス』二〇五ページ）の意見に全く賛成なのであるが――ソフォン（ἓν τὸ σοφόν）である。〔ラインハルトによれば〕『叡知』は火の規定や述語ではない。むしろ逆に火が、いわば世界理性の現象形式、表現手段なのであり、世界理性が物質界に顕現する形式なのである。」哲学者（Philosoph）とは叡知を愛して叡知に向かう人、フロネシスとソフィアの状態において世界秩序の中にあらわれているその法則を眺めやっている人を示す術語である。というのは、「叡知（ἓν τὸ σοφόν）はただ一つの点において成立している。その一つの点とは、ありとあらゆるものをあやつることのできるような理性（γνώμη）を認識することである」（断片四一）。この一つの点、そしてそれのみが叡知であるものが（それがあらゆるものをあやつるものであるが故に）ゼウスと呼ばれることを欲しているか、あるいは（それには一切の人格的なものが欠けている、すなわちそれは原理であるという理由によって――ラインハルト）それはゼウスの名をもって呼ばれることを欲していないか、の問題については、ヘラクレイトスは哲学的な謙虚さをもって一切の独断的結論を避けて、答えを与えていない。「それはそうであることを欲するし、また欲しもしない」（断片三二）。――

文化というものは、古いもろもろの統一をつねに新たに区別、分離し、統一的な世界をますます小さな世界へと細分していくことを業としている。この細分のプロセスは非可逆的である。このようにして細分され瓦解した世界から再び単一の統一的な世界を精神の中に建立しうるような第二のヘラクレイトスは、もはや決して現われないだろう。そのような再統合は、現在においては、数千年の長きにわたって築きあげられてきた学問的真理を回避し、あるいはこれを否定することにもとづいてのみ可能なことであろうからである。哲学者の胸の中がこのような既成の真理をもってしては到底みたされえず、この真理の限界点にこれとは別の、より深い、ただそれのみが実存に意味を与えうるようなひとつの真理を垣間見ていることは間違いないとしても、この意味を言葉に言いあらわしたり、この意味に形を与えて描写したりすることは哲学のなさないところ、なしえないところであろう。――

最後にもういちど、こんどは純粋に人間学的な視野の中で次のような問いをたててみよう。まったく非歴史的な、始めも終りももたぬヘラクレイトスの生成の全体的過程の中で——その中では心というものは、それ自体絶えざる変化、生と死の間での絶えざる往き戻りの動きとして捉えられ、全体的な生成の過程および生成の衝動の中のひとつの儚い波あるいは相であるにすぎないのであるが——このような生成の全体的過程の真只中において、フロネシスとよばれるロゴスの思慮的な分別や認識によってもたらされる知識は、どういう生成の目的に役立ちうるものなのであろうか？　全体が意味方向ももたず目的ももたぬかのようにみえ、またこの全体を司どる者としての神が結局のところ神格化された中性者、不可知の「唯一なる叡智」にすぎないというのに、学習や洞察や認識や知識がいったい何の役に立つというのか？

われわれはシェーラーとともに（前述の講演を参照）、知識がそれに役立つべき生成の最高目的を三つに区別することができる。その第一は世界をわれわれのいだく種々の目的や目標のために実践的に支配し、改造するという目的であって、それに役立つのは支配の知識あるいは行為の知識である。そこには一方においては諸事物の多様な偶然的存在についての知識すなわち博識《ポリマチア》が、他方においては諸事象を法則に則して最高度に前提し支配することについての知識が成立する。このうちはじめの知識は「学識者」を、次の知識は「探究者」を形成する。ヘラクレイトスは、博学多識は分別を教えるものではないということをはっきり語っている（断片四〇）。彼はロゴスおよび哲学《フィロソフォス》の語を人類の精神史の中に導入した最初の人であったが、同時にまた彼は、学識の豊富な状態に対して多識（ポリマチア）という表現をあたえた最初の人でもあった。彼はこのポリマチアに対して、あるいはまた探究それ自体に対しても、それが単なる自己目的に終る場合には、排斥的な姿勢しか示さなかった。彼は哲学者〔知を愛するもの〕がまことに多くの事物に精通していなければならないことを強調しはしたが（断片三五）、そのような哲学者にとっては知識は決して自己目的ではなく、全く別の目的に役立つものなのである。

知識が役立ちうる第二の生成の最高目的は、知識をもつ人格《ペルゾーン》の生成と完全な展開ということであって、これは教養知とよばれる。この教養知は人格構造の、すなわち「世界と世界内のなんらかの偶然の諸事物の直観、思惟、理解、利用、処理などのために、ひとつの様式《シュティール》の統一性へと互いに寄せ集められている、理念的流動的な諸図式《シェーマータ》」の総体の完成に役立てられるものである。ここにいわれている諸図式というのは、「いっさいの偶然的な諸経験に先んじて与えられており、これらの偶然的諸経験を統一的に加工し、これを人格的『世界』の全体の中へと組み込む」働きをもつ。すでに述べたとおり、ヘラクレイトスはこの種の知識をいい表すためにはじめてコスモスという表現を導入した。すなわちそれは、いっさいの知識の先行的規範、いっさいの知識に先んじて与えられる様式《シュティール》の意味である。こうした様式あるいは「図式」の統一性は、ロゴスにおける共通性《コイノニア》という目的から、ロゴスにおける共通のものおよび共同体への志向からして与えられる。したがって、ヘラクレイトスの問題にしていたものが「隣人愛」とか、もろもろの実存相互間の自由な精神的交通とかにもとづいた共同体ではなく、知識における共同体、この知識に従った共同の生活と行為であったことは明らかである。しかしながら、フロネシスにおいて得られる知識は決してこれだけのことにつきるものではない。

知識が役立ちうる第三の生成目的は、「世界の生成と、世界の相有《ゾーザイン》と定有《ダーザイン》との最奥の根拠それ自体の脱時間的生成と」について問題となるものであって、神格のためにある知識あるいは救済の知識である。また、「あらゆる事物のうちにおける絶対的実在者の実在と本質と価値については唯一の知識しかありえず、それは形而上学的知識にほかならない」。この形而上学的知識においてわれわれが求めるのは「諸事物それ自体の最奥の存在と根拠に関与する」ということであり、換言すればそのような関与はこの種の知識においてわれわれにわかち与えられるのである。フロネシスにおいて求められる知識、フロネシスにおいて人間にわかち与えられる知識が、この救済知の諸規定をみたすものであることはいうまでもない。だがシェーラーの見るところによれば、この種の知識に属する規定としてはそれ以外にも、こうした事物の最奥の根拠としては「自己自身およびわれわれの中にあってわれわれを貫いている世界を『知って』おり、その限りにおいておのずと自らの無時間的な生成目的に到達するものである」ということがあげられる。このことはすでにスピノザ、ヘーゲル、エドゥアルト・フォン・ハルトマンなどによって説かれている。この規定はもはやヘラクレイトスの救済知にはあてはまらない。フロネシスに属する知識を通じてロゴスの自己自身との或る種の合一、ロゴスの中に含まれる「緊張」と「根源的対立性」からの救済が達成されるというようなロゴス説の拡張は、われわれ現代人にとってはきわめて自明のように思われるかもしれないが、ヘラクレイトスの思想の中からは見出すことのできないものである。シェーラーが自らの形而上学でもって基礎づけようとしていたことは、もろもろの理念が（世界の根拠である神格的「精神」の第一の属性の成分としての）ロゴスから分化してくるのは（それの第二の属性としての）元来的には精神的に盲目の創造の衝動がもつ方向性をおびた運動によって、この衝動が存在を措定する働きと根源を一にして生じてくるものであること、つまり世界の根拠は世界という過程それ自体のうちで「学ぶ」ということであったが、このような近代的な敷衍は、キリスト教という愛の人格神への信仰を通じて、またこの信仰を思想的に完成させ正当化するという大変な仕事を通じて、さらには否定や克服によってではあれやはりキリスト教との関係を保っている「中立的」哲学思想を通じて、はじめて可能となったものであった。ヘラクレイトスにとって世界という過程はなんの目的もなんの歴史ももたなかったから、彼は世界の根拠がこのような世界過程の中で学ぶというようなことを説きはしなかったけれども、ただ彼は「人間の根拠」が人間生成のうちで自己自身に到来する、すなわちほかならぬ「学ぶ」ということを示したのであった。この学ぶということの中には、自己自身の世界と共通の世界との間におこなわれる対決を通じて人間が生成するという「重大で困難な」過程があらわされている。それは自己的で盲目的な生成と創造の衝動と、「精神的にめざめた」、つまり単に感性のみでは知覚できない、「熟考」においてのみ捉えうるようなロゴスの思慮深い分別との間の葛藤、対立、抗争にかかわっている。

このような葛藤は、単に彼の思想の中に表現されているだけではなく、彼の短い文脈に含まれる力動的緊張やほとんど耳をつんざくばかりの激しい不協和音の中にもあらわれている。これらの短い文章は、哲学的フロネシスの力と「盲目的」情熱の嵐とが互いに対立抗争しているような一人の人間、実に情熱との争いが彼の生の法則であり運命であったような一人の人間――*θυμῶι μάχεσθαι χαλεπόν ὅ τι γὰρ ἂν θέληι ψυχῆς ὠνεῖται*（断片八五）、ディールス訳「心情《テュモス》（Herz）と戦うことはむずかしい。なぜならひとは自らの欲望のすべてを心にかえても買おうとするから」、ラインハルト訳「欲情《テュモス》（Begierde）と戦うことは困難である。なぜなら欲情は自らの欲するところのものを心を代償として得ようとするから」――そのような一人の人間によってのみ、このような言葉でもって表現されたものである。この箇所のテュモスの語を他の学者たちは気性《ムート》（シュライアーマッハー）とか情性《ゲミュート》とか訳している。またプルタークはこの断片を、彼の怒り《ツォルン》についての論文の中に引用している。さらにホーヴァルトはこの断片の一節をきわめて簡潔な言葉でもって「情熱は心を売る」と表現している。この断片についてのラインハルトの論旨（『パルメニデス』第二版、一九六ページ）は、私にはディールスの――あるいはそれ以前にすでにシュライアーマッハー（全集第三巻、第二篇、一二七、一二八ページ）の――この断片の意味を世界学的・物理的学的領域から、すなわち物質交換の説から理解しようとした見解よりも説得力に乏しいように思われる。ディールスによれば、「（ひとが情熱に屈した場合）それは（シュライアーマッハーはまだそんな風に訳しているけれども）生命を犠牲にすることにはならない。しかしそれは心の一部を犠牲にすることになる。なぜなら、それによって神の火は身体にさし向けられた分だけ減少することになるから」である。

われわれがすでに知っているように、この火はヘラクレイトスの世界学にあって心の原理である。すでにローデも「火と心とは相同概念である」と述べている。ただローデは、ヘラクレイトスの物理学的-心理学的な観方というものを巧みに要説しているが（「プシュケ」第II巻）、彼の人間学の円はまだ完全に見逃していた。心は乾いていればいいるほど（つまりそれの火とこの原理が純粋に発揮されていればいるほど）知的であり、それだけすぐれている（断片一一八）という陳述についてはすでに述べた。一方、心は濡れたり湿ったりすればするほど、それだけ知的でなく、役に立たなくなる。すなわち「大人でも酒に酔えば、物を知らない子供に手を引かれる。彼はよろけながら、自分の行くさきもわからない。それは彼の心が湿ったからだ」（断片一一七）。（訳注5）心が水に変ってしまったら、それは心が死んだということである（断片七七、ローデの前掲書第一版、一四九ページを参照）。しかし水にとっては、「土になることが死である。土から水が生じ、水から心が生じる」（断片三六）。心すなわち火は間断なくより低次の元素へと変化していく。この両者間には流動的な移行が生じているが、これはマクロコスモスにおける物理学的な生成消滅の過程にそのまま対応している。すなわち、このマクロコスモスの生成消滅の過程とミクロコスモスのそれとの間には事実的にも不断の物質交換がなされており、それは死が「生きている火の集まりの最後の一つを」襲い、人間が「糞尿よりも先に棄てるべきものである」（断片九六）屍体にすぎなくなってしまうまで、続けられる。情熱あるいは情熱的な欲望が心をその中へ運び入れる激情や熱狂も、酩酊と同様に物質代謝を促進し、心の火の排出（「売却」）を亢進させ、それをより低次の物体的元素に変化させる原因となっているかに思われる。

このような情熱における「自己消費」による生のエネルギーの減少という見解のためにもまた、ヘラクレイトスは現代にまで高くそびえ立っている。しかし彼の場合、情熱におけるこの自己消費は彼の世界学的・心理学的学説の特別な変形であるのに対して、現代においてこの問題が取扱われるのは主として迷信、呪術、神経症、芸術などの領域においてである。バルザックはいくつかの小説の中で、ことに見事なのは『鮫革』の中で（革切れが情熱的欲望に屈するたびに小さくなるという話）、このモティーフにすばらしい表現を与えているし、バルザック学者であるエルンスト・ローバート・クルティウスは、ヘラクレイトスにまではさかのぼってはいないものの、ルネサンスから現代に至るまでの精神史におけるこのモティーフの発展をあとづけている（彼のバルザック研究書の中の「呪術とエネルギー」の章を参照)。

ところでヘラクレイトスにおけるこの自己消費の「調節」、制御、管理、抑圧をおこなうものは、どういう名称でよばれているか？　疑いもなくそれはフロネシスおよび同時にロゴスの名称であり、それはすなわち教養知および救済知にみちびく学習ということなのである。しばしば引用されながらよく理解されていない断片一一五の「心には自己自身を増大させるロゴスが備わっている」および断片四五の「汝は心の境界を、どのような途をたどろうとも、見出しえないだろう。心のロゴスはそれほどまでに深いのだ」の理解に近づく道も、ただこの意味連関にあると思われる。心のロゴスが自己自身を増進させるということも、それが底知れず深いということも、一方においてはその絶えず新たに押寄せてくる生成の衝動、欲望の衝動、自己消費の衝動に、つまり心の火のつねに新たな燃焼によるものであり、また他方においてはこの自己消費、自己憔悴とたたかい、これを制御し「抑止する」フロネシスの原理の、したがってまたこの決して果てることなく完結することのない内的な葛藤のためなのである。この内的葛藤こそ、心のロゴスが、もろもろの対立を解消するのではなくてむしろそれらの間の緊張それ自体の中に生きている統一として、つねに新たな深みと充実をもってそこから現われ出うる唯一の源である。したがって自己自身を増進させ、自己の果しなき活力と力量とをひたすら肯定しつつ消費しつづける「権力への意志」も、同様に自己自身をたかめつつ、自己の思慮と洞察とをひたすら「培いつづける」教養と救済への意志も、ともにヘラクレイトスのいうロゴスの全体ではないであろう。人間がその段階において「はじめて真に生へのあゆみを踏み出し、自らの活動と自らの定めとを予感する」(ヘルダーリン)ところの、真の人間化《フマニジールング》や教養は、人間が「生の無限性の全体」を彼の思考の中に受け入れるときにはじめて開始されるのである。通常行なわれているようにこれらの断片の意味を認識論の領域のみに、また間断なく終りない流動の中にある、対立者の同一と自我の同一との相関関係のみに限局してしまうならば(上述のミッシュの著作一〇四ページおよび断片四九aを参照)、そこでは確かに本質的なにものかが見られているであろうけれども、ヘラクレイトスの眼の中にあったのはつねに人間の全体、身体をもち生命をもったままの人間であるということ、また認識論的な問題というものはすべて人間の世界および自己自身との（ヘラクレイトス風に言うならば共通的世界《コイノス・コスモス》および自己的《イディオス・》世界《コスモス》との）対決という「無限の」過程から切り取られた一断面であるにすぎないことが忘れられている。

他方、フロネシスすなわちロゴスの思慮的分別に属している「抑止的」、固定的な、「生を掘り下げる」作用をもつ契機についてみるならば、ヘラクレイトスの学説のこの側面もまた、近代において「継承」されている。われわれがいま、人間は θυμῷ μάχεσθαι〔情熱との闘争〕において世界学的・心理学的な生起の流れを停止させ、この生起をなんらかの仕方で「抑止」しようとするということを考えてみるとき、人間はこの闘争によって、またこの闘争の中で「時間性」の新しい形式へ、より正しく言うならば時熟（Zeitigung）の新しい形式へと参入するのだということが見てとれる。この新しい形式は世界の時間性とは違った人間の時間性、人間学的時間形成の曙光にほかならず、それは人間特有の歴史性を時熟させるものである。だから、人間的実存の歴史性の諸形式をわれわれの眼前に余すところなく開示してくれた最初の哲学者が、はっきりとヘラクレイトスを引合いに出していることはきわめて興味深い。この哲学者はみずからヘラクレイトスの弟子と称し、「ひたすらに先に進もうとする欲動において、結局のところヘラクレイトスの遺棄したものに還り来たった」のである。彼の還り来たったもの、それはすなわちエレア学派の学説であった。あるいは、より正しく言うならば、彼は「エレア学派とヘラクレイトスとの相違を理解するための鍵」を見出したと考えたのであった。彼はこの鍵を反復《ヴィーダーホールング》という「形而上学的範疇」の中に、すなわち「既にあった現存在を現にある現存在の中へと」再びとり込むこと（Wieder-Holung）およびそれを現存在の中で生きたまま確保することの中に見出したと考えたのである。この哲学者とは、ほかならぬキェルケゴールであった（『おそれとおののき』のエピローグ、および『反復』、全集第三巻、一三七ページ参照）。そしてここに、現代のわれわれがなおなまなましく体験している哲学史の一転機がみとめられる。――

実存哲学の初頭にみられる忍従的で「陰鬱な」実存のパトスと、ヘラクレイトスのフロネシスのパトスとは無関係ではない。ヘラクレイトスのいう教養知と救済知のパトスとは、窮極的に自己自身のみに依存しているような、またこの自ら選びとった自己依存のうちで世界秩序の会得と世界の中に現われ出ている神的な唯一の叡知とにのみ支えを見出しているような人間のもつ知識であった。このような人は、そうした自己依存、そうした「自己意識」にもとづいて、大衆の中へと——彼の足許でひがなひぐらし騒々しくさわぎたて、軽挙妄動に走り、享楽に耽り、無節制に欲望を満たし、彼の言に耳をかさず、彼の教えを理解しない、そんな大衆の中へと、知識ある預言者として降り立ったのである。「なぜなら（世界の）時間性は決して精神の要素ではなく、また精神の要素となることもないだろうから。それはむしろ或る意味では精神の苦悩なのだ」（キェルケゴール）。

こうした苦悩の中におけるヘラクレイトスの自己主張の偉大さは、いまわれわれがこの男性的に成長した気高い自己主張の形式と、それの若い形式とを比較してみるとき、はじめて余すところなく知ることができる。そのような自己主張の若い形式とは、時間性の苦悩、世界の苦悩をこの上なく深刻に苦悩し通し、それにもかかわらず誰にもまして精神が ἓν καὶ πᾶν〔一にして全〕であることを肯定した、かの若きヘルダーリンの中に、比類なき純粋さをもって現われているものである。彼はこの上なくヘラクレイトス的に存在の不調和を見てとり、感じとり、「生」の神的な統一性と調和とを回復するために、彼自身の実存の破滅を賭してまで努力したのであった。しかし、ギリシャにおけるあの知識における教養と救済という原理に対して、若きヘルダーリンにあっては（若き日のヘーゲルと同様）キリスト教的な愛の原理が向かいあっている。「世界の不協和はまるで愛する者たちのいさかいのようなものだ。争いのさなかに和睦があり、別れているものはすべて再会する。」ここではほかならぬ対立のうちに愛が現われ、対立の中で愛が自らを主張しているのであるが、ヘラクレイトスのロゴスもこれと同様に対立のうちにのみ現われ、対立の中で自己を主張するものなのである。

従来、ギリシャ思想の「採点」にあたっては歴史性の問題で減点が行なわれるのがつねであったけれども、上に述べた比較からみて、このような見解が誤っていることは明らかであろう。ヘラクレイトスにおいては世界過程それ自体としては歴史をもっていないけれども、そこでは人間が歴史性の課題をもっていて、この課題を実現したりそれに違反したりするのである。愛が——人の愛にせよ神の愛にせよ——恩寵の賜であって、教えたり学んだりすることができないのに対して、ロゴスにおける洞察は人間の「自由に任されて」おり、人間はこの洞察に関しては自らの自由の前に、ということはつまり自らの存在の歴史性の前に立たされている。「学ぶ」ということは人間生成の史的過程であって、この点に関してはソクラテスもプラトンも、ヘラクレイトスの残した遺産の単なる継承者にすぎなかった(ただし彼らはヘラクレイトスほど教養的でも預言者的でもなく、また知識を固定するよりもむしろ「解放する」という、さらに教えることを通じても共に学ぶという態度をもった)。ヘラクレイトスが人間に対して学習の成果あるいは報償についての希望を与えているか否かという問題については、すでに述べたように、そのどちらともはっきりは決めかねる。しかしわれわれには、そのような報償は彼の認識や知識に関する英雄的楽観論とはまさに相容れぬものである故に、その答えはどちらかといえば否定的であるように思われる。いずれにしてもここには——ギリシャ思想の全般を通じて言えることだが——人間が自らの歴史的宿命を神の意図として捉えるというような信仰については、ひとことも語られていない。ヘラクレイトスのいう非人格的な神的叡知は世界に関しても人間に関しても、なんらの意図をもたず、なんらの意図をも考えないものだからである。したがってわれわれには、ヘラクレイトスが人間に対する十分な「報償」として考えていたものは、自らの自由の行使ということ、すなわち自らの生活領域、自らの世界《コスモス》のために自由に選びとられた自らの存在のロゴスを増進させるということだったのだと思われる。彼は人間を自ら存在のロゴスの底知れぬ深みと「無量の《インメンス》」広がりの前に立たせたのであり、このことは彼の後にはただひとりアウグスチヌスのみが――その無底《プロフンダ》・無量《インメンザ》・無限《インフィニタ》の「記憶の殿堂《アウラ・メモリアエ》」においてヘラクレイトスのロゴスの炬火をいま一度燃えあがらせたアウグスチヌスのみが、なしえたことであった。

（1）　この「早計に判断を下す」というのは断片四七の *συμβάλλεσθαι* の訳である。この語は本来、なにか或るものと思いがけずばったりとぶつかること、突然になにか或るものに直面したり、陥ったり、それを言い当てたりすることであって、なにか或るものに冷静に、慎重に、思慮深く接近したり、耳を傾けたり、眺めやったり、思いを寄せたりすることとは反対の態度を意味している。ディールスが「早計に判断を下す」という巧妙な訳語をあてはめているこの *συμβάλλεσθαι* という語の中に、われわれは「大衆として」現にあるということに属する時間性と、その中に基礎づけられた歴史性とへの指示を読みとることができる。しかしこのような指示はなによりもまず、ギリシャ語一般のもつ鋭利さをはっきりと示すに足るものである。*συμβάλλεσθαι* という表現は、その元来の語義からいうと、精神医学の術語である同調性《ジュントーン》（ブロイラー）および同期性《ジュンクローン》（E・ミンコフスキー）という表現にぴったりとあてはまるギリシャ語なのであって、これはある種の性格類型や病型が環境とすばやく共調し、共鳴し、共感を見いだすという現象をいいあらわしている。

（訳注1）　中動形は、能動形と変動形との中間的な機能をもち、「自分のために……する」、「自分を……する」「互に……する」といった、ドイツ語の再帰動詞に似た意味に用いる。

（訳注2）　このペトロニウスの考えについては本書第三章『夢と実存』一一八ページ参照。

（訳注3）　原書には断片九六とあるがこれは明らかに誤りで、断片九〇が正しい。

（訳注4）　この文章の前半「火は変化する」は断片三一であり、断片八四（正確には八四a）には火のことは語られておらず、ただ「変化のうちに安らう」と書かれているだけである。

（訳注5）　原著には断片一〇七とあるが、一一七の誤りである。

精神療法について(1)
(精神療法の効果の可能性と事実性)

わたくしが若いスイスの医学生たちに「精神療法についての講演にまずなにを期待するか」とたずねたとき、かれらはほとんどためらうことなく、精神療法はいったいどんな風に利くのかという点の解明がほしい、と答えました。ここにおいでの皆さん方の多くも、おたがい同士でこうした問題を出し合っていられたでしょうし、またこの問題への一つの答えを期待しておられるのではないかと思います。若い医学生が、手や機械や薬物、あるいは光や空気や水、さらには電気や熱や冷却といった手段を用いずに、むしろひとの話し合い、ことば、そのほかひとひととのふれ合いと「働きかけ」を介してのあらゆる「手段」〔媒介〕でもって効果を求めてゆく医師の仕事を聞くと、たしかにこれは、その医学生にとってまったく新しい事柄を意味するでしょう。

ところで皆さんが「精神療法はいったいどんな風に利くのか」という問いに、個々の精神療法の学派の独断的理論がとなえている意味でのたんなるスローガンや、その場かぎりの説明ではなく、むしろ事柄そのものから何かを知りたいと思っていらっしゃるのでしたら、わたくしは、皆さんに前もってつぎのことをお考えいただきたいと思います。つまりわたくしたちが学問的な事柄についてたがいに了解し合えるのは、その事柄をいい表わし、記述していくための言葉や述べ方の意味を、わたくしたちが十分に規定し、明らかにし、その意味のおよぶ範囲を検討することによってのみ可能であるということです。そこでわたくしは皆さんに、つぎのこともお願いしておきたいと思います。つまりわたくしの説明を、概念的なせんさくとして受けとるのではなく、むしろ、わたくしたちの主題が問題としているところの事柄そのものに皆さんを直面させ、できるだけ生き生きと、皆さんのこころの眼にこの事柄が現われてくるように、という試みとして理解していただきたいと思うのです。

精神療法という言葉は、精神医学の専門用語です。そしてあらゆる学問の専門用語がそうであるように、この言葉も、そのきまった語形と意味を、特定の、ここでは精神医学的臨床的な知識と実践の目的から生じてきた概念的内容、すなわち一定の存在領域から選びとられた内容に負うているのです。さていまここで問題となる存在領域とは、人間関係的、もっと正確には共同人間的ないし共同世界的存在の領域なのです。どのような形の医学的精神療法においても、二人の人間がたがいに向い合っており、二人の人間がなんらかの仕方で「たがいにさし向けられて」おり、二人はなんらかの仕方で「たがいにかかわり合って」います。ところで精神療法（Psychotherapie）という表現のうちには、こうした人間関係的ないしは共同人間的関係が、つぎのような三重の点で単純化され「還元」されています。まず第一に、相互関係の一方の相手であるところの病んでいる人間ではなくして、科学的な抽象物である「こころ」（die Psyche）だけが、精神療法という言葉のなかにいい表わされており、これに対してもう一方の相手である医師は θεραπεία〔テラペイア＝奉仕、看護〕という共同人間的はたらきの背後に姿を消してしまっています。第二に、精神療法という言葉のなかには、治療的はたらきの主体である医師から患者のこころへというこの一方向的関係だけがいいあらわされており、逆に患者から医師へと向かう関係が述べられていません。最後に第三に、医師と患者とのかかわり合いは、ここでは決して共同人間的関係としてではなく、事柄への奉仕としてのべられています。というのは、医学ないし精神医学でいうこころ《プシケー》は、決して共同人間＝ひと《ペルゾーン》を意味しているわけではなく、心理学的主体でさえもなく、むしろ「こころを付与された」対象、こころを付与された有機体、心的機能単位、あるいは心的生命機能の総体といったものを意味しているのです。これに対して、医学的な意味での θεραπεια は、この言葉がひろく人間以外の有機体、すなわち動物や植物にも拡大して適用されうるように、世話、看護、いたわり、治療を意味しています。要するにこの言葉は、世話する対象に対する看護とか奉仕を意味しているわけです。ですから医学的精神療法とは、文字通りに翻訳すると、共同人間の（心的生命機能の総体と考えられているところの）こころへの医師の奉仕であるといえます。ところで精神療法をこのように限局して解釈し、これを言葉通りにとって、共同人間的存在の意味を「一方的な」医学的精神医学的奉仕の意味へ還元して考えるならば、「精神療法がいったいどんな風に利くのか」という問題について決して了解や納得は得られないでしょう。というのは、医学的精神療法は、身体医学もそうですが、決して新しい力を創り出すのではなく、むしろ身体医学がただ単に、無機的ならびに有機的宇宙あるいはコスモスのなかで支配的な諸力を分離し、集中させ、方向づけることができるのと同じく、精神療法もまたたんに共同人間的存在、すなわち人間の共同相互存在および対相互存在（menschliches Mit- und Füreinandersein）のコスモスのなかで支配的な「諸力」を分離し、集中させ、方向づけることができるだけだからです。ここでこの二つの存在領域が等しく根源的であり、等しく「原本的な力」であることを、あらかじめ留意しておいていただきたいと思います。さてわたくしたちは、医学のいずれの部門においても、この二つの原本的な力にかかわっており、これにたち戻るべきでありますが、またそれ以上のこともできません。というのは、これらの力がまさに世界全体のなかで、別個にそれぞれ、あるいはたがいに関係し合って、どんな意味をもっているか、といった事柄はすべて、すでに医学の問題ではないからです。かつてヒポクラテスは、医師の英知の最後的な結論として、「医師たちは、医術のなかに超自然的な力が含まれていないがゆえに、神々の前で首をたれる」と述べております。

もう皆さんは多分お気づきでしょうが、「精神療法はいったいどんな風に利くのか」という一見ひどく明確な問いは、根本において二義的なのです。つまりこの問いは、一方では、精神療法が利くということが、そもそもどのようにして可能なのか、という問いを意味しています。これはたしかに、さきの若い学生がわたくしに問うたときの主なる関心事でした。しかしはじめの問いは、他方では、精神療法は実際上どういった仕方で利きうるのかという問い、別な言葉でいうと「精神療法家は、具体的な症例において、どんな風に精神療法の効果をねらうのか」という問いをも意味しています。ここで容易に窺えるように、この問いは同時に精神療法の限界への問いをも含んでいるわけですが、いまは詳しくたちいらないことにします。というのは、この問いへの答えは、さきの二つの問いに答えることから、おのずから出てくるからです。いうまでもなくたがいに密接に関連しあっていて、窮極的にはこの関連においてのみ答えうるこれらの問いのうち、第一の問いに対して、すでに皆さんはわたくしから一つの答えを受けとられました。つまり、一般に精神療法が効を奏するということは、世の中でいつ、どこでもみられる人間から人間への働きかけという人生の営みの一断面を精神療法が表現しているからこそ、可能なのです。この場合、この精神療法が暗示的催眠的であろうと、説得的覚醒的であろうと、あるいは純粋に交通的実存的働きかけであろうと、同じく人間から人間への働きかけであることには変りありません。(いま交通的実存的という場合、わたくしたちは、ヤスパース、マルチン・ブーバー、レーヴィット〔『共同人間の役割における個人』〕、グリーゼバッハらとともに、純粋に人間的な、したがってなんらかの課題とか奉仕によって「複雑化され」そして「障害され」ていない〔共同相互存在および対相互存在〕という風にこれを理解するわけですが、これこそまた真の友情、愛情、権威、あるいは信頼の関係の基礎によこたわるものです。)ですから精神療法の可能性は、皆さんがどこかでお聞きになったように、秘密や秘儀、あるいはなにか新しいもの、つねならざるものに拠っているのではなく、むしろ世界内存在(ハイデガー)としての人間存在の構造の根本特徴に、つまりまさしく共同相互存在および対相互存在に拠っているのです。こうした根本特徴が人間存在の構造のなかで「保たれ」つづけているかぎりにおいて、精神療法が可能なのです。皆さんがかりにも、世界内存在のこの領域の内部で「効果の可能性」を問われる場合、この効果の可能性が皆さんにとってきわめて縁遠い、未知の事柄であるからではなく、むしろこれが皆さんにとって実存的に、つまり皆さんの現存在ないし実存の根本特徴として、身近かな親しい事柄であるからこそ、こうした問いが出されうるわけです。というのは、われわれにとって実存的にもっとも身近かな事柄、すなわちわれわれ自身および共同人間へのわれわれの関係は、かえって理論的にはおしまいになって初めて、われわれの視野にはいってくるからです。つまり理論的な直観とか、理論的な探究は、距離や間隔を必要とし、またわれわれの「散乱した」「不安定な」日常的存在を超えた堅固な「安定した」まなこを必要とするのです。

さてわたくしたちはつぎに、さきの第二の問いの意味、すなわち「精神療法はどんな風に実際に利くのか」という問い、あるいは「医学的精神療法家は個々の症例においてどんな風に精神療法的働きかけを果していくのか」というわれわれの問いの第二の意味に眼をむけるとき、わたくしたちは、こうした問いに答えるためにまず、医師であることが共同人間であることを制限するという事実、およびその程度、また、そのことが医師であることにある新しいものを「つけ加える」こと、およびその程度を問題にとりあげなければなりません。この新しいものは、皆さんもすでにご存知のように、共同相互存在そのものから出てくるのではなく、むしろ「事実的」な医学的課題への医師の奉仕から、つまり医学的心理学の知識ならびにこの知識にもとづく処置からはじめて出てくるものなのです。共同人間であることと、この新しいもの、つまり医師であることという二つの領域は、しかしながら相前後し、あるいは並存し、あるいはたがいに対立するといった関係において成立しているのではなく、「弁証法的な」相互関係において成立しています。一方では、あらゆる精神療法の本来的基盤なのですが、共同相互存在および対相互存在のなかで事実的（生活史的）にかかわりをもつということ、他方では、「有機体」のもつさまざまの生物学的、心理学的生命機能としての「こころ」を知りそして支配するということ、この二つの行為の弁証法こそ、じつは、個々の臨床的医学的精神療法、およびこれについての科学的陳述すべてを支配しているのです。実存における交通、および生物学的心理学的「諸力」を開放し支配するための処置という二つの営みこそ、医学的精神療法の弁証法の両極であり、したがってこの二つのいずれの一つだけでも精神療法にはなりえないし、またどちらの極も、他の極をきわだたせるためにみずから退くことはできないのです。つまり医学的精神療法家として、わたくしは「ただたんに」患者の友人や恋人ではありえないし――純粋に実存的な関係の場合ならば、そういうこともあるでしょうが――、しかもわたくしは反面、事柄に仕えることだけに没頭するわけにもいかないのです。よき精神療法家はつねに、マルチン・ブーバーのすぐれた表現を用いるならば、さきの弁証法的関係のなかで支配的な対位法（Kontrapunktik）を正しく洞察し、医術をつくしてこれを行ないうるものなのであります。

ありふれた一例をとりあげてみましょう。これだけで、いままでに申し上げてきたことが十分に明らかにされ、またこれに続く考察の準備にもなると思うからです。わたくしは、一人の少女のところに呼ばれました。彼女は、もう二年も前から、月経周期ごとに数時間から数日間、具合がわるい状態がやってくるために、わたくし自身が精神分析を行ないはじめたばかりの患者でした。わたくしが呼ばれたときの状態の概略を申しますと、短い規則的な間隔で、大きなしゃっくりの音がでるようになり、加えて呼吸筋全体、とくに横隔膜、それに胸鎖乳様筋、さらには右側の濶頸筋から輪匝筋までの顔面神経支配下の筋肉が、律動的に攣縮するようになりました。このとき感覚はまったく異常ありませんが、自分自身の身体に対する感じがなくなります。この体験は、あとで言うように、つねに「からだの感じ」あるいはからだの意識一般のひどい障害を示す重要な症状です。患者は、こうした状態をいくぶん殉教者的おももちで眺めるのですが、根本には多くのヒステリー患者のしめす belle indifférence〔うるわしき無関心〕[訳注1] の態度もみられました。この状態に対して、いままでほかの医師たちは、さまざまなことを試みてきました。すなわち催眠療法、訓練療法、奇襲や驚愕、それに感応電気療法などです。だがこれらの治療はすべて失敗でした。そこでつぎには、患者を楽にしてやり、さらにはしばしばほえるようなしゃっくりの音のために毎晩ねむれないまわりの人たちを助けるために、思い切ってエーテルとクロロフォルムを、かるく麻酔するていどに内服させるということもおこなわれました。それでもやはりその発作は月経の間に、あるいはその他の時期においては青天のへきれきのように患者を襲うのでした。軽度の首筋の痛みが、ただ一つの前駆症状でした。患者との感情的疏通がうまくいったにもかかわらず、なんらかの影響をこの状態像に及ぼすことは、わたくしにもできず、一時間のちに、すでに用意されていたクロロフォルムの瓶から、残りの量を服用する承諾を与えるよりほかありませんでした。同様の発作は、その日にもう一度、その翌日にもくりかえして、しかもいつも一時間半ぐらいのあいだおこり、二日ばかりおいてまた一回おこるという具合でした。ごく最近になってやっと入院治療が始められることになりました。だがこのとき、病気の原因になっていた生活史的動機は、医師にも患者にも、まだ見いだされ、了解されていませんでした。当然のことながら、医師はむずかしい状況に立たされました。「疾患」が、つまりともかくもノイローゼの場合には、「患者」が主導権をとって、医師を受動的傍観者とたんなる麻酔家の役割へと限定してしまうのを許すべきか（それまではいつもこうだったのですが）、あるいは医師が精神療法家として「働きかける」べきか、つまり共同人間でありしかも医師であるという自らの役割をになって登場し、またこの役割を実際にもひきうけうるだけの状況にあるべきであるか、この点が問題なのです。つまりいま医師がなお一、二度、譲歩すれば、精神分析的治療をも含めて、全治療経過は（悪い方向へと）決定づけられてしまうでしょうし、といって、医師がむりな精神療法的処置を敢行し、それが失敗したときには、やはり全治療の結果が思わしくなくなるでしょう。またこうした理由から、フロイトは以前から、分析治療中の積極的処置を戒めていたわけです。催眠療法について申しますと、だいたいわたくしはこれの反対論者なのですが、これを別にしても、いままでにこの患者に行なって失敗してきていることからして、この催眠療法にたいした期待をかけることもできませんでした。そうかといって、たったいま申し上げたように、生活史や現症歴が順を追って明らかにされていくのを待っているだけの余裕もなかったのです。むしろこのときは、フロイトの警告にもかかわらず、積極的な治療が必要でした。つまりこのような状況は、精神療法的状況の要請が、大家（フロイト）の理論的指示よりも、より強力であるということの一例であり、こうした場合に決定権をもつべき事柄は、皆さん方の決断と成功への確信であって、理論ではありません。わたくしはいまも想い出します。あのとき突然にわたくしの脳裏に、一つの着想、こういってよければ霊感がひらめきました。わたくしは、ベッドにねている患者のところへそっと歩み寄って、右手の指で患者の首をつかみ、その気管をつよく圧迫しました。患者は呼吸困難におちいり、しめつけられるのを防ごうとし、わたくしが一瞬、圧力をゆるめたとき、つよい嚥下作用をしました。こうしてしゃっくり運動は急に中断され、そののち二、三回こうした処置をくりかえすうちに、完全に消失したのです。

いまわたくしは「医学的精神療法が実際にどんな風に利くのか」という無数の、きわめて多様な例の一つを申し上げました。ところで、なにごとがおこったのでしょうか？　いうまでもなく、とりたてて異常なことではありません。まず医師に「なにごとかがひらめいた」のです。それは、あらゆる医術、さらにはあらゆる技法と同じく、あらゆる精神療法的技法の第一条件です。ここで皆さんは、ぜひともつぎの点だけは、しっかり留意していただきたいと思います。すなわち着想は、当の医師の人格を規定し、その人格によっていわば具現化されている技法的‐科学的慣例から出ている場合にだけ、素人めいた着想でなくて、技法的着想なのです。こうした事柄は、音楽や詩のモチーフにおける着想とまさしく同じように、医術の領域での着想にもあてはまります。しかもこうした着想は、ひとがいわゆる天才でない以上は、天から下ってくるものではなく、すべては日常的事柄であって、きびしい、忍耐づよい研究と、技法や科学の客観的法則や規則と人間とのたえざる対決から生じるものなのです。あのときの着想も、生物学的‐生理学的な、そしてまた明らかに心理学的でもある機能形態――フォン・ワイツゼッカーのいわゆる機能的「ゲシュタルトクライス」――の根深い、きわめてつよい障害ないし倒錯に対して、あの「障害的な」、いってみればダイモン的な生命力に匹敵しうる別の力、すなわち呼吸困難の力を呼びおこし、働かせることになったわけです。身体医学者とおなじく、精神医学者も、しばしば一つの生命力を他の生命力に対して戦わせるていどで満足しなければなりません。つまりわれわれは、あるときは庇護された平静さのなかで、またあるときは遠くまできこえる喧騒のなかで、生命が演じてみせる舞台劇の裏方でしかないのです。さきの症例において、皆さんたちは、こうした精神療法の舞台転換の一例を、目の前にごらんになったわけです。つまりあのときの舞台転換の働きかけは、生理学的には、正常蠕動の激しい嚥下作用を挿入することによって、しゃっくりの逆蠕動を中断させることに現われており、機能心理学的には、広範囲の、しかも生命にとって重要な筋肉群の神経分布の支配をふたたび意志の手にとりもどすことによって、しゃっくりを中止させることにあらわれていたわけです。

以上で、生理学的-心理学的生命諸機能の統一的全体という意味での有機体とこころへの精神療法の働きかけについて、つまり精神療法の作用の一つの極についての簡単なお話しを終ります。もう一つの極、すなわち医師と患者との実存的関係も、われわれの例において、もちろん同様にみられます。つまりさきに述べましたような精神療法的積極的処置は、皆さんが、はっきり口に表現された、あるいはできることなら暗黙のうちに表現されている信頼という実存的交通関係において、病める人間と共にあり、この関係において、患者が皆さんに信頼を「捧げ」、皆さんたち医師も、ご自身の存在と行為のなかで、まさしくドイツ語が適切に表現しているように、病者の信頼に《getragen》〔になわれて〕いると感じておられるときにのみ、およそ効果を発揮しうるものであり、したがってまた皆さんも、こうした処置を敢行することが許されるのです。この信頼は、患者から医師への贈物であり、この贈物こそ、いかなる精神療法にも欠くべからざる条件なのです。ですから皆さんは、これをむりに得ようとすると、かえってよけいに獲得できなくなります。というのも、これは、すべての真の交通が与えてくれる贈物と同じく、意図、手段と目的、原因と結果といったことの彼岸にあるものだからです。わたくしたちの症例でも、もしかりに、そういった実存的関係がなかったとしたら、あのむりな処置、喉をつかんで押すという処置は、効果が全然なかったか、あるいは逆効果、つまりしゃっくりや他の多くの副次的現象の激化をもたらすことになったでしょう。そしてその結果、患者はただ運動的にせいいっぱい防禦するだけに終り、あるいは心の中に医師への拒否を芽ばえさせ、さらにはこれを高め、たんなる反感の気持が現われ、ひどくなると今後はいっさい服従的態度をとらなくなるほどまでに発展したかもしれません。ですから、皆さんもおわかりのように、あの精神療法的着想が、医術と医学の慣用的法則はともかくとして、この瞬時におけるこの医師とこの患者との具体的共同相互存在についての個人的「法則」にも対応したときにだけ、この着想は初めて現われえたものですし、またこのときにだけ実施することが許されたのです。そしてこういう前提までもが満たされたときに初めて、精神療法は、《heilend》〔治癒的、救済的〕という言葉の深い意味において、働きかけることができるのです。このことのためには、さらにもう一つのことが必要になってきます。つまり医師は、かりにもこうした処置がおこなわれ、処置としての成功が望ましいのならば、患者の信頼に答えなければならないし、医師の側でも患者に対して、人間的信頼の贈物を返し与えなければなりません。また患者は、医師がどんな場合にもあらゆる点で「患者に良かれと念じていること」、また医師が自己の知識と能力から、患者という対象を治すにとどまらず、医師の信頼と心遣いから、患者という「人間」を助けようとしていることを知らなければなりません。さもないとこうした処置は、精神療法的働きかけの複雑な形態をとらずに、たんなる行為、つまり医学的かつ人間的な領域外のものにとどまってしまいます。すなわちそれは、威嚇、他者を一個の客体として制圧すること、したがって野蛮行為なのです。このような行為に対して精神療法家は、さきに述べたような理由から、つまりこういう行為のために患者が医師に背を向ける理由を与えないために、みずから戒めなければなりません。さらにそれだけではなく、純粋に精神療法的立場からみてはるかに重要なことなのですが、つぎの事柄を防ぐためにも、さきの野蛮行為は戒められなければなりません。すなわち医師は、威嚇的野蛮行為をすることによって、患者の心の中に、屈服の身構えをもった多くの被虐的本能、つまり暴行を受けたいというひそかな願いを呼びさまし、そのために症状は消えるどころか、かえってますます固定化し、さらに医師という人物に結びついてしまいます。そうなると処置は、たえず新たなくりかえしを求める被虐的快楽の源泉となり、つぎつぎに新しい症状が出てくる契機になってきます。元来われわれは、精神だけに規定された存在者であることはまれであって、大抵の場合、エロスによっても規定されている存在者ですから、精神とエロスの対立は、決してたがいに排他的ではなく、むしろ両極的ですが、われわれはやはりつぎの事柄を否定できないし、また否定すべきでもないでしょう。すなわちわれわれの症例において、医師の側には制圧しようという衝動、患者の側には屈服されたいという衝動が「関与して」いたかもしれないのです。でもここでわれわれは、こうした考え方によって実質的には、ほとんど何事も述べていないことがわかります。というのは、ここで「エロス的」衝動興奮が「あった」か否かということが、いま問題なのではなくて、大切なことは、この衝動興奮が精神療法的行為の意味全体のなかで、どのような意味をもっていたかということ、つまりそれが意味全体を支配しているのか、あるいはかえってそれに奉仕しているのかということなのです。

ところで自明のことですが、こうした精神療法的行為自体もまた、いずれあとでは生活史的分析に役立つべきであり、この分析によって内的生活史との関連から明らかにされなければなりません。というのは、医師への交通的関係だけが決定的だったのか、それとも医師は同時に父親像や母親像の担い手としてみられたかどうかといった事柄が、そもそも依然として疑問だからです。このことをはっきりさせることは、患者たちが、たとえば父親への生活史的結合を、医師への結びつきと単純に「すりかえ」るはずはないという理由からだけにしても、非常に大切なことです。われわれは、この医師の二重の役割、つまり「新しい」共人間としての役割、および「以前の」共人間像の担い手としての役割については、いずれあとで触れることにします。

さてわれわれの症例では、しゃっくりの発作は、つぎの月経周期にふたたび出てきましたが、別の医師によって、しかも同じ仕方で止められました。この根源的な精神療法的行為は、すでに精神療法的儀式になっていたわけです。

さらにそのつぎの月経周期においても、発作がまたやってきて、患者をひどく失望させ、しかもこのときは下腹部のひどい痛みも伴っていました。しかしこのときも例の儀式で治すことができ、あとは一度も発作をみたことはありませんでした。

この女子患者はいま二六歳ですが、彼女の外的ならびに内的生活史、あるいは彼女の外的運命、体質、共同世界と環境世界、さらには彼女の内的生活史上にあらわれたいろいろな重大問題などが、この間に詳細に調べられておりました。感受性に富み内気でありながら、快活でもあり、また情熱的であって、しかも精神的に感動しやすく、自尊心高く、けっして「人に頭を下げない」といった性格の持主の患者は、五歳のときに、非常に強い地震を体験しました。このとき、地震は彼女に特別の現象をひきおこすことはなかったのですが、彼女自身の言葉でいうと一種の《incubo》〔悪夢〕、「夢魔」、傷あと、病痕といったものをのこしたのでした。そしてこの悪夢はその後のごく些細な地震の際、つよい不安の形でよみがえってきました。一八歳のとき、彼女は僧院で、根拠のないひどい地震恐慌にひき続いて、はじめて声が出なくなったのです。もっともその前にも彼女は、咽頭に特有のひきつれとふるえを感じたことがありました。これは四〇日間にもわたってくりかえされた首への感応電気療法を含めて、あらゆる治療が無効に終ったのち、母親が施した胸部へ熱湿布をのせる療法によって、二、三ヵ月で治りました。二四歳のとき、つまりいまの治療にはいる二年前のこと、月経中に初めてしゃっくりの発作が、ひどい後頭部の痛み、食欲不振、悪心、はげしい胃けいれんと一緒に現われてきました。そのつぎの月経周期のときは、さきと同様の病像に、さらに今度で二度目になる失声症が加わりました。この失声症がヒステリー性のものであることは、疑う余地もありませんでした。患者がわたくしのところに治療にやってきたのは、じつはしゃっくりのためではなく、失声症のためだったのです。分析の結果、第一回目の病像が驚愕体験（空想上の地震恐慌）に基づいていたのに対して、いまの病像は彼女自身の生活史的な問題に基づいていることがはっきりしてきました。つまり、本当は非常に彼女は母親を愛しているのですが、その男まさりで勝気の母親が、彼女が熱愛していた若い男と彼女との仲を禁止し、そのため彼女は、厭世感と母親への反抗の衝動から、こういうことになったのでした。

母親の禁止への抵抗、母親徴罰の体験内容に起因して、失声症が出現し、存続していることが明らかにされるに従って、この失声症は、わずかな月日ののちに消失し、ついでいわゆる社会的精神療法の行為によって完全治癒をみました。それは、患者の社会的関係、この場合は家族的関係に干渉していくことでした。すなわち、症状の心因があきらかにされると、両親は、一見したところ相手の青年に対して反対する根拠もみあたらなかったので、二人の婚約を許すことに決めました。ところが間もなく、この若者が失業者であることがわかり、婚約は解消されました。しかしこんどは、しゃっくりも無声症も出てきませんでした。分析によって成熟し、快活になった少女は、彼女の人生への運命の干渉を、母親の干渉ほどには「個人的」な受け取り方をしなかったのです。一般に多くの神経症患者は、運命の拒絶に対して、まるで子守に願望を拒絶された子供のように振舞いがちなのですが、彼女はまったく反対でした。それから五年たちました。彼女は今日まで未婚ですが、周囲の事情やなお存続する生活史的条件がどの程度まで彼女の未婚と関係があるかについては、資料不足のためにふれないでおかなければなりません。

わたくしはいま皆さんに、われわれの患者の精神療法の全過程を、あらかじめ大ざっぱにお話ししました。それは、この経過自体がとくべつの特徴を示したからではなく、むしろ精神療法が戦略として、つまり個々の戦術的精神療法的決断と方法の総体として、いったいどのように「治療効果をもたらしうるのか」ということを、皆さんにおわかりいただきたかったからです。われわれの場合、その戦略とは、精神療法の一つ一つの行為、そこから生じた精神療法的儀式、社会的精神療法的干渉、さらには外的ならびに内的生活史を系統的に探求するという意味での一定の精神療法的基本方法といった事柄すべての総体を意味します。またあのときの社会的干渉、具体的にいって恋人との婚約の許可を得たことは「力」の働きかけがあって初めて効果を得たのですが、いうまでもなくありふれたこの働きかけについては、いま皆さんにくわしく説明する必要はないと思います。ただつぎの一点を強調しておかなければなりません。われわれが内的生活史に詳細にたち入っていかなかったならば、この社会的干渉は、精神療法的な意味づけのなかであのようにはっきり認識され、はっきりした目的意識をもって実施され、速効的治癒をもたらすわけにはいかなかったでしょう。また反面、あの社会的干渉が、分析の精神療法的効果をおおいに助けたこともたしかです。

ところで精神療法で最も重要な治癒要因、すなわち内的生活史の系統的探求について考えますと、皆さんはここで、わたくしがいままで個々の精神療法的行為に関連して申し上げた多くの事柄を、相当長期間にわたる史的展開のなかでのみ再発見されることと思います。あの場合、われわれは一時的な機能障害に直面して、全体的治療状況と純粋に個人的な交通から着想し、この着想を一瞬のうちに、「正常の」機能形態、新しい治療状況、および新しい交通形態をつくり出すための干渉へと転換したわけですが、今度は反対に、内的生活史を体験的にくりかえし、知的に再構成していくための忍耐づよい、共同的、系統的な仕事を営むことになります。しかもこれは、医者と患者の二人にとってそれぞれ真に創造的な仕事であり、それぞれの立場の体験と了解と解釈の協同作業なのです。この作業は、はじめはごく弱い力で寄せ合い、たがいにからみ合いながら、しだいしだいに緊密に、主題的に結びつき合い、分節していきます。こうして直観的な着想に代って、いまや主題が規範的なものになるのです。ひとりの人間の全内的生活史は、それが一貫した、まっすぐな流れであろうと、飛躍的で曲りくねった流れであろうと、そういうことにはかかわりなく、まさしくひとつの生活史的主題というものを表現しています。そしてこの主題は、つぎからつぎへと、多様な、しかも尽きることのない主要主題から「つくりあげられて」おり、さらにこうした主要主題がそれなりに無数の小主題から構成されています。精神療法の作業が進められていくに従って、こうした主題の関連そのものがますます指導的役割を果すようになり、したがってそれだけ着想の「思いつき」は退却していくのです。しかもこうした精神療法は、たんに医師と患者に共通の事柄や課題についての共通の精神作業だけではなく、また医師の側の奉仕とか行為だけでもなく、さらに不断の交通的ふれ合いと交互作用でもあり、むしろこれこそ、あらゆる精神療法の決定的要素なのです。しかしこの交通は、正統精神分析学者たちが考えているように、たんなる反復、つまり陽性の場合、転移と逆転移、陰性の場合、抵抗と逆抵抗というふうに考えられてはなりません。むしろ患者と医師との相互関係には、つねに独自の新しい交通形態が表現されているのです。それは、新しい運命のきずなであり、しかもたんに患者・医師関係という点からだけではなく、とりわけ真の共同（*Miteinander*）という意味での純粋に共人間的関係という点からみて、運命のきずなといえるのです。こうした治療が失敗に終ったとき、分析者は往々にして、患者が医師への抵抗、たとえば「父親像」を克服できなかったといいがちです。ですが、一つの分析が精神療法的に効果を上げえたか否かという問題に関して決定点はしばしば、患者が、医師に転移された父親像に対する抵抗を克服し、このことによって自由と独立を獲得したかどうかに基づいているのではなくて、むしろ患者が父親への抵抗を、この医師との関係において克服しえたか否かにかかっているのです。換言すると、人間としてのこの医師を拒絶し、したがってかれと真の交通関係にはいることができないことこそ、父親への抵抗の「永遠の」反復を打破することへのさまたげを形成しているわけです。精神分析学説は、心的機制や（機械的）反復にこだわりすぎているために、心的生活一般における新しい経験事象とか、本来的に創造的な心的事象といった考え方に対して、いちじるしく盲目なのです。[2] いうまでもなく、治療の失敗への責任を患者にだけ押しつけるならば、それは必ずしも「事実」に即していません。むしろわれわれ医師はつねに、責任が往々にしてわれわれの側にもないかを、みずから問わなければなりません。もちろんここでは、技術的な過失に基づいた責任を考えているのではなく、もっと深いところに根ざした責任、すなわち患者のうちに「神的な火花」をよびさまし、燃えあがらせることができないことの責任を考えているわけです。けだしこの神的な火花は、実存から実存への真の交通においてのみ、めざめて燃え上がることができ、またその光明と熱のみが、根本的には、盲目的な孤立化から、ヘラクレイトスの言葉でいうとイディオス・コスモス〔自己の世界〕から、つまり自己の肉体、自己の夢、自己の個人的性癖、自己の高慢と慢心といったもののうちにのみ生きることからひとを解放し、むしろひとが、コイノス・コスモス〔共通の世界〕、真のコイノニアすなわち共同社会の生活へ参加しうるように、ひとを照明し、解放するのです。

われわれの症例の場合、皆さんもごらんになったように、母親との現実葛藤、およびこれと深い関連をもった、生命あるいは愛への意志一般と死への意志とのあいだの葛藤、といった主題を体験的に再構成し、この主題に、患者の生活史においてそれにふさわしい場所を指定してやることだけで、十分な治療結果が得られ、同時にこのことによって、内的生活史がたやすく追求できたのです。しかしこんな場合でも、一方では患者の医師への信頼と愛、および積極的共同作業、他方では失望、服従と共同作業の拒絶といった二つの事柄の間のたびたびの交通関係の激突がおこりました。それでも最後には、医師は、父親および母親との「同一視」のなかに誘い込まれることから抜け出し、ふたたび患者への直接的交通関係にもどることに成功しました。

ところが皆さんがなお口に出したくてうずうずしておられる問題、しかもわたくしがどうしてもお答えする責任のある問題がのこっています。それは、生活史的分析が正しかったとして、またさらに患者が、分析技術、社会的精神療法的干渉および交通的開明によって、以前の問題点にたち帰ることができ、さらにあらたに決意して、ひろくは「生命」に対する抵抗、また特殊問題としては母親に対する抵抗を止めることができるようになったことを認めるとして、それにしてもいったい患者が、こうした分析や精神療法によって、二年にもわたって彼女の意志でどうにもならなかった声を、再獲得しえたということを、どのように了解したらいいのかという問題です。皆さんはおそらく、二人の共同作業によって患者がふたたび、声を出して話したいという意志をとりもどすことが、どうして可能だったかということは、おわかりのことと思います。だが皆さんは、どのようにしてこの意志が、こんどは能力〔話すことができる〕に置き換えられたか、という点がおわかりにならないでしょう。皆さんは、本例が詐病ではなかったか、などとお考えになるわけにはいかないからで、詐病と認めたのでは、問題そのものがなくなります。こうした事情でいま、このような患者が回復期に自己の身体への支配の再獲得、および症状の消失について、どのような自己観察をするかに注意することが、こんどは大切になってきます。患者たちはこの点についてしばしばつぎのように説明します。それはあたかも、ある事柄、たとえば名前を忘れていて、いまにもこの忘れていた事柄が頭に浮びそうにみえて、またふと消えてしまい、ついにある日、突然にはっきりして自分の支配の下にあざやかになる、といったような体験に近い、と。われわれの患者も、こうした具合で声を再獲得し、声の支配に成功したのです。

ところで皆さんは、ここでいったいなにがおこっているかを理解なさりたいならば、心身関係の諸学説、たとえば心身平行論や心身交互作用説などを考えてはなりません。このような立場に立つかぎり、心理学や精神病理学においては、なにも始められないのです。むしろ皆さんはもっぱら、「からだ」(der Leib) が心理学的、精神病理学的に一般にどのように重要になってくるかという点にのみ、思いを致さなければなりません。すなわち、アプリオリな本質法則と「事実的」な変化可能性をもった身体所与性あるいは身体意識としての「からだ」が、いま問題なのです。ですから皆さんは、まずはじめに、どのようにして患者が、そのからだのなかで生きているかということ、もっと適切にいうと、患者がどのようにそのからだを体験し、あるいは「感覚している」かということを、考えてみなければなりません。だが皆さんは、このような感覚を問題にするとき、五官の感覚とか、内臓感覚ないし個々の身体感覚を考えてはなりません。またとりわけ視覚的ないし触覚的(外部的)身体知覚を考えてはなりません。むしろ考えるべきは、からだを所有し、からだを体験しているということ一般のもつ完全に統一的かつ単一の現象的事実です。しかもこの事実は、シェーラーがみごとに指摘し、プレスナー(訳注2)が深くたち入ったように、それぞれの事実的な身体感覚に、「範疇」として、つまり「純粋な」本質形式ないし規範として、あらかじめ与えられているのです。すでにシェリングは、こうした本質領域のもつ現象的特徴を知っていました。そして彼はこの本質領域を、精神‐対象‐領域からひきはなし、心身領域として特別にとりあげました。かれはこう述べています。「精神《ガイスト》は身体《ケルパー》に対してのみ関係を有するが、こころ《ゼーレ》はからだ《ライプ》に関係している。からだは（体験的に）感じられるが、身体は（概念的に）把握される」と。だがこうした「からだということ《ライプリヒカイト》」の領域、つまりからだを所有し、からだに没入することの領域は、すでにインド医学やプロチヌスにおいて、一つの実存的特殊形態として、きわめてあざやかにその現象的特性のうちで認識され、ほかの実存形態と区別されています。われわれの時代からわずかの例をあげてみますと、クラーゲス、エルウィン・シュトラウス、ボイテンディク、ハインツ・ウェルナー、とりわけフォン・ワイツゼッカーらの研究があり、からだの領域に関するわれわれの知識は、こうした研究によって事実的経験的な側面から真に豊富にされ、深められてきました。（ただしフォン・ワイツゼッカーとわたくしとは、つぎの点で原理的に立場を異にしています。すなわち、かれは「からだということ」の領域を対象化し、これをからだの事象として理解するのですが（かれの『身体事象と神経症』を参照））、わたくし自身は、この場合にできるだけ対象化した理解の仕方を避けて、からだの体験の領域にとどまるべきであると確信しています。対象化する立場はただちに、身体的と心理的という対立の「橋渡し」の学説ないしは試論にすすんでいきますが、これに対してわれわれは、いわばこの対立の「トンネル」を掘っていきたいのです。われわれが純粋に現象的な基盤にとどまるかぎり、したがって体験と意味の領域のうちに、換言すれば「実存の領域」にとどまるかぎり、われわれのできることは、こうしたことだからです。）もし皆さんがいま、われわれの患者がどのようにしてふたたび声が出せるようになったか、ということおよび、精神療法がこの場合どのようにして「効果」を上げていったのか、ということ、さらにはこうした了解の可能性と密接に関連して、患者はどのようにして声を失ったのか、といったことを理解したいならば、皆さんは、いま述べたような学説を考えなければならないのであって、けっして生理学が教えてくれてきたような事柄を頭においてはいけません（生理学は身体性から、純粋に生物学的対象的機能全体をつくりあげるものなのです）。

いったい教養の乏しい患者の場合、こうした症状はとつぜん反応的に、晴天のへきれきのように、一定の体験への反応としておこってくるかにみえますが、これに対して教養のある、自己観察になれた患者の場合はしばしば、さまざまな移行期をもったかなり長い潜伏期間がみられるようです。われわれの患者の場合、すでにご承知のように、失声症にさきだって、苦しいしゃっくり発作が現われました。しかもこれにさらに前駆症状が先行していたのです。まずすべての事柄の出発点は、患者が恋人に会いたいと望んでいた舞踏会にいくのを、母が禁止したことでした。これにひきつづいて最初、上述の食欲不振と不眠症がおこってきました。ついで漠然たる自殺への傾向、身体的にひどく病んでいるという感じ、臨終の床でいまいちど恋人に会いたいという願望が出てきました。こうしたことはすべて、ごくありふれた周知の事柄ですし、皆さんは、わたくしがどうしてこのことにこだわっているのかと、いぶかっておられるかもしれません。だがつぎに進みましょう。こうした事柄が三週間つづき、患者が身体的にますます「衰弱」していったのち、月経周期がやってきます。つまりこれは、それだけでもすでに重大な、過重の身体体験の変動なのでした。このとき、さきにお話ししたようにつよい吐き気と嘔吐刺激、ひどい頭痛が加わり、それから三日たって初めて、極度に苦しい「胃けいれん」が続発したのです。そしてこの胃けいれんは、はげしい胸やけ、げっぷをともない、これが一日つづいて、そのあげく次第に律動的なしゃっくりに変っていきました。こうした障害は、すでに申し上げたように、ただたんに生理学者や病理学者の立場だけから考察されてはなりません。そんなことをすれば、皆さんはこの障害を決して理解できないでしょう。というのは、皆さんは、人間がからだを「所有」しているという事実、および、このからだがどのような性質のものなのかということを知るだけでなく、さらに、人間自身はつねになんらかの仕方でからだである、ということを知らなければならないからです。しかもこのことはたんに、人間がつねになんらかの仕方でからだで生きている、というだけではなく、人間はいつもなんらかの仕方でからだで語り、あるいはからだで自分を表現する、ということ、したがって、音声によって分節している言語、および多少とも対象的に分節している心像言語とならんで、非常に顕著に分節したからだの言語というものをも、ひとは所有している、ということを意味しています。そしてひとが一般に、交通をこばみ、固有の自我へとひきこもった結果、交通の本来の表現手段たる言語が問題にならなくなってくると、あるいはさらに心像空想さえも沈黙し、ひとがまさしく本来的に苦悩のうちに沈黙するとき、かえってひとは、からだの言語において、きわめてあざやかに語るのです。けだし人間は、ひじょうに広い意味で「語る存在」ですから、言語や心像が沈黙しているときでさえも、なおなにごとかを表現しようとします。われわれの患者の場合、皆さんは彼女を通俗的な意味で「ヒステリー患者」、つまり性格的に弱い、気分の変動しやすい人間、真実でない、演戯的な表現形式をとりがちの人間というふうに見なしてはなりません。こういった事柄はすべて、ブロイラーがいつもくりかえし強調しているように、純粋に臨床的な意味でのヒステリーとかならずしもかかわりのないことなのです。患者はじっさいに悩んでいるのです。母親の禁止、強制された愛の断念は、彼女の生活意欲に重大なつまずきを与えたのでした。彼女は、生活から身をひきながら、しかも本当に死ぬことはできなかったし、また死のうとも思わなかったのです。こうして彼女は、目標も目的もなく生と死の間を、まったく成り行きまかせで生きていきます。これこそ、神経症発生のかっこうの土壌でしょう。もっともこうした中途半端で不決断の生活形態と実存形式を、神経症的両価性、あるいは簡単に神経症と呼ばない方が、より正しいかもしれません。しかしこのような存在形式においては、通常の場合われわれの存在が沈黙している地平、不明瞭な背景、われわれの存在をになっている中心点、ややはっきりした前景、もしくはわれわれの存在の分節化した道具領域などを表現している身体性の領域が、いまや新しい意味を帯びてきます。すなわち共同世界と環境世界を含めて、身体領域以外のあらゆるほかの領域が「死滅」し、無意味、無目的となり、いわば生命を失っていったのちに、身体性の領域はいま、われわれの存在の本来のかくれ家になるのです。だがこのかくれ家は、けっして居心地のいい、アトホームな気分のものではなくて、むしろいまや盲目で無目的な、むきだしの生命衝動の「場所」として「無気味に」現われ、われわれを苦しめ、驚かせ、不安におとしいれます。というのは、このむきだしの生命衝動がわれわれをかり立てる領域は、完全な実存的空虚、つまり虚無[3]の深淵のふちだからです。（こうした危機状況を知るとき、じつに多くの人びとがこの危機に直面して、麻酔薬をつかってうち克とうと努め、生活をわずかに酩酊や麻酔のうちに保ち、アルコール中毒患者やモルヒネ中毒患者になっていくことが、よくわかってきます。）ここでは「からだが機能を営む」のです。しかもこの営みは、けっして本来的な意味で支配され、制御された仕方という意味ではなく、反抗的な仕方で、「からだだけで」行なわれます。そしてからだは、この反抗において、言語機能をも営みます。つまりからだは、もっとも広い意味で、この反抗の言語器官になります。しかしわたくしのからだへの隠遁においてさえも、つまり「からだ即わたくしとして」も、なおわたくしが語るのです。この点についてもまた、おびただしい知識の宝庫が隠されているところの日常語は、じつに的確にこのことを知っています。そこでわれわれは、この知識をわれわれの女子患者に応用してみますと、彼女がこの反抗において、なにかを自分のうちにとりいれ、自分の手元にとどめておくことができないこと、かえってこれをもういちど吐き出し、自分からひきはなさざるを得ないことのなかに、なにか彼女の生命本能をおびやかすもの、彼女にふさわしくないもの、実存的に彼女が同化できないものを「のみくだし」、「こなす」ことが一般にできないことの具体的、身体言語的表現がみられます。さらにこうした知識でみていくと、あのように患者がなにかを同化できないということは、母親が舞踏会にいくことや恋人との逢引きを禁止したことのうちにみられ、これですっかり説明されます。つまり患者は、母親の禁止をのみこむことができず、また彼女の恋と生命の意欲に加えられた干渉や侮辱をのみくだし、こなすことができなかったのです。日常語の精神は、庶民の日常の生活と知識から汲みとったのでなければ、いったいどこから、このような表現をとったのでしょうか。学術用語のやりとりではなくて、こうした庶民のことばの表現のなかに、われわれは、本当の心身統一性、もっと正しく表現すると、真の人間存在をまのあたりに所有しているのです。

しかしここで皆さんは、われわれの症例の場合、心的な事柄が身体的な表現でもって、類比的ないしは隠喩的にいい表わされているという理由で、よくいわれることですが、それは類比ないしたんなる隠喩にすぎないと考えてはなりません。というのは、ほかの場所で（訳注3）わたくしが、上昇と下降に関して指摘したように、この場合にたんなる表現選択の意味での表示が問題になっているのではなくて、それよりもはるかに根底にある事柄、すなわち一定の意味方向においてわれわれの実存が、たえずさまざまの様態をとっているという事実こそが問題なのです。その意味方向はたとえば、上昇と下降、浮遊と跳躍、拡張と縮小、充満と空虚化、明るくなり暗くなること、柔軟と硬化、温暖と冷却といった方向です。だがわれわれの症例の場合、その意味方向は、受容し、忍耐し、摂取する方向、一言にして「同化」の方向、および突きはなし、押しのけ、拒絶する方向、一言にして「吐き出す」方向です。この実存的に単一的な二つの意味方向は、たしかにことば自体から、身体的、心的、精神的という三つの表現の仕方に分離されています。しかし、もしこの三つの表現様式の基礎に、一つの体験された統一型というものがないとしたら、ことばは、これらの表現様式をたがいに交換し合うことはないし、またできないでしょうし、とりわけ世間一般のあいだで容易に、即断的な確かさで理解されて、相互に交換し合えなかったことでしょう。われわれは、こうした統一に関する知恵を、科学のなかでなく、かえっていきいきと保存され、受け継がれている場所、すなわち日常語およびそれによる人間の性格づけといったもの、たとえばことわざ、日常語でいう豪語、ウィット、嘲笑、比喩、たとえなどのなかに求めなければなりません。ですからわたくしは、根源的統一的、人間学的、加えて生理学的なものさえも含めた全体からすでに科学的に分離されたものである生理学的嚥下作用を、心理学的抽象産物たる激怒、復讐、悲哀、絶望などと比較しようとしているのではありません。むしろわたくしは、これら両者のなかに、同一の実存的事実についての両様に特殊化された部分的表現を読みとるだけなのです。わたくしが心理的反抗や激怒を「のみこめないこと」とよぶか、嚥下不能を心理的反抗や激怒とよぶかは、根本的にはまったく同一の事柄です。ただ日常語は直観的にわかりやすいので、これをはじめに好んで用いるだけです。われわれは、考えるよりも、さらにはわれわれが「語る」よりも、はるかに単純にまず生きており、したがってわれわれが思想上の問題を、それぞれ相応した生活の問題に還元するとき、すくなからざる問題は解消します。このような次第でわれわれは、よくみられる感情学説にも、ジェームズ-ランゲ学説にも反対の立場をとります。われわれの立場からすれば、この場合、一次的なものと二次的なもの、原因と結果、理由と帰結といった連関は存在しないからです。われわれが筋緊張を失ったから、驚愕や失望の感情をもつのでもなく、また驚いたから、筋緊張喪失におちいったのでもないのです。むしろ驚愕と筋緊張喪失はただ、同一の事態についての異なる二つの、身体的-心的に分化した言語的表現、つまり総体的、歴史的-生活史的、生命的、三次元的空間におけるわれわれの実存の「定位」が支えを失い、動揺してきたことの表現なのです。われわれはこうした事態を、よくあることですが、単に消極的に「心身的に中性の」事態といったふうに考えてしまってはなりません。むしろわれわれはこれを積極的に、つまり実存的に特徴づけなければならないのです。いま最後にあげた例でいいますと、こうした事態は、実存的安全性の意味から「空間における」実存震駭の意味へと、意味方向が転換したこととして特徴づけられ、またさきのわれわれの症例でいいますと「わたくしに向かって」および「わたくしのうちへ」という実存的同化のもつ実存的、すなわち生活史的、生命的、ならびに三次元の空間的意味から、「わたくしから離れ」および「わたくしから出ていき」という実存的吐出の意味へと、意味方向が転換したこととして特徴づけられるのです。ですからわれわれの考えでは、もしひとが、防衛という心理的活動が「身体的なものに転換された」というふうにだけ割切って説明したとすると、それは、問題全体のまとを射ていないのです。むしろわれわれは、「身体的なもの」すなわち身体性が、人間が実存することの一つの特殊形態にすぎないこと、この特殊形態が、事情によっては、人間の唯一の「表現域」としてのこされていることおよびその理由、また人間がこうしていま、身体言語をも用いるようになり、罵倒し、激怒する代りに、しゃっくりをし、げっぷをし、意識せずに叫び、「嘔吐」するということおよびその理由、などを洞察しなければならないのです。こうした人間学的事実を、われわれは、これが平均をこえた程度に達するとき、臨床的事実に還元して疾患とよび、診断学的確定と類型化に限定して、ヒステリーと呼ぶわけです。

ところでわれわれの症例で、食欲不振、不眠、悪心と胃けいれんが病像の第一段階を表現し、しゃっくりが第二段階を表現しているとすれば、ひきつづく月経周期にともなう最終的な第三の段階では、失声症、積極的にいえば、持続症状としてのときどきのしゃっくりに加えてひそひそ声がはじまってきます。このひそひそ声のうちにわれわれは、交通の拒否を、加えて間接的には、母への懲罰がさらに進展していることをよみとらなければなりません。すなわちここでは共同体における生活、なお遠く将来へ向かう生活から、単独存在（これは孤独と混同されてはなりません）、自己自身の世界における生活、将来のない、けだるげにのろのろと進んでいく純粋身体性と身体領域における生活への一層の後退が問題になっています。この後退は、それが地震驚愕体験によって、実存的にあらかじめ示されていただけに、また生命的身体安全性が、かつて死の脅迫という意味での反復的威嚇を経験していただけに、それだけ容易に進行していったのでした。一人びとり単独者であるわれわれが、その死と生命脅迫とに対して、ただひとりでなんとか決着をつけなければならないとき、それぞれのこうした威嚇は、われわれの固有の実存へと、われわれを投げ返すのです。ここでもまた日常語は、こうした事情を知っています。たとえば一人のひとは、驚きのあまり「腰をぬかし」、他のひとは、驚きが「五体を走りぬけ」、第三のひとは、驚きのあまり「声が出ない」し、第四のひとは「驚きのあまりズボンをかぶり」〔周章狼狽し〕、第五のひとは「死人のように」青ざめます。つまりどの場合をとってみても、麻痺、制止、「筋緊張喪失」、身体性の各部分の完全支配の喪失、より正確には、身体性というこの領域において「直立すること」の不能が物語られているわけです。ではわれわれの患者は、なにゆえに、あの地震の破局に直面したとき、驚愕の意味をもつこれらすべての可能性のもとで、ほかでもなく発声の拒絶をなし、たとえば歩行や起立の拒絶（失歩や失立）を選ばなかったのかという問題、あるいはこの場合、たとえば一定の幼年期の体験や衝動興奮、とりわけ性愛的性質の体験や衝動興奮も「関与して」いなかったのかという問題、これらの諸問題の一つ一つを、われわれはそれ以上、究明することはできませんでした。

他面いま、新しい実存的侵害と脅迫の体験に際してなにゆえに、ふたたび主として口愛帯が侵されたのか――たしかに口愛帯は、純粋に精神分析的な解釈はぜんぜん度外視するとしても、やはりほぼ精神分析の主張している程度においてはっきりと単一の心的身体的機能領域であると思えるのですが――ということ、およびこの口愛帯の侵襲という新しい事柄が、なにゆえに、この場合にも、結局また幼年期体験の表現としての失声ということに役立っているのかということは、容易に洞察できるでしょう。ここではつねに同一の実存的意味方向が問題になってきます。それは、自己の世界と環界および共同世界との間でひき入れ、投げ出し、交換するといった営みに自己を関係づけていく方向です。そしてここでは性的なものが発生的、原因的な役割を演じているのではなくて、たとえその生命的な意味合いはつよくても、結局のところ、性的なものは一つの特殊例を、つまりさきの一般的な実存的意味方向のうちの一断面を物語っているにすぎないのだ、というふうに考えればそれだけ一層の権利をもって、われわれはこの意味方向を、口唇的極 (oraler Pol)、もっと好ましい言い方をすれば、口唇性 (Oralität) というふうによぶことが許されると思います。まさにこうした事情を知ってこそ初めて、性欲、食事摂取、心的交通といったさまざまの個別的な特別の意味と特殊の意味合いがたがいに融合され、代理しあい、助長しあい、あるいは阻害しあいうるという事実が了解されてきます。史的にみていわゆる神経症的生活史のはじめにたいてい性的な体験内容と空想内容の存在することを、経験的に知るということは、もちろんまったく別の事柄であり――この範囲では、わたくし個人の経験は正統の精神分析の知見と一致しています――といって、理論的思弁を基礎にして、「性的なもの」が他のすべての体験形式そのものの発生的基盤になっている、といった進化論的主張をうち立てることは、また別の事柄です。

さて皆さんはいま、精神療法がどのような仕方で失声症に利いたかということが、一層よくおわかりでしょう。ごらんのようにわれわれの症例では治療効果の真の階層的秩序がみとめられ、この点で、失声症がたいてい平凡な暗示によって一回の面接でまるでいちどにふき払われるような多くの事例とは反対です。こうした多くの事例では、症状が数時間ないしは数日まえに出たばかりの非常に新しい症例であるか（もっともこういう場合は、暗示で消えた症状はきっかけさえあればいつでもまた再発してくるものですが）、もしくはあまり「真剣」でない、物事を深く考えないひと、あるいはあまり悩みが深刻でなく、心的葛藤もあまり深くないような症例であるようです。われわれの女子患者の場合、最大の治療効果、つまり孤立からもういちど共同体の生活に復帰したいという願いを呼びさましたことについては、すでに述べました。あのとき、しばしば深刻でない、冗談半分のひとにありがちなように、健康への意志の強化は問題にならず、むしろ生きることへの意志を呼びさまし、これを強化すること、したがって人生の現実そのものの側に、彼女の決断を誘導していくことが問題でした。さて第二の治療効果は、人生および生活上の交通からの「ひっこみ」（患者自身がフランス語で détachement de la vie〔生活からの逃避〕といっていましたが）への決意と、声を出して話すことの断念との間にある動機連関を、彼女が了解し、のみならずこれを彼女が再構成し、再体験したことに在りました。第三番目の治療効果は、声が実際にもういちど出てきたこと、あるいは記憶のうちによみがえったということに在りました。こうした記憶の回復は、それが器質性障害でなければ、いつもなにかが再生し、神経支配が回復し、この場合、声が出るようになることができるということを意味するわけです。

この第三の精神療法の効果は、たいてい自明のこととして特別にはなにも言及されませんが、この効果に関しては、われわれはもちろん患者を治癒の門口にまで導くことができるだけなのです。この門を通っていく歩みは、患者が自分ひとりで踏みしめて行かなければなりません。たしかにわたくしたちは、フロイトがいうように、抑圧を解除するように、患者を助けることはできます。またわたくしたちは、たとえばどうでもいい名前をたんに忘れてしまう場合のように、抑圧がたんなる忘却に変ってしまう方向へと、患者を導いてやることも可能です。しかしわたくしたちは、忘れられた事柄が、したがってここでは「声」の運動的形態が実際に「とりもどされる」ように「為す」ことはできないのです（この声の運動的形態は、ここでは、たんなる音韻形態よりも、はるかに大切です。むろんここで、音韻形態と運動形態はたがいに関連し合っていますが）。

さてわたくしはここで、つぎのことをもうすこしくわしくお話ししなければなりません。ヒステリー症状とは、皆さんもごらんになったように、特殊な身体言語的表現にすぎません。それは、身体性と身体言語一般にまでに退いた、非常に「欠陥的」すなわち欠如的な全体的実存様式が、身体言語的に分節し、強調された結果なのです。実存がひとたび、こうした身体言語的表現のとりこになると、この実存は過去および将来との関係をすべて失ってしまいます。このことはとりもなおさず、人間がいまや、つねに歴史的、時熟的であるべき本来的現存在たることをやめ、本来的過去と将来を失った生活、さらには本来的現在を失った、保持と期待のない生活、したがってまた学習と成熟のない生活、すなわち純粋に身体的な生活を送るべく余儀なくされていることを意味します（こういった事柄すべてが「無意識的」というひとつの合言葉のうちに含まれています！）。精神療法的な治療や教育や交わりにおいて、この実存的停滞全体がふたたび「流れ」を回復します。すなわち過去はふたたび想起され、将来はふたたび期待され、身体性における生命は、本来的生命からの退却の姿として、あるいは「人為的」停滞として認識され、とり除かれ、身体言語的表現はこうした意味に了解され、翻訳されるようになります。それとともにいまや窮極的に、からだの領域における自由な生命に、またその流れに（これは一方では、身体言語的「症状」への身体領域の「凝結」と固着と対照的に、他方、一般的生命感情の全体的停止と対照的に）、それと共にいうまでもなく精神領域における自由な生命に、なんらの障害もなくなります。だがいま患者はなお最後の努力をしなければなりません。それは、皆さんが忘れた名前を想い出すときにする努力に似ていて、神経学的にいうと、その名前の音韻形態、運動形態、心像形態を探す努力といえます。ここで皆さんもきっとお気づきでしょうが、このとき皆さんはこれらの形態を、神経学が問題にする「大脳」に求めるのではなく、（神経学の探求と発見は、ここで考えている生きいきした探求、発見とはまったくちがった方向を目指していますが）、むしろ「頭」に、「耳」に、「眼」に、「舌」に、「のど」に、「くちびる」に、「指」になどなど、つまり皆さんのからだの領域、ないしは身体性に求めるわけです。ここでいま皆さんもご存知のように、からだの領域は、皆さんの一つの「部分」を形成するものではなくて、皆さんが、つねになんらかの仕方で、それ自体であるわけです。忘れていた名前をさがす場合でも、だから皆さんは、いつも皆さん自身を、つまり身体的実存にとらわれている一定の存在形態における皆さん自身を探しているのです。だからこそ皆さんは、名前がみつからないときに、「自分自身に」まさしく不満を感じるのです。（これと同じことが「心像」にも、とりわけ夢の心像にもあてはまります。夢の心像もまた、つねにわれわれ自身なのです。）そしていまわれわれの患者が「忘れられたもののようだったわたしの声が支配できそうで、また遠のいてしまう」というとき、皆さんはここで、彼女の自己忘却の最後のなごりだけをごらんになっているのです。しかも彼女の自己忘却は、彼女みずから選んだ身体へのとらわれ、身体によってとりこまれていること、換言すれば、彼女の実存的停滞、行きづまり、膠着だったのです。こうした自己忘却のなごりを、われわれ各自は、なにか忘れていた事柄を真剣に思い出そうとするときの「状態」において体験します。それも、このような状態において持続的に体験されるだけではありません。われわれは、まれな瞬間にだけ「まったく自己のもとに」あり、まれな瞬間にだけ「まったくわれわれ自身」でありうるからです。しかしこうしたときでさえ、つまり完全に自己のもとにあるこのまれな瞬間においてさえも、われわれは完全に身体領域から身を退いてはいません。しかしそのばあいには、われわれは、まったくちがった仕方で身体領域に生きており、まったく別の仕方で身体領域を「所有」しているのです。というのは、舌、唇、指、眼、耳における上述のごとき実存の感覚受容的様式、つまり純粋に末梢的な様式に代って、われわれが完全に自己のもとにあるときには、いまや純粋に集中的な実存様式が現われてきます。実存のこうした様式にたいしても日常語はやはり一つの表現をもっています。それは、おそらく日常語の語彙全体のなかで最も貴重な表現、すなわちヘルツ〔心臓、こころ〕という表現です。ある瞬間には「われわれのヘルツが語る」ことがあります。このとき、われわれ自身の中心部、深奥が語っているわけです。またわれわれのことばが「心臓《ヘルツ》からやってくる」瞬間があります。さらにアウグスチヌスのようなキリスト教徒が、神の言葉を知り、これを語るとき、そのことばは、口先から出てくるのではなく、アウグスチヌスがいうように、《*ex corde sonat*》〔心臓から響く〕のです。

しかしわれわれはもういちど「末梢に」、つまり忘れていた名前を探すことにもどりましょう。この点についても、アウグスチヌスは非常に多くのことを教えてくれます。かれは、この探求について書いています（『告白』X巻一九章を参照）。わたくしの知るかぎり、まだだれもこの個所に注意したひとはなさそうですが、ここでかれは、もっぱら形態原理にもとづき、しかもとりわけ全体原理にもとづいて書いているのです。もっともかれはここで、自己という言葉の代りに、記憶、メモリアという言葉を用いていますが、かれの場合、この記憶は本来の創造的、精神的人格をあらわしています。さてアウグスチヌスによれば、忘却したとき、記憶は、かつてなれ親しんでいたもののなかで、いわばびっこをひいており（claudicans）、またずたずたに切断されて（obtruncata）います。つまりそのようなとき記憶には、かつてなれ親しんでいた結合を形成しているなにかが欠けているのです。そこでいま保持されている部分は、はげしく情熱的に（flagitare）忘却している部分を探し求めます。そしてわれわれは、記憶に適合しないあらゆる部分を、それではないと拒否しながら、前に進み、さぐり求め、また停滞して、あちらこちらを憑かれたように動きまわり、ついにはあの記憶に属していた忘却の部分を「これだ」（hoc est）と発見するのです。ウィリアム・ジェームズも、忘却した名前を探していくこうした過程を、その著書『原理』（一巻二五一ページ以下）のなかで書いています。しかしかれは、《anticipatory intention》〔先取的志向〕と《premonitory perspective views》〔先駆的観点〕について明確な術語を与えている点をのぞけば、アウグスチヌスをすこしも越えてはいません。もっともW・ジェームズがこの二つの作用をわれわれの精神生活一般の主要部分と考えていることは、非常に正しいと思います。さてかつてのなじみ（consuetudines）と、これの「分断」、こうした先取的（anticipatory）志向（intentions）、一定の観点（perspective）からおこなう前方をうかがう展望などはすべて、ここでただ精神的ないしは心的存在形態にだけかかわっているのではありません。むしろこれらは、やはり言語的表現の中に部分的に保存されているように、身体性、身体領域における生命、とりわけ「歩き方」「姿態」「手」「眼」などの具えている一定のかたちやふるまいを、同時に含蓄しているのです。

こうした場合につねに観察されるような事柄が、意識的-無意識的というせまい言葉のわくのなかにおしこめられますと、この事柄の了解の可能性がくずされてしまいます。もしそれがいやなら、こんどわれわれはたとえばライプニッツにまでもどってしまいます。かれはこの意識-無意識の対立をドイツの心理学のなかに根をおろさせたのですが、それはまったく形而上学的に了解されたものでした。われわれはもはやこうした形而上学的見解をとるわけにはいきませんが、それでもつぎのことは認めざるをえません。つまりライプニッツはここで、意識の強さの高まりを、観念表象の明晰性と判明性の増加、永遠の真理への洞察力の成長、およびこの成長による自己認識の深化の達成、すなわち「われわれの自己」一般の成熟といった事柄と結びつけたという点で、たとえばヘルベルトやフェヒナーやフロイトの局所論的-量的理解よりも、はるかにわれわれの見解に近いのです。しかし他面たしかにフロイトは、かれの概念を言葉で述べたものではありませんが、むしろ事実的には、ここでいま問題にしているような事柄をきわめてはっきりと見通していました。すなわちフロイトは、患者の「わたしはできない」をつねに「わたしは欲しない」というふうに、それゆえ我-非我-関係を、我-自己自身-関係として了解することを、われわれに教えてきました。そしてこうした解釈が可能であり、少なくとも意味を豊かにもっているかぎりにおいてのみ、精神分析は一つの存在意義をもっています。ところがフロイトはそののち、文字どおりの意味の「自殺」企図において、「わたくしは欲しない」を「エスはできない」に移してしまいます。ある「内容」が意識化され、あるいはまたこの内容が意識化を拒絶する、という事態の基礎には、世の中のすべての事象と同様、たしかに機制（それに付随する原因、結果、強さ、力の作用などの諸概念すべてを含めて）とがあります。だがまさにここでこそ、「例外のない、普遍的な延長」と、機制が世界の構造のなかで果すべき「意味の従属性」との対立について述べたロッツェの言葉の正しさが保証されます。なにかについての意識をもつという意味での意識現象全体においては、真の心理学的諸現象すべてにおけると同じく、意識をもつ主体、意識をもたれる客体、こうした意識のもちかたの様態などが考慮されると同時に、またこれら全体がわたくし自身にまで遡って関連すること、つまりこの全体とわたくし自身との関係が、考慮されなければなりません。ライプニッツの統覚（Apperzeption）という表現、あるいは（とくにロックの）反省（Reflexion）という表現においては、いうまでもなく二つながら、たんに「意識にはいってくる」といった事柄だけにつきるわけではないにしても、なおあの自己への関係が含まれていません。たしかにロックの反省は、わたくしがわたくし自身に遡って関連するというよりもはるかに、意識や精神がわたくし自身に反映するということを意味しています。しかしギリシャ語で意識をあらわす表現の場合、事情はまったく別です。ただ残念なことに、この表現は、あまり一般には意識をあらわす言葉としては用いられず、むしろ良心という意味に限局されています。そしてこれよりもはるかに不適当な、第二の言葉、すなわち παρακολουθεῖν とか、παρακολούθησις（これは語源的には、つき従う、従って行くという意味ですが）がより一般的に用いられてきました。〔真に意識をあらわすギリシャ語は〕Syneidesis, συνειδέναι という言葉で、これは「一緒に知る」という意味であり、しかもこれは συνειδέναι ἑαυτῷ つまり「自己自身と一緒に知る」という形でしばしば書かれるのです。あるものをわたくし自身とともに知るときに、初めてわたくしは事柄を完全に意識しているのです。またあまりはっきりと意識していないとか、下意識的とか、さいごに無意識的といった諸表現は、結局のところ、わたくし自身の許に、あるいはわたくし自身とともに在ることのさまざまの仕方を物語っています。そしてこれらのうち最も低い仕方が「身体的」形式です。（この場合、身体的とは、ここで考えてきた身体性の意味でいうのでして、解剖学的-生理学的な身体の意味ではありません）。もしある「内容」が、なんらかの仕方でわれわれの身体性の「なかに」あるのでなく、つまり身体性のなんらかの一部分でないとしたならば、また身体性がわれわれの自己存在の隠された形式でないとしたならば、われわれは絶対に「忘れていた」名前を思い出すことはできないでしょうし、また「無意識的」衝動興奮を「意識化」することもできないでしょうし、無意識なものからわれわれへのなんらかの「はたらきかけ」を感知することもできないはずです。（逆にわれわれは、もしわれわれが身体性のうちに実存できないとすれば、なにごとをも忘却することはできない、と当然いわなければなりません。完全に非身体的であると考えられる存在者、すなわち神は、忘却できないのです！）。本来的な、つまり交通的-覚醒的、かつ教育的な形式と営みにおける精神療法は、医師がつねに、患者と世界、つまり共同世界と環界との媒介者、正確にこのことを理解すればとりもなおさず、非自己としての患者と自己自身としての患者との間の媒介者、こうした本来的な精神的媒介者の役割にあることを示しています。というのは、自己への道は、つねに世界を経由して、また世界への道は、つねに自己を経由していくからです。このように正しく理解された精神療法はすべて人間を、自己自身と、したがってまた世界と和解させることであり、また自己自身との敵対関係から、自己自身ならびに世界との友情関係に変えてやることとです。

このような媒介者の役割からのみ、つぎの二つの精神療法の主要形式を記述し、互に対比させることができます。すなわち一つは、生活史的探求と結びついた実存的照明と教育であり、他は暗示です。暗示に関しては、すでにエルウィン・シュトラウスがその暗示についての論文のなかで明晰かつ徹底的に述べており、もちろん暗示者の役割についても言及しています。つまり暗示者は「受領者」に対して、その世界を完全に根こそぎ置き換え〔ごまかし〕、かれの成熟を抑制してしまいます。この点については、とりたてて言う必要がないほど、明瞭な事柄ですから、かれの説を紹介するにとどめておきますが、わたくし自身は副次的な事柄でシュトラウスと意見を異にしています。さて暗示に対立しているのが、いま述べてきた道です。これは、暗示関係と対照的に、友情関係による道と呼ぶことができます。すなわち「精神的刺激」(P・ヘーバーリンがその暗示に関する著作のなかで、暗示と対立させている人間関係の基本的態度という意味での)によって始まり、自由な教養や文化の共同体、プラトンのいう(その書簡第七)*κοινωνία ἐλευθέρας παιδείας*〔自由な教養の共同体〕におわる人間関係による道であります。

この両極端のあいだに、さまざまな精神療法的な処方、儀式、指示、あるいは心の振舞い方や訓練のための規則や指導が位置します。こうした場合に、精神療法家自身は、もし暗示者として現われたくないならば、できるかぎり背景に退いて、客観的に確定された不動の形式や型に即した事柄への奉仕が前景に出てきます。皆さんは、まさにこれまでに述べてきたところから、純粋に身体的な振舞い方や訓練も心に促進的に働きうるということおよびその働きかた、したがってまず身体的作業(この場合には共同体という因子が考慮されなければなりません!)、さらには「強直した」身体の姿勢や運動を、適当な体操やダンスによってほぐすこと、一般に一定の方法にしたがった訓練、および受動的弛緩療法の形式、たとえばJ・H・シュルツの説くものなどが、心に有効であることが、おわかりになるでしょう。つまり皆さんがからだ即自己として行なう事柄や、その仕方は、つねに皆さんの心即自己、すなわち「覚醒した」、自己自身と精神的に交流している人間としての皆さんに当然関係しているからです。他方、皆さんは、多くの抑制や強迫や不安の症状群が逆に、どう呼んでもいいのですがいわばそれぞれの「からだの」表現形式をもっていない、と考えてはいけません。ヒステリーでは、身体言語的な強調と固定とのために、非常にはっきり目につくことがらが、これらの精神症状において完全に欠如しているわけではありません。むしろ心的抑制はつねにまた、なんらかの身体的拘禁、ないしは身体性への拘禁を意味しており、さらに心的強迫はつねにまた、身体性の(時空間的)停滞と抑止を意味しているのです。からだの領域がまさに公然の反乱的態度をとっている不安神経症についてはことさら問題にする必要もありません。

さいごにわたくしは皆さんに、つぎの点だけを注意させていただきたいと思います。つまりわたくしは、精神療法の効果の事実性（これの可能性はいつも同一ですが）については、これが身体意識と身体言語から自己自身を再獲得するのに役立つという限られた意味でだけ、しかも身体領域のほんの一部をとり出して、皆さんに申し上げてきました。もう一つの領域については、皆さんはまさにこんにち、精神療法に関する講演や論文で、はるかにより多くのことをおききになっているわけですが、それは、夢の領域をはるかにこえた心像意識と心像言語の広範な領域です。しかしこの領域でも精神療法の原理はまったく同一であり、われわれの症例の場合と原理的には全く同じように効を奏します。からだの領域と心像領域とは、とりわけ密接に関連しているからです。さきの場合に、自己がなんらかの仕方でからだの領域で生きているのとまったく同じく、心像においても自己はつねになんらかの仕方で生きているのですが、この場合にもわれわれは、心像にもつれこみ、これにとらわれている自己から、自己自身を開放しなければならないのです。いわゆる「集合的無意識」（ユング）を研究するとき、ひとはじつにたやすく心理学から神話学に転落します。それはここでは心像を、まず人類一般の意識の表現と考え、人間の自我意識のそれと考えないからです。精神療法においては、ここでわたくしの解釈操作に含まれているかも知れない多くの失敗の原因は別として、あれこれの心像が、東洋の、あるいは「先史時代の」ような別種の文化圏において、どのように解釈されるかを知ることは、わたくしの解釈操作にとってもたしかに有益でしょう。しかしわたくしがこの知識を、まさにこの個別的人間の神話として、またこの個別的人間の生活史の心像的表現として考察し、理解しないかぎり、これはわたくしにとって、無益でありましょう。

さてごく一般的に、次のことだけを皆さんに示唆したいと思います。われわれの患者たちにおいては、心像言語は、だいたい三つの形式、すなわち身体心像的、心情心像的、ならびに（天上的あるいは地下的な）宇宙的形式を示します。ここで結論として、ほかの女子患者の簡単な一例をとりあげて、これらの心像言語が、たんに並存的に現われるだけでなく、からだの言語や心の言語とならんで、たがいに「平行して」現われてくる様子を、皆さんにおめにかけたいと思います。この女子患者は、いままで抑圧していた新しい事柄を、自己自身および医師に告げ知らせることによって、「みずから」を実存的-交通的歩みのなかで「開こうとする」とき、彼女はこうした事柄を、からだの上では、彼女の括約筋の緊張の弛緩として、身体心像的には、子供の妊娠と出産として、あるいはみずから口を開くメロンとして、心情的には、彼女のこころの「深み」からの着想ないし想起の「到来真近か」として、心情心像的には、（抑圧されている着想ともっとも密接に関連しているところの）コンクリートで舗装された車道の亀裂として、宇宙的には、大地全体を覆う巨大な重い金属板が徐々に持ち上ってくる心像として、体験するのです。逆に、いまの患者が、その少女時代の主要な抑圧された体験をもっていて、世の中、共同人間および自分自身に対して、みずからをかたくなに閉ざしはじめ、そのために、自己と世界と生命に対してふたたびみずからを開くのに、数年もの分析を必要とした頃には、彼女は、からだの上では、現在まで続いていた括約筋の収縮を、身体心像的には、メロンその他の果物の二つに割った両方の半分の閉鎖を、心情的には、彼女の思考と記憶の「消失」と心的硬化、荒廃を、心情心像的には、コンクリートで舗装された硬い車道の上を亡霊のようにゆっくりとはっていく心像を、宇宙的には、星のためのすき間の穴だけがあいている一枚一枚の巨大な重い金属板へと天蓋がこわれ、これらの金属板がしだいに地上に下りていき、地面全体をおおい、のしかかり、みのりをなくするという心像を体験します。そして最後に、その他の身体心像、心情心像、世界心像について述べますと、患者自身は、心臓の代りに、ごく小さな赤くかがやく木の実を身につけた骸骨として、この金属板の上を幽霊のように歩きまわるのです。これはけっして夢の心像ではなくて、内的生活史を明らかにしようとする操作の途上で現われ、あるいは想起されてきた心像なのです。われわれのさきの症例において、患者が主として、その身体自我から自己自身へと連れもどされなければならなかったように、こんどの症例においては彼女は、さまざまの形態の心像自我とその「世界」から、まず身体自我へと、すなわちいままで完全に「抑圧されていた」身体的実存形態（「彼女の身体における」実存形態）へと連れもどされ、ここからさらに最終的に「自己自身へと」たち帰らなければなりませんでした。このような開示と発見のための数年にわたる仕事が、医師にとっても巨大な重い金属板を骨をおってやっとのことでもちあげる心像として、また新しい天蓋を組立てる心像として示されているとしても、皆さんはこのことがおわかりと思います。というのは、われわれが現実において、こうした仕事をつうじて行なっている事柄は、窮極的には、心像においてのみ体験され、語られるものだからです。

（1）　この講演の根底にある考えは著者のつぎの研究に関連している。（一）『生命機能と内的生活史』Mschr. Psychiatr. 一九二八年六八巻。（二）『夢と実存』Neue Schweiz. Rundschau 一九三〇年九月・一〇月。〔この二編は本訳書に収めてある〕。（三）『出来事と体験』Mschr. Psychiatr. 八〇巻五・六号、一九三一年。（四）『精神病理学における空間問題』Z. Neur. 一四五巻三・四号、一九三三年。（五）『観念奔逸について』Art. Institut Orell-Füssli. チューリヒ、一九三三年。さらにつぎの論文も参照してほしい。『職業としての精神療法』Nervenarzt 一九二七年三号。『精神分析における経験、了解、解釈』Imago 一九二六年一二巻二・三号および Psychoanal. Almanach 一九二七年。

（2）　注意ぶかい読者は、本文の精神分析批判をよんで、著者がどれほどまでに精神分析に負うところ大であるか、また本文の背後にある考え方には、ある点では、精神分析学説の拡張発展の萌芽が多分にかくされていることを見のがさないだろう。

（3）　この実存的空虚、および「これにふさわしい」、重苦しい、わずらわしい身体体験の「正常の」典型が、だれでも日常生活から知っているように、倦怠であり、またこれに相応して「足をひきずるような」体験のテンポである。

（訳注1）　belle indifférence フランス学派がかつて記載した「うるわしき無関心」と直訳できる術語であり、早発性痴呆（今日の精神分裂病の一部）の主要症状の一つであるところの「現実への無関心」（自閉）に対して、ヒステリーの示す無関心が重篤な人格障害の結果でないことを言い表わしている。

（訳注2）　Plessner は、フッサールの直弟子の現象学者であるが、ビンスワンガーともかなりの親交があったらしい。

（訳注3）　『夢と実存』を指している。

人間学の光に照らして見たフロイトの人間理解

わたくしたちは、もしあるひとの労苦と研究の長い生涯の結実である科学的労作を、たった一時間のうちにはめこんで述べようと思ったら、この仕事が発展してきた出発点、すなわちその仕事の理念にまでさかのぼっていかなければなりません。科学的労作の可能性の諸条件、一回的な人格的-心理的、ならびに一回的な文化的-歴史的諸条件が、世間のなかで、またこれに対抗して果さなければならない使命と、すなわち、真理に奉仕する、という永遠の使命と合致するところは、とりもなおさず科学的労作の理念においてだからです。したがって理念のうちにこそ、創造性の真の秘密がよこたわっているのです。なぜなら理念こそ、ゲーテの含蓄にとんだ言葉によれば、創造的であれという神の委託そのものの課題を果すはずだからです。

自然人《ホモ・ナトゥーラ》の理念

いまわたくしたちが感謝と尊敬の念をこめてしのんでいるフロイトの尽きざる創造性を支配している理念、つまりかれが自己の使命をそのなかで充実させようとした理念について問うとき、わたくしたちはこの理念を、かれの人間理解のうちに見いだします。人間の本性を homo aeternus〔永遠のひと〕あるいは homo coelestis〔神のひと〕、および「普遍的」歴史的人間、つまり homo universalis〔普遍のひと〕と考える数千年の伝統とは正反対に、また人間を深い意味での「歴史的」実存として、つまり homo existencialis〔実存のひと〕として把握しようとする近代の存在論的-人間学的な理解とも反対に、フロイトは、もう皆さんもよくご存知のように *homo natura*〔自然のひと〕すなわち自然としての、あるいは自然的被造物としての人間を問題にしようとしています。[1]

はっきりした信念、つまり存在の現実性からなにかを経験し、この経験にしたがって世界を形成しうるという信念が、創造的理念をおしすすめていること、この事実こそ、この創造的理念が神の委託であることを証明しています。宗教的理念はもとより、芸術的理念や道徳的理念、さらには試みつづけ、戦いつづけ、悩みつづけていく人生を神の委託と考える人生理念をも含めて、あらゆる理念は、この信念によって生かされています。学問をする人間だけが通常、信念こそその理念に翼を与えるものであることに、いっこうに気づいていないのです。だが科学者フロイトは、この点で例外です。かれの理念のもつ力強さと完結性は、かれの著作のかずかずの文章に重さと意味を与えていますが、わけてもかれは、その著作『幻想の未来』のなかで、自分の信念をつぎのように告白しています。すなわち「世界の実在についてなにかを経験することが、学問上の仕事にとっても可能であること、さらにはこの経験によってわれわれがみずからの力を高め、またこの経験に向ってみずからの生活を調整していくことができるということを、われわれは信じている」（全集一一巻四六五ページ）とフロイトは述べています。[2] そして真に創造的な信念はすべて、mysterium tremendum〔おそるべき神秘〕、すなわち予感にみちたおどろきの契機、さらには「怪物的な」みえざるものに直面しての恐怖の契機をはらんでいるのですが、フロイトの場合も、まさしくそうなのです。わたくしは思うのですが、あの見えざるもの、すなわち衝動こそ、フロイトの homo natura〔自然人〕をあらゆる生命の根底に結びつけ、ほかの人たちの自然人の理念にもまして、これをきわ立たせ、特徴づけるものだったようです。七六歳になってなおフロイトは、つぎのように書きしるしています。「駆り出されているこれら多くの小衝動の背後には、なにか重大な、力あるものが隠されている（これにわれわれは慎重に接近していきたいのだが）という予感が、つねにわれわれを動かしてきた」。「衝動学説は、いわばわれわれの神話であって、もろもろの衝動は神話的存在であり、その不確実さのゆえに偉大である。われわれは研究中、片時もこれから眼をそらすことはできないし、そうかといって、これをはっきりみているというなんらの保証もない」（全集一二巻二四九ページ）。

これらのフロイトの言葉のうちには、生命およびこれに内在する死のもつ荘厳と力を前にした自然探求者の尽きざるおどろき、フロイトの確信するところによれば「われわれすべてがひどく病んでいる」（全集一一巻四六四ページ）とこの人生を前にしたおどろき、さらにこの人生の病いにはなんらの補償（全集一一巻四六四ページ）も慰め(3)も存在しないこと、しかもそれに耐えることこそまさに「生きるものすべての厳粛な義務」であること（一一巻三四五ページ）などが物語られています。この義務を果すことは、われわれが死に対して覚悟するときにのみ、可能なのです。つまり《Si vis vitam, para mortem》〔もし生きることを欲するならば、死を用意（覚悟）しなければならない〕のです。というのは、われわれが誠実さをいままで以上に重視し（全集一〇巻三四五ページ）、とりわけ死に対する誠実さを重要視するときにのみ、われわれは生きることに、「よりよく耐えうる」からです。つまり「悲痛なこともまた、真実でありうる」（一一巻二九二ページ）のです。フロイトは誠実さのなかに、人類の本来的な身分意識をみてとったのでした。かれは、だれかが「心理学的にいって、あいも変らず自分の立場以上の生きかたをした」ときに、それが友人であれ、敵であれ、その個人に、また人類一般に対して、腹を立てるのでした（たとえば一〇巻三四五ページ、一一巻二三一ページ）。それは精神的な切迫から精神的快楽を、現実の苦境からみせかけの幸福をつくる虚偽だからです。かれは、ニーチェと同じくこうした行為のうちに、私的および文化的偽善のすべてを見抜いていました。フロイトは、ニーチェにおとらず徹底的にかつはげしく、かれの理念のもつ神の委託を充実させながら、だがニーチェの灼けるような警句のきらめきの代りに厳密に体系的な、経験科学的な巨大な暴露技術の大系を構築していくことによって、神経症と呼ばれるスフィンクスの謎のヴェールをはじめてひきはがしたのでした。すなわち「それはなにか」という問いに対して、かれは「人間である」という永遠の答えを与えるのです。やがてかれは「生と死」の原主題におもむき、そこから、「善と悪」という人類の原主題の明確な尖鋭としての「真と偽」という主題が生じてきます。しかもここでフロイトにとって問題は、たがいに排除的でなく、むしろたがいに制約し合う対立でした。『快楽原則の彼岸』という著作のなかで、エロスと死との結婚と争いが説かれていますが、これはフロイトにとっては、重大な制限を伴ってであるとはいえ、はじめから悪と善についてもいえることでした。すなわちかれはつねに、悪のうちに善の必然的存在原理をみ、人間における「加虐的」傾向にひそむ破壊欲のうちに、善と慈悲と文化の存在原理をみ、憎しみのうちに愛の存在原理を、敵意のうちに友情のそれを、悲しみのうちに喜びのそれをみるといった具合でした。これに反して、かれの学説はこの関係を逆にみることを許さなかったのです。

悪を積極的に評価し、これを存在にひそむ作用力とみる点で、フロイトは、悪のうちに抑制的、消極的なものだけをみるアウグスチヌスやフィヒテと対立しています。だがフロイトはある点で、ヤーコプ・ベーメ、フランツ・フォン・バーダー、シェリングに近いのです。（だがさらに、後述するように、ゲーテのメフィストフェレスやニーチェをも想起していただきたい。）たしかにフロイト学説一般は、われわれがこれを、生命原理のもつ二重性、およびこれに由来する発展と抑制の争いに関する上述の哲学者たちの学説と対照してみるときに、はじめて正しく評価できるように思われます。すなわちかれらは、創造生成に関与している相対立する諸力[4]に人間が根源的に結びついているとする点で、フロイトと一致していながらも、両者の見解には、「自然人《ホモ・ナトゥーラ》」の理念のなかに深く根ざした根本的なちがいが認められ、しかもこのちがいこそ、フロイトの理念を正しく照らし出してくれるのです。むろんわたくしはここで、両者の立場の方法論的ちがい、たとえばシェリングにおける形而上学的潜在力からの哲学的演繹と、フロイトにおける人間の経験的態度様式に関する体験と分析からの科学的帰納とのちがいを考えているのではありません。こうしたちがった二つの精神的方向は、下降と上昇の二つの道がたがいに「抵抗し合い」ながらも、結局は必然的に一つの調和と統一へと結合されていくとする古いヘラクレイトスの見解によっても、すでに考えられているところです。わたくしはむしろ、つぎの点でのちがいを考えています。すなわちさきのシェリングは、フロイトと同じく悪を積極的に評価しながらも、その反面、存在における作用力として善を認めているのですが、このことがフロイトにはいえないのです。

ここでわたくしたちは、きわめて重大な事実に直面します。すなわちフロイト学説においては、「善」とか道徳的なものは、アウグスチヌスやフィヒテの学説と正反対に、ただたんに否定的な力、すなわち抑制し、制限し、判決を下し、抑圧する力であって、けっして根源的、積極的な、つまり開放し、創造していく働きをもっていないのです(5)。「利己的な衝動を社会的衝動に変えること」はすべて、それゆえ当然こういってさしつかえないと思いますが、悪しき本能と意向を善なるそれらに変えていくことすべては、フロイトによれば、強制によって行なわれるのであって、しかももともとは、つまり人間の歴史においては、外的な強制だけで行なわれ、のちにこうした変化の遺伝的素因がつくられ、これが「生命自身のうちに」受けつがれ、高められていったというのです(一〇巻三二四ページ)。しかもこの全体的「進化」の方向には、「外的な強制の内面化がひそんでいる」というわけです。つまり「特別のこころの法廷、すなわち人間の超自我が、この強制を自己の支配下にとりいれる」のです。「子供はすべて、こうした変化の過程をたどり、この変遷によってはじめて道徳的、社会的になる」(一一巻四一八ページ)のです。周知のようにこの変化は「性愛的諸要素の混合によって」行なわれます。すなわち「人びとは、愛されることの方を有利と評価するようになり、そのために、ほかのもろもろの利益を否定することができる」(一〇巻三二四ページ)のです。それゆえ文化は、

「衝動の満足を断念することによって獲得されたものであり、つぎの世代の人たちに、かれらが同じく衝動を断念するよう、要求する」(一〇巻三二四ページ)のです。こうしてわれわれは、いたるところで「自然人」の理念を、いわば純粋培養の形でみることができます。すなわち生命衝動、快楽の満足(より大きな利益のためのより小さな利益の放棄)、家族が原型となっている社会の側からの強制と圧迫による抑制、外的強制から内的強制へという個体発生的および種族発生的変化、ならびにこの変化の遺伝という意味での進化の歴史などです。(わたくしはここで、この学説の詳細、たとえば獲得特性の遺伝とか、道徳上の問題をとびこえるだけで、それの解決にはならない外的強制から内的強制への変化とか、歴史全体の自然史への還元とか、先験的、人間学的な本質可能性と、経験的、生物学的な進化の事実との混同とか、これら一切の仮説的要請にはふれずに、ただつぎの事柄を述べるにとどめたいと思います)。すなわちわれわれは、この学説のなかで、人類の歴史上の「自然的」原人という意味での自然人《ホモ・ナトゥーラ》と、個人の生活史上の自然的原人、つまり新生児という意味での自然人《ホモ・ナトゥーラ》を区別しなければなりません。ゲーテの原植物が、一個の植物というよりも、有名なゲーテとの対話のなかで、シラーがおどろいて語っているように、一つの理念であると同じく、フロイトの原人も、現実の人間というよりも、一つの理念であります。しかもそれは、(ゲーテの場合のように)直観的に自然を追創造して観取されたものではなく、自然の技術のうちへと理論的にはいっていき、苦心のうちに創りあげられた理念です。したがってこの原人は、人類史の起源でも初めでもなくて、自然科学的研究の要請なのです。

これと同じことが、新生児の意味での自然人にもあてはまります。つまりこれも、現実の人間ではなく、一つの理念であり、事実上の初めではなく、生物学的、科学的省察と還元の要請なのです。これら二つの生物学的理念はともに人間を、その真の歴史性については、すなわち道徳性、文化、宗教、芸術といったものの可能性については、tabula rasa〔白紙〕としてみるわけです。そしてこの二つの理念のただひとつのちがいは、新生児という意味でのこの白紙がすでに、一定の生物学的特徴をそなえていて、これの基本線にしたがって、その後の文化の発達が営まれなければならないという点です。だがここでわれわれは、学問的認識の限界がある場合にいつも、白紙《タブラ・ラーサ》ということがいわれることを、知っておかなければなりません。このことは、ロックの場合も、フロイトの場合もそうでした。[6] 白紙《タブラ・ラーサ》の考えは、断じて最初のものではなくて、つねに窮極のもの、つまり人間の経験全体を特殊の経験様式に制限し、還元していく科学的弁証法の最終的成果なのです。白紙《タブラ・ラーサ》の考えのもつ弁証法的機能は、認識がみずから超えることのできない限界に達した、ということを明らかにしている点にあります。つまり経験全体からみるとき、白紙の考えは、一定の否定の象徴、弁証法的限界の表現なのです。

さてわれわれがいまこの象徴を現実として、つまり人類の歴史の実際の始まりとして措定するとき、われわれは、自然と歴史と神話との歴史的関係に関する非常に示唆にとんだ科学的逆転劇を体験します。[7] われわれがふつう、人類史の最古期に神話を見いだし、祭祀と神話の伝承と伝記から脱皮して歴史がでてくるのを見てとり、のちにこの歴史のなかで初めて自然に関する学問がつくられるのをみるのに対して、いまや自然科学は方向を逆転して、初めに自然科学的構築の産物たる自然人の観念を措定し、ついでこの自然人の「自然の発達」から歴史を考え、さらにさきの自然とこの歴史とから、神話と宗教を「説明」しようとするのです。ここでいま初めてわれわれは、自然人の理念を、そのまったき意味においてみてとることができます。つまりこの理念は人間を、衝動と幻想のなかにはめこめてしまいます。つまりこれは衝動と幻想の力の緊張から、芸術と神話と宗教とを発生させようとするのです。

わたくしがフロイトの自然人を理念としてだけ特徴づけるとき、この「だけ」はもちろん、学問の上で価値を低めるという意味に誤解されてはなりません。学問は一般に理念だけで研究するものです。しかもたとえば原植物の理念が単に、自然の「植物的」創造の仕方をおおっているヴェールをはがし、実際の個々の植物を、この啓示の光のうちに指示するだけに終始して、経験的実証を個々の植物について行なうことはのちのちの研究にまかせているのに対して、自然人の学説の場合には、ただ学問的な研究だけにはとどまらず、それ以上に実践的に働き、「なにごとかをなす」、つまり健康にするという行為をおこないうるのです。

自然人《ホモ・ナトゥーラ》の理念を自然科学の学説に仕上げること、および医学的心理学にたいするその意義

フロイトがみずからの人間の理念を理論的に構成するための方法的手段として用いたところの弁証法的還元操作は、細部にいたるまでことごとく自然科学の手段です。つまり世界の現実について何事かを経験しうるというフロイトの信念は、本来この手段においてささえられており、生命の謎と猛威を前にしてのかれの驚嘆は、この手段によって苦しい一歩ずつの歩みのうちに、模索されていきます。かれは、決して自分の研究対象だけに眼を向けることなく、同時につねに研究の精神的道具たる方法を注視することによって、この還元操作自体のもっとも主要な要点のいくつかをみごとに記述したのです。ここに見出されるのは、同質でないものの同質のものへの還元ということです。すなわち精神-分析的探求の示すところによれば、「人間のもっとも深い本性は衝動興奮のうちに存在しているが、この衝動興奮は要素的性質のものであって、すべての人間において同質であり、いくつかの根源的な欲求の満足を目指している」（全集一〇巻三二二ページ）。「心理学的研究のもっとも重要かつ不明の要素は、有機体の諸衝動である」（全集六巻二二三ページ）。ここにわれわれは、「質的に異なった化合物を、諸元素の結合関係における量的変化へと」（一一巻一六八ページ）還元する化学に似た操作がなされているのをみます。そしてわれわれはここでもまた、個々の諸衝動や衝動成分を、要素〔元素〕として理解しなければならないのです。ここにわれわれはフロイトの自己告白をみます。すなわちかれの述べているところでは、「すべてが科学的解釈にすぎない」のであって、この解釈のどれをとってみても

「浮動的な諸問題を決定的に解釈するに足る」ものはないのです。つまりこれらの諸解釈は、「観察の素材に応用して、これに秩序と透明性とを成立させるような正しい抽象的観念を導入すること」（一二巻二三五ページ）だけで満足するのです。だがわれわれはここに、とりわけつぎの命題を見いだします。そしてこの命題こそ、精神分析学の要諦であり、その自然科学的方法を、わずかな言葉でもって的確に表明しています。それは「知覚された現象は、われわれの解釈においては、単なる仮説的な趨勢の背後に退かねばならない」（七巻六二ページ）という言葉です。これこそ真の自然科学的精神です。なぜなら、いかなる自然科学も現象をどのようにか操作できるわけのものではなく、自然科学の本質は、諸現象からできるだけすばやくそして根本的にその現象性を剝奪することにあるからです。[8] ゲーテがニュートンの光と色彩の学説をどうしても受けいれることができず、認めることができなかった主要な理由も、周知のようにこの点にあったわけです。自然科学的認識は、歴史的認識と同じく、完了形的です。だがランケも述べているように、歴史学者が、いったい事実はどのようであったかを問うのに対して、自然科学者は、それがそもそもどのようにして生じたかを問います。これらに対して、深い意味で独立の科学である心理学の認識は、現在形的です。[9] というのは、心理学の認識は、いったいどのようであるかを問うからです。つまりこの「ある」という現在形のうちにこそ、自己と世界、ならびに過去と将来の両極が「現在的に」保存され、同時に滅却されるのです。

フロイトが世界認識、経験、研究、理性について語る場合、つねにかれはこのような自然科学的世界認識の仕方を考えています。かれはこう主張します。「慎重に検討された観察を知的に加工すること、つまりひとが研究とよぶ事柄以外には、いかなる世界認識の源泉もない。これ以外の啓示、直観、予言などに基づく知識も、世界認識の源泉たりえない」（一二巻三一九ページ）と。そのかぎりで、科学は驚かせたり、慰めたりする意図をもっていないし（五巻二一一ページ）、科学はなんらの「意図傾向」をも知りません（五巻二〇七ページ）。だが科学は、このような性格をもっているからこそ、またびくともゆるがないのです。「理性と経験にいつまでも対抗できるものはなにもない」（一一巻四六四ページ)「理性以上の法廷はない」(一一巻四三六ページ)のです。こういう場合フロイトは、これが一定の「世界への見方」になっていることを、はっきり自覚していました。精神《ガイスト》という言葉が出てくるのは、かれの著書のごくわずかな個所ですが、そこでかれはつぎのように述べています。「科学的精神は、われわれがこの世界の事物に対してとる特定の立場を生む」(一一巻四四八ページ)。それどころかかれは、学術語が「比喩語」にのみ属しており、したがって世界の現実性を直接的に把握し、再現することは断じてないことを、認めるまでに到ったのです。(10)

上述の事柄から、われわれは自然人の理念を、いまつぎのように正確に規定できます。すなわち自然人の理念は、真に自然科学的、生物学的-心理学的理念であり、いわば有機体という生物学的-生理学的理念、元素とその結合の総体としての物質という化学的理念、光という物理学的理念などと同じく、自然科学的構成概念です。つまり現象しているものの現実性、その特性と独自の歴史性は、「仮定された」諸力、趨勢、およびそれらを支配する法則によって根絶されているわけです。(11)

こうした規範にかなっているフロイト学説は、上述の引用からもさまざまの制限はあっても明らかのように、またかれの師のマイネルトに比べれば、比較できないほど制御され、きちんと整理されてはいますが、やはり自然科学的な認識楽観論であるといえます。しかもこの認識楽観論は、こんにちの自然科学者のそれ——ここで皆さんは、現代物理学の科学的立場を考えていただきたいのですが——ではなくて、一九世紀後半から今世紀の初頭にかけての自然科学者のそれなのです。この自然科学的認識楽観論、あるいはこれに根ざし、これのみによって構成され、自然科学以外の一切の影響を受けつけない自然人の理念こそ、フロイト学説を世界に冠たらしめているわけです。けだし自然人の理念は、フロイトのもつ人道的、人間教育的傾向一切を損うことなく、いやまさにこれらの傾向と結びついて、かれの天才が如実に出ている科学的課題なのであり、またかれがおどろくべききびしさとねばりでもって、人生の移りゆく素材のなかからうち立てた科学的構築なのです。

さてわれわれはいま、さらに一歩進めて、われわれが人間を自然人と解釈し、この解釈の基礎として衝動興奮を考えるとき、このことは人間理解全体にとって、本来どういう意味をもっているかを考えたいと思います。

形式的には、いまわれわれがみてきたように、この解釈は、同質性の基礎の上に、つまり自然科学的意味での同じ類と種の基礎の上に成立しており、内容的には、性衝動、のちには生の衝動＝エロスと呼ばれるところの、避けがたい人間の切迫ないし欲求、およびその満足、代償的満足、拒絶などのさまざまの様態の可能性の基礎の上に成立しています。さてフロイトの場合、むろんつねに「性」は官能性を包含しているわけですが、この「性」がここで前景に立っている理由は、とりわけ神経症における臨床経験からでています。そしてこの経験については、わたくしも、観察を重ねるにつれて、ますます賛成せざるをえませんし、これは、極度の「身体形態的」もつれと多面性のうちに、とりわけ性衝動の「歴史性」とその派生物のうちに基礎をもっているわけです。性の身体形態的意味については、あとでお話ししましょう。性の歴史性については、わたくしは、フロイトがはじめてわれわれに教えてくれたような、性の非常に複雑な生物学的-心理学的発達だけでなく、とりわけ共同人間との関係を通じて規定されていく内的生活史の構成における性の力と意味を考えます。飢餓と渇きとは、こうした意味では歴史形成的な力ではありません。[12]

飢餓が「歴史的」に働く場所があるとすれば、それは生活史的にではなく、たとえばフランス革命とか、極地探検の場合のように、「世界」史的に働くのです。しかも飢餓は、少なくとも生理学の実験室のそとでは、重要な歴史をもっていません。渇きについて一言しますと、わたくしは、酒飲みが「彼の」酒に対してもつある程度まで生活史的な「調和的な」関係が問題になるような場合に、渇きを説明のために用いたくありません（五巻二〇九ページ）。ともかくフロイトは、まさしく飢餓を例にとって、平均化し同質化する衝動力をたくみに記述しました。つまり飢餓は、この場合、「自然人」の構成における「不変の要素」の役割、それゆえ恒常性と交換可能な同一性の役割にふさわしいのでした。かれはいいます。「さまざまに性質の異なる多くの人たちを、ひとしく飢餓にさらしてみたとしよう。さけがたい食物の欲求が増してくるにつれて、いままでの個人の差異はすべて消え去り、これに代って、いやされざる衝動が画一的な外観をとって現われてくるだろう」（五巻二〇九ページ）。この場合、フロイト流にいうと、衝動の拒絶が高まるにつれて、衝動の「心理的意味」、あるいは「心理的価値」の高まりが生じてきます。だが一方、フロイトにとって、衝動の満足とともに、その心理的意味が「一般に非常に低下する」かどうかが、疑問のようにみえます。ともかくフロイトは、「性衝動自体の性質のうちにあるなにものかが性的満足の実現にとって不都合であるということ」（五巻二〇九ページ）の可能性を信じなければならないと考えるのです。こうしたまったく意想外でもない可能性は、性がなにゆえ他の衝動よりも大きな意味をもっているのか、という問いの答えに対するいまひとつの示唆になりそうです。

それはともかくとして、われわれにとって大切なことは、フロイト学説が、人間存在の多様な本性を画一化し均一化する「一般的」切迫ないし欲求、およびこれに特有の心理的意味といった平面から始まっている、ということです。周知のように、われわれはこの平面を、われわれの用語で身体性（*Leiblichkeit*）ないし生命性（*Vitalität*）とよびます。したがってフロイトの homo natura〔自然人〕は、homo vita〔生命人〕と呼ばれてもいいわけです。ルソーの自然人の発想源が、人類を幸福にするユートピア、慈愛にとむ自然の腕から生まれた人間の普遍的天使性のユートピアのうちに存在し、いわば homo natura benignus et mirabilis〔慈悲深い、おどろくべき自然人〕という発想源であり、ノヴァーリスの自然人の発想源が、身体性の魔術的理念化と精神性の魔術的自然化のうちにあるとすると、ニーチェおよびクラーゲスの自然人の発想の源は、フロイトの場合と同じ平面にあるようです。すなわちひとしくこれらの場合、人間がその存在の根底において何であるかを規定するに際しての判事の権能は、身体性なのです。「数時間の登山は、無頼漢と聖人を似たり寄ったりの二人の人間にする」とニーチェは述べ、クラーゲスはこのニーチェの言葉を、くわしくたち入って考究しています。つまり、すでにレーヴィットがまさに適切に注意しているように、(13)聖人と無頼漢とは登山を前にして、身体的構造に関しては、本質的に区別される必要はないというわけです。性欲と食欲の切迫に加えて、ここではからだの疲労と消耗が切迫してきます。性欲の身体的および心理的「意味」は、たとえこれが「食物的領域、ないしは生命的」、植物的領域の身体的、心理的な意味にくらべてはるかに深刻で多面的なものであるとはいえ、ひっきょう、身体性から出発している点においては一致しています。もちろんわれわれは、人間解明における「からだ」の積極的評価の重要性と必然性とを、いささかも誤認するわけではありません。こうした積極的評価こそ、たとえばプラトン[14]はじめ、ギリシャ哲学全盛期のギリシャ人一般に特徴的でしたし、新プラトン主義やキリスト教において初めて、これが否定的なものに変えられたのです。だが、人間存在全体についての判決権能が身体とその欲求に与えられると、人間像は「一面的」になり、存在論的にゆがめられてきます。なぜならこの場合、「からだ」としての人間の本質、すなわち人間がからだの「なかで」、あるいはからだに「即して」感じとり、からだによって知覚し、場合によってはからだによって表現（クラーゲス）するものだけが、実在として、現実として認められ、体験され、察知され、苦痛として受取られ、あるいは見失われることになるからです。そうなると、これ以外のすべてのものは、必然的に「上部構造」、すなわち「捏造」（ニーチェ）、醇化（昇華）と錯覚（フロイト）、あるいは反抗者（クラーゲス）[15]になってしまいます。もちろん、クラーゲスの場合、身体と精神《ガイスト》（意志）との間にこころ《ゼーレ》が、ニーチェの場合は体験が、フロイトの場合は心的装置ができます。しかしこれらはすべて、身体性が必ずしも人間解明の本来の動機的基盤にならない、ということを意味してはいません。すべてこれらの先達者たちがわれわれにもたらした新しいものは、こうした事態によって与えられたのです。しかしこの新しいものは、人間についての人間の経験全体のなかに組み入れられ、人間学的に明らかにされなければなりません。人間学的照明と解釈のもつ新しさと必要性はとりわけ、フロイトという天才的な研究者のまなこが身体性の動機的基盤を性欲の動機に先導されて区分した場合の個々の領域的動機について、あてはまります。わたくしはいま、口と肛門、ペニスとワギナ、視覚と触覚、胸と腹といった官能領域の動機を考えています。ごくわずかな名前をあげてみただけでも、プラトンからフランツ・フォン・バーダー、シェリング、ニーチェといった偉大な思想家たちが、人間は精神のすみずみにいたるまで、身体形態的に生き、体験しているのだということをよく知っていました。だがそれにしてもフロイトこそ、体験の本来的身体形態学《ソマトモルフォロギー》、すなわち自然科学的観察と構成の上に立った体験の身体形態図をわれわれに与えてくれた最初のひとでした。そしてこれの人間学的意味は、どんなに高く評価してもしきれません。わたくしは別のところで(16)この意味を、とりわけ精神療法の人間学をも考慮にいれて示唆し、同時に、この身体形態図がどの方向において完成されるべきかを指摘しました(17)。

しかしながらクラーゲスの場合、情念（Pathik）と表現（Ausdruck）という観点から、ニーチェの場合、状態性（Befindlichkeit）の観点から（上述の警句を参照）、加えて両者ともに、生命の充満と貧困の観点から、身体性が考えられているのに対して、フロイトの場合、それは、無意識ないしエス、すなわち欲求、衝動、感情、激情などの制御されないカオス、一言にして快楽原理の観点から考えられています（『自我とエス』六巻三六八ページ参照）。つまりフロイトの自然人は、たんに力への意志ではなく（もちろんこれも含むわけですが）、同時になにかへの「意志」であり、力への意志は、これの特殊例をあらわしているにすぎないのです。つまりこれは、快楽への意志、「生命」への意志、「未知の、支配不可能の力」、しかも自然人を生かす力の解放による生命の高まりへの意志なのです。それゆえここで人間は、その存在の根底において、身体性であり、衝動とよばれ、宇宙的生命の究めつくしえない流れから予感的に生れてくるもの、強力な力をもち、しかも視ることのできない神話的なものの産物であり、また受身の玩弄物なのです。

ここでは普遍的生命という神話から、非常に複雑な、科学的経験にもとづいた、個人の生命に関する学説、すなわち人間の「個」とその生物心理学的個体発生ならびに種族発生に関する学説がつくられています。個人の生命も、その深みにおいては混沌、暗黒、不可解であり、「組織化された」自我と比較し、対照してのみ、消極的、近似的に記述できます。つまりそれは、「ぐらぐら沸騰する興奮のはいっている鍋」に似ており、「その末端は身体的なものに開かれており」、したがって「この身体的なもののなかに、自己の心理的表現をみいだそうとする衝動欲求」を、みずからのうちにとりいれるのです。もっともこの場合、どのような基体にとりいれるかということはいえませんが。「個人的生命は、衝動からエネルギーをくみとり、エネルギーを充満させるが、なんらの組織化をもたず、なんらの全体的意志ももたらさず、ただ快楽原理にしたがって、衝動欲求を満足させようと努めるだけである。エスにおける現象過程には、論理的思考法則はあてはまらない。とりわけ矛盾律は妥当しない。相反する衝動興奮が、一方の興奮をなくしたり、一方が他方を派生させるというのでもなく、たがいに並存しており、たかだかエネルギー排出への強力な経済的強迫の下に、妥協形式が生ずるだけである。否定と同列的におきうるものは、エスのなかには一切ない」(一二巻二二八ページ)。またここには、時間表象に相応するものがなく、「心的過程を時間の経過を通じて変えていくこともない」のです。「明らかにエスは価値づけとか善悪や道徳を知らない。経済的ないしは量的契機が、快楽原理と密接に結びついて、あらゆる心的過程を支配している。エネルギー排出を要求する衝動充当こそ、エスに存するすべてであると考えられる。この衝動興奮のエネルギーは、ほかの心理的領域の場合とはちがった状態にあり、より容易に動きうるし、また排出されうるらしい。というのは、こう考えない以上、エスに特徴的なあのずれ(移動)とか圧縮が現われるはずはないし、また——自我において観念表象とよばれるような——充当されたエネルギーの質が、ここであのように完全に無視されることもないはずだからである。こうした事柄は、このようにしか了解できないのではなかろうか!」(一二巻二二九ページ)。フロイト学説の精華に属する「エス」は、それゆえ、以前に「無意識界」とよばれたものの特徴をすべてそなえています。もっともいまでは、こういう言い方はなされず、「自我の一部と超自我」もまた無意識的である、と考えられるようになってきました。

いま皆さんはおそらく、身体性がここではエスの観点から考えられている、ということの意味がおわかりでしょう。つまりここで身体性は、衝動の混沌たる貯蔵池であり、この池ははっきりした限界なく、心理的なものに移行していきます。つまり衝動は「身体的なものと心理的なものの境界概念」であり、そのときどきの「心的表現」ないし心的な意味ももっているわけです。したがってわれわれはまた、つぎのように言うこともできます。つまり身体性はここではすでに心情的にも規定されており、同じく心情的なものもすでに身体的に規定されているということができるのです。しかしそのことをもってしては、われわれはまだからだ自体、有機体自体に達したわけではありません。有機体は、フロイトにとっては、身体性や衝動性以上のものであり、それは同時に「身体《ケルパー》」、すなわちここではとりわけ知覚と運動の器官でもあります。このような器官として、有機体は、エスに対立して「組織化され」「擬人化された」(!)自我、文化のはたらきによってエスから生じた意識的人格性である自我と密接な関係をもつのです（『自我とエス』および『精神分析入門』三一講参照）。それゆえここでは、身体性《ライブリッヒカイト》ないし衝動性は植物神経的なものと、身体《ケルパー》はチューリヒの生理学者ヘスの意味での動物神経的なものと関係をもつことになります。しかも両者は、さきにもふれたように、心的装置に移行し、これときわめて密接に関係します。しかしここではさらに、フロイトの精神分析以前の研修期の契機、すなわち神経生理学的契機が加わります。この点に関しては、わたくしは、スイス精神神経学雑誌のフロイト記念号に書いた論文のなかでくわしく述べたので、ここではくりかえさないことにします。ただ一言ふれますと、この契機は心的装置全体の構成にあずかっています。というのは、『夢判断』のなかで（二巻四五六ページ）、心的装置は「解剖学の標本として考えていい」ことが述べられているからです。もちろん、フロイトは、心的装置をなにか解剖学の標本に限局してはならないことを、おおいに警告していますが（二巻四五六ページ）、それでもなお、失語症の障害およびこれに結びついて構成されている言語器官に関するフロイトの臨床経験と見解とは、最後までかれの理論的考察のなかにはいっています。

さてここでは、身体性《ライブリッヒカイト》と「身体《ケルパー》」の上に立てられたフロイトの心的装置の構築に、これ以上ふかくはいっていかないことにしますが、しかし次にもう一言だけ述べておきたいと思います。フロイトの心的装置は、一見しては、胸部内科専門医が心臓や肺の所見をかきこむ器官図にも比較できます。しかし内科医が、器官図をつくりあげるために、鉛筆と紙をつかって、器官を図式的に摸写するのに対して、フロイトは、無数の臨床経験、および苦労を重ねた思弁的加工から、初めて器官自体をもつくらなければならなかったのです。というのは、心的なものが始まると、もう作図はできなくなるからです。したがって心的装置は、器官であり、同時に図式でもあり、「局所的」組織と審級の総体でもあります。つまり一方で、この組織と審級の力動的働き方と経済的効果が、他方では心的生活とその異常に関する徹底的検査と研究および確認のための図式が、心的装置の概念のうちに含蓄されているのです。フロイトによれば心理的障害は、これが全体的図式との関係において見きわめられないかぎり、正しく研究され、確認され、理論的に考究されることにはならないのです。たとえば一例だけをとりあげて、不安に問題を限局した場合（『精神分析入門』三二講参照）、普通の臨床精神医学的研究とは反対に、心的装置のさまざまの組織と審級に対する不安の関係を明らかにすることによって、フロイトがなにをなしたかを考えてみて下さい。同じことが抑圧の概念についても当てはまります。この言葉は、もちろん心理学的概念一般としてではなく——心理学的概念一般としての抑圧は、ほかの人びとによってすでに知られており、ばらばらに警句的には用いられてきたわけですが[18]——、フロイトはむしろこれを、機能あるいは機制として、あらゆる複雑な個々の機制と関連づけて明らかにしたのであって、これが、かれの最も偉大な科学的功績の一つでした。人間の精神生活について、数学的函数方程式のことばで一つの命題が公式化されるまでに、どれほどの学問的研究と思索作業の圧縮が必要であったかを、事柄から遠ざかっているひとだけが、見落とすのです。フロイトは、抑圧の働きが抑圧されたものからのあらゆる派生物を意識からしめ出す、と主張するのはあやまりであると述べたことがあります。というのは、もしこの派生物が、抑圧された表現から十分に遠ざかっていたとしたら、「歪曲することによって」、つまり多くの挿入された中間項によって、この派生物は容易に意識に達しうるはずだからです。ここでフロイトは、つぎのような数学の公式にも似た言葉で要約します[19]。これら（「派生物」）に対する意識の抵抗は、あたかも最初に抑圧されたものからの、派生物のへだたりの函数のようにみえる（五巻四七〇ページ）と。

こうした数学的公式化は、経験的事実を非常に圧縮した結果（自由連想、抵抗、象徴的表現などの領域の研究結果）なのですが、この（フロイトの）数学的公式化と比較するとき、ヘルバートの「観念表象の動力学」についての数学的公式化は無意味な机上の遊戯にみえます。自然人の理念が、心的現象を数学的函数方程式に公式化する可能性にまで及びうると主張する場合、この主張のなかには、フロイトの生涯の研究が公式的に表現されているわけです。つまりこの主張はまさしく、フロイトがつぎの事柄の証明に成功したことを意味しています。すなわち心的機制の支配は、一見してはまったく自由な人間精神の領域にまで及んでおり、このことによって初めて、人間精神をいわば機械的に「修理」しうる可能性（精神分析的暴露技法、転移の機制による抑圧の除去と退行）が与えられるのです。フロイトは、これによって思いがけない仕方で、機制の例外のない普遍的拡張というロッツェの主張[20]を確証したのです。

ところで心的装置の全機制は、周知のように、深淵から、エスから出て、衝動性一般の心的代表者、すなわち願望によって動かされています。願望するということは、フロイトの自然人を束縛している唯一の意味方向です。だがすでにこのことは、原始人をも含めて人間存在を一般的に破壊してのみ説明可能の構成です。というのは、現実の人間は、原始人でさえも、決して快楽一般を求めるのではなく、なにか特定のもの、それを所有し、あるいは体験したときに自分に快楽を与えてくれる特定のものを求めるからです。しかしわれわれは、このことによって直ちに、意味の領域、あるいは意味の個々の開示、個々の意味関連の中核へとはいることになります。われわれは、衝動と幻想との間に閉じこめられている、願望だけしかできない人である、と考えます。そして逆に、こうした人を考え出すときにのみ、われわれは、人間の実存の根源的な在り方、たとえば宗教的、道徳的、芸術的な在り方を、幻想であると説明し、あるいは幻想への欲求に還元できるのです。つまり願望することは、人間一般にそなえられているのではなくて、自然人に装置されている心的装置にのみそなわっているのです！　この装置とその個々の働き方を根本的に動かしているもの、これが願望なのです。フロイトはこのことを、おどろくべき首尾一貫性をもって、かれの学説のなかで論じ通し、とりわけ夢の働きの機制の領域でつっこんで論じています。夢の働き（顕現夢でもなく、潜在的な夢の思考や覚醒時の残渣でもない夢の働きそのもの）が、願望の動きを通じてのみ行なわれるという事実こそ、心的装置の学説の必然的要請であり、また経験から識られた事実性でもあったのです。これを循環論法という意味での詭弁だと感じるひとは、自然科学的方法そのものを理解することができないのです。というのは、心的装置は、経験の事実性からの理論的圧縮であると同時に、「経験」はこの圧縮の理論的証明だからです。こうした循環論法は、すべての自然科学の場合に、ひとしくみられるものです。さてこの願望が無意識でなければならないということは、エスについて詳論したいまは、当然あきらかなことでなければなりません。だがそうかといって、このことは、無意識的な夢の願望が「愛の学説」を発明した、ということを意味してはいません。むしろ逆に、学説が経験をこのように理論化する、そして学説と経験とのあいだに全体を通じての対応があるのだ、といわなければなりません。フロイトはいみじくも、その本来の学問的貢献がこの理論化の営みにあると考えました。象徴解釈という「実践的課題」がかれにとって主要関心事であったのではなくて、「理論的課題」すなわち心的装置の個々の作業様式の仮定された「過程」を説明するという課題がかれの関心事でした。たしかにこの二つは、ともに「新しく創り出されなければなりませんでした」。一つを欠いた他のものは考えられないからです。しかしとりわけ理論的課題に対する研究者フロイトの自負は、見落とすわけにはいかないし、まったく正当です。たしかに『精神分析入門』二九講（一二巻一六五ページ）には、「夢作業の過程はそれゆえ、いままでにまったく知られていなかった、まったく新しい、異質なものである」と書かれています。しかしすでに精神分析の運動の歴史のなかで、ユングに対立して、かれは、一八九七年の精神分裂病の分析のなかで、「最も重要な事柄は、症状の意味の判断ではなく、罹病の心的機制であった」（四巻四三五ページ）と主張したのでした。フロイトの精神分析から離反するすべての運動は、かれの理論的中核を捨て去ることでありましたが、これは、きわめて容易になされはしたものの、同時に、かれらの立場は、一言でフロイト流精神分析と呼ばれうることの権利を失いました。というのは、フロイト学説をきわ立たせているものはまさしく、人間の自然的組織、およびこれと環境的要因との衝突という与えられた諸条件から、機械的必然的に出てくるものを、いたるところで示す努力です。そしてこれこそ、われわれが機制の発見とよぶものなのです。ここではいたるところ、自由に代って必然性が、熟慮と決断に代って機制があらわれてきます。このことによって、われわれは医学の領域にいるわけです。というのは、すでにロッツェが有名な本能に関する論文のなかで述べているのですが、「かりに機制ではなくて熟慮が、健康を守るのであったら、われわれの健康の問題は、じっさいなんとなげかわしいことになるでしょうか」[21]。皆さんもご存知のように、心的現象の正常な流れを保証し、「守る」ところの機制、たとえば夢の機制を示しただけでなく、まさに心的現象の障害を「組織という与えられた諸条件から機械的必然的に」説明できるような機制（神経症と精神病の機制）をも示し、最後には、機能の障害を修理し、健康の保持をあらたに保証できるような機制（転移機制）をも示したことが、さきに述べた自然人学説の自負であり、満足でもあったのです。ここでこそわれわれは、いわゆる医学的心理学と精神療法のたしかな地盤に立つのです。この自然科学的学説の全領域を征服したことが、フロイトの功績です。もはや彼以後、だれもこの領域において、かれの学説と対決せずしては、学問的業績をあげることはできないのです。フロイト学説が今後、たとえどのように発展していっても、それはつねに、われわれの学問的良心と学問的鋭敏の試金石でありましょう。

ところで医学は、精神医学の分野においても、たんに人間の文化活動の一部分であって、生物学的-心理学的機制をつうじて健康をどのように保護したらいいか、またどの部分が弱く、どうしたら強くなるかといった事柄を研究します。たしかに健康は価値ある人間の財宝の一つであり、健康管理は人間のもっとも高貴な文化的課題の一つです。しかし人間は、身体的-心理的健康以上の守るべきものを持っています！　人間存在の多様性には、人間の戦うことの多様性が、また機制のもつ「例外なき普遍的拡がり」への洞察には、人間存在の全体にとって機制の意味の限界の

あることへの洞察が、当然対立していなければなりません。(22)

人間学の光のなかでの自然人《ホモ・ナトゥーラ》の理念

いままで考えてきたことの主要な成果として、われわれはつぎの事柄をはっきり確認しておきたいと思います。つまりフロイトの自然人の理念は、人間に関する人間の経験全体つまり人間学的経験を、破壊する営みを基礎にして初めて可能な学問的構成だということです。しかしこのことは、わたくしがとりわけ観念奔逸の研究(23)のなかで指摘したように、臨床精神医学と精神病理学、ならびにあのいわゆる「客観的」心理学にみられる自然人についても当てはまります。人間学は、この自然人の理念を照明し、批判するのです。なぜなら人間学とは、ひとの健康を純粋に医学的に守る立場、およびひとの自然従属性一般を純粋に自然科学的に弁明する立場に対抗して、人間の実存に与するものだからです。つまり人間学の課題は、自然人の理念をも、人間のほかの特殊理念と同様、ふたたび解体し、これを人間の実存全体へとりもどし、その「位置」を実存全体のうちに定着させ、実存にとっての意味を確立することです。

人間の本質を、人間としてではなく、自然として、生命として、意志として、精霊（プノイマ）などとして規定し、解釈しようとするとりわけ現代の多くの試論の結果として、人間学は、こうした特殊理念が人間学固有の企てに与えてくれる価値を一切認めないこととなり、そのために玉石混交のまま多くのものを捨ててしまいました。だがわれわれは、こうした人間に関する特殊科学にとっても人間学にとっても同じく危険な、極端な態度をとらないように気をつければ、自然人の理念の人間学にとってのさまざまの意味を、すくなくとも確証することはできるはずです。そこでいま、われわれは、フロイトの理念とその自然科学的完成に問題を限局して、人間学的に考察したいと思います。

人間存在を形成し、保持する心理生物学的機制の総体としてのフロイトの自然人の学説は、まず第一に、人間学的理解にとってもまた、第一級の方法的秩序原理です。この学説は、人間存在のあらゆる分野を、統一的秩序原理に従属させることによって、どのように人間に関する経験のなかに、秩序と組織をもたらしうるかということを示しました。つまり自然科学的認識は、この秩序の道具をそなえることによって、まず第一に「知覚された」現象の多様性と特性と本質連関にささえられ、したがってとりわけ現象学でなければならないところの本来的人間学的了解よりも、概観と秩序づけの範囲と広がりの点で、はるかに大幅に先駆することができました。ここでは自然科学的認識は、本来的な先駆者の仕事、すなわち全体の領域を表示し、特殊領域を限界づけ、測定し、考慮し、弁別し、一応の分類をするといった仕事を行なったのです。こうした仕事は、実用と収益の原理、硬い鉄のような自然科学的必然性に支配されています。こうした仕事で学問的に得られるものは、人間を支配する絶対的力、ひとがゆだねられている力、人間の生命の機械装置を操縦し、調整する力についての知識と認識です。[24] しかしわれわれはここで、現象像を生み出す機械装置は、この現象像の意味とは別であるということ、[25] それゆえ人間は、ラメトリーのいう意味での homme-machine〔人間機械〕以上のものであるということを、つねに留意しておかなければなりません。

機制の理念のもつ第二の人間学的意味はまさに、人間が機械以上のものであること、つまり人間がまさしくこの機械装置に対して、なんらかの態度をとりうることを、機制自身が示している点にあります。絶対的な機械性、鉄のような必然性の裏面は、いうまでもなく絶対的自由でしょう。つまりわれわれが人間を機械的に解釈すればするほど、それだけこの人間はいっそう自由に自分の頭を機械性の上にもたげるようにみえます。われわれが多くのおかげをうけている現代のある著名なフランス人は、「もっとも深い内的自由は、ひとが自己の性格に対してとる態度のうちにある」[26]と述べています。ここでわれわれは、機械性の意味深い人間学的働きに当面します。「自然と精神」、必然性と自由、生かされ、絶対的支配を受け、駆り立てられることと、実存の自発性との間の人間学的緊張は、機械性の意味を知らずしては了解できないはずです。

自然人の機械性への洞察は、第三に、「日常生活の関連における裂け目」（レーヴィット）を発見させてくれます。そしてこの発見によって、われわれは、平穏無事にみえる心的生活のうちにひそむ衝動の切迫をあばくことができるのです。自然人の理念と心理生物学的機制の知識は人間の本質をさぐりあて、その実存的態度をしらべ、研究できるところの確かな検針《ゾンデ》です。機制はつねに否《ナイン》といいます。然《ヤー》りという証明の重みは、自由の側に、実存の側にあります。機制が論争の場にひき出される場合、機制と反対の部分、すなわち実存が、自己主張を行なわなければなりません。実存以外のなにものも、機制の強制に抵抗できないからです。機制が難破するとしたら、それは、実存という暗礁にのりあげたときだけです。しかしここではつねに、快楽原理に基づいた機制が問題になっていますので――フロイト学説ではのちに、快楽原理に反復原理が付け加えられたことについては、ここではふれないことにして――機制ができることは、「快楽と現存在との関連について」（ロッツェ）われわれに解明を与えてくれることです。この問題については、いずれあとでもう一度ふれることにします。

衝動性の総体、機制的必然性の原理に基づいて考えられた現存在の被駆性（Getriebenheit）の、すなわち単に生命的な生衝動の総体としての自然人の理念は、第四に、花弁が植物学にとって統一的形態的原理を意味するのと同じく、人間学の統一的「形態的」原理、すなわち形相原理を意味します。フロイトの衝動は、あらゆる人間学的変態ないし変形の基礎にある原形相ないしは原形態であります。しかしながらゲーテの植物の変態においては、花弁の原形相が、花、花粉と雌蕊として、また蕚、種子、果実として変遷し、原形相としては消滅していき、形相理念としてのみ存続するのに対して、フロイトは、人間のあらゆる変態（Meta-morphose）〔すなわち超・型態化あるいは変・型態化〕ないし変遷のなかに、破壊されずに、たえず存在する事象要因としての衝動自体という原形相をつねにみるのです。このかぎりで、フロイト学説には、ゲーテや、さらにニーチェとは反対に、本来的な変遷の概念は生じてこないのです。

われわれの「なしうるわざのすべて」は「われわれがみずからの実存を、実存するために止揚すること」にある[27]、という一文をゲーテが書いていますが、フロイトだったら——たしかに彼は自分自身の実存のなかでこれを具現してはいますが（後述二五〇ページ以下参照）——こういった文章は絶対にかけなかったでしょう。というのは、フロイトは、その学説のなかでは重点を、実存の変遷にではなく、変遷においても変らざるもの、すなわち衝動に置いているからです。だが人間学的見地からすると、変遷のうちにある統一的原形相と、変貌し消滅していくこととしての変遷の多様性とが、ともに考慮されなければなりません。変貌し消滅すること、形態の変《メタ》、変形《トランスフォルマチオ》の変《トランス》、すなわち一つの岸から新しい岸へと移ること、このことこそ変遷全体を形成するのです[28]。他面、プラトンのティマイオスを直接に想起させるような（そしておそらく事実、ティマイオスを思い出して書かれたのでしょうが）、深い思想をもった次の文章を書いたのも、ほかならぬゲーテでした。「自然が、その生命なき原初において、それほど根本的に立体的でなかったとしたら、自然はいかにしてついに、はかりがたい無限の生命へと到達したのであろうか？[29]」。ここでもわれわれは、強調点が変らざる形相原理におかれているのをみますし、またティマイオスにおけると同じく、自然からいわばその技術の不変の原理がききとられているのをみます。これをフロイトにあてはめてみますと、われわれはこの文章をつぎのように書き改めることができそうです。すなわち「人間が、その生命的原初において、それほど根本的に衝動的、機械的でなかったとしたら、人間はいかにしてついに、はかりがたい無限の精神的生命へと到達したのであろうか？」と。フロイトは、生命の多様性を、一つの原理から、あるいは形相破壊的な死の衝動原理をつけ加えれば、二つの統一的原理から説明しようとしますが、ここにも自然科学者フロイト、さらにこういってよければ、自然哲学者フロイトが姿を現わしています。しかしながら人間は、すでに述べましたように、たんなる機械的必然性と組織ではなく、ましてやたんに世界でもなく、世界のうちに在るだけでもなく、その現存在は一般に、ハイデガーがみごとにわれわれに示してくれたように、世界内存在として、つまり世界の投企と開示として、初めて了解されるのです。このかぎりにおいて現存在はまた、必然と自由の区別、「閉ざされた」形相と「開かれた」変貌の区別、形態の単一性、形態の放棄、新しい形態への変貌などの区別の可能性に対する原理なのです。

しかしながらわれわれはまず、機械性と自由、「自然人」と実存、自然科学と人間学を相対立させることが、いったいなにを意味するのか、またどのようにしてなされうるのか、といった事柄の詳細にはいっていかなければなりません。

人間を一般に対象化するすべての心理学において、とりわけ現代の自然探求者たち、フロイト、ブロイラー、フォン・モナコフ、パブロフ[30]たちの心理学においては、一つの裂け目、亀裂がみられ、しかもこの亀裂をみるとき、ここで全体的人間、全体としての人間存在が学問的に研究されるに到っていないことが明らかになります。われわれは到るところで、この種の心理学のわくを越えてあふれるなにものかをみます。(このなにものかこそ、自然を探求する心理学者たちにとっては一顧にも価しないのでしょうが、人間学者にとってはまさに決定的なのです)。フロイトだけにかぎっていっても、われわれは、かれの著書のどのページをひらいてみても、このなにものかを見いだすことができそうです。たとえば(一二巻四一六、七ページでは)、われわれの心的装置の構造と働き方、われわれが自己の生命を主張するために必要な機関としてのわれわれのこころ《ゼーレ》、われわれの心的生活《ゼーレンレーベン》、われわれの思考などが論ぜられています。つまりわれわれのという所有代名詞すべてにおいて、当然のこととして前提されており、あるいは自明のこととして省略されているある存在、すなわちわれわれのものとしての現存在が問題になっているのです。同様の事柄は、わたしは思う、わたしはしたい、かれは認める、かれは報告する、かれは思い出す、かれは忘れる、かれは反抗する、わたくしは彼に問う、彼女はわたくしに答える、われわれは確認した、われわれは未来を信頼した、われわれは意見が一致した、などなどのように、人称代名詞にもむろんあてはまります。ここでも、わたくしのもの、彼女のもの等等としての現存在が、現存在の交わりが、共同人間の関係、あるいはわれわれ関係が、つまり一個の人格と、みずからに似た人格、つまり他者の人格との関係が論ぜられているわけです。わたくしの、あるいはわれわれの、といった所有代名詞、あるいはわたくし、かれ、われわれといった人称代名詞が除外されますと、その結果、心理学は当然「非人格的」「客観的」になり、だがそのことによって、真の心理学の学問的性格を失って自然科学となるのです。フロイトは、ブリュッケの研究室において Ammocoetes-Petromyzon の《medulla》〔髄〕を研究したとき（一一章一二一ページ）と同じような「客観性」と「対象への」同じような実存的献身でもって、人間を研究します。ただブリュッケの研究室では、顕微鏡をのぞきこむ鋭い眼でもってなされ、いまは「人間関係」（一一章一二〇ページ）に対する精練な意識と精神による鋭い耳でもってなされたという違いがあるだけです。つまりわれわれ関係における相互的「人格的」交通の代りに、医師と患者という一方的な、逆転できない関係が、あるいは研究者と理論的研究対象というさらに非人格的関係が現われてきます。現在形的、共同人間的な経験、関与およびかかわりあい一般から、完了形についての理論的研究が生じました。このようにしてフロイトは、二分され、悩み、戦い、みずからをおおい、あるいはあばく被造物としての人間に関する知識に到達し、かつて先人のなにびともなしえなかったほど、またあとに続くものにも困難なほど、人間に関する（自然）科学に貢献し、偉大な成果をなしとげたのでした。しかし自然科学は、いまおわかりのように、人間が人間について経験する事柄のすべてではありません。自然科学は、人格と交通、あとでもふれるように、自己および意義と意味、一言にして実存を除外することによって、人間本来の課題についての解決を与えることはできないからです。つまりそれは人間はなにゆえに、科学的真理の究明において生産的であれとの神の委託をききいれ、これを自己の実存の指針と意味となし、この委託のために悩み、戦い、この委託のうちに自己の力と使命をよみとり、俗界の抵抗にさからって、最後までこの使命をねばり通すのかという問題について答えることができないのです。

こうしてわれわれは、上述の裂け目を断絶にまで拡げてしまいました。すなわち自然科学的心理学——じつはこれは一つの contradictio in adjecto〔形容詞の矛盾〕ですが――は、現存在がそのつど、わたくしの、汝の、われわれのものであること、およびわれわれが、身体という抽象名詞ならびにこころ《ゼーレ》[31]という抽象名詞に対して、つねになんらかの態度をとっていること[32]を度外視するだけではなく、さらにはこのような態度をとるところの本来的な「だれ」〔主体〕への問い、すなわち自己への問いと結びついた存在論的問題圏全体をも度外視します。こうしてこの自己が客体化され、孤立的にとり出され、自我へと、あるいはエスと自我と超自我へと理論化されますと、この自己は、本来的な現存在領域、すなわち実存から追い出され、存在論的-人間学的な生命を失ってしまいます。こうした人間学的根本問題を追求する代りに、つまりヘラクレイトス的にいうと自己自身をさがし求める代りに[33]、アウグスチヌス的にいうと自己自身へと還帰する代りに、フロイトは、さきにあげたあらゆる研究者たちと同じく、自己の問題を、なにか自明の事柄としてなおざりに付しています。ここでまさに皆さんがたは、心理学を研究していく道が二つあることをご覧になります。すなわち一つは、自己からはなれて、理論的固定化へと、つまり現実の人間の像（心的装置、「反射機制」、機能の全体など）を科学的に構成する目的のために、現実の人間を知覚し、観察し、研究し、解体していく方向へと向かいます。もう一つは「われわれ自己自身へと」向かいます。すなわちこの道はわれわれが自己自身を、ふたたび対象化してしまうような分析心理学的仕方ではなく、またわれわれが自己自身を、われわれの個人的、心理学的「性質」という意味で客観化してしまうような性格学的仕方でもなく、人間学的な仕方で、つまりそのつどわれわれのものとしての現存在の諸条件と諸可能性へと、別な言い方をしても同じことになりますが、われわれが実存していることの可能的な様態へと向かって行くのです。この「われわれ自身への」道は、ここではまず研究者のそのつどの自己の実存の主体としての自己を意味しており、この主体的自己の上に研究者が立っているとき、かれは、最も固有の本来的な根底に立っているわけです。すなわち、こういう意味での自己であるところの現存在を、研究者自身、科学の要素において創造していく者として、つまり科学的真理を追求していく者、科学的真理を形成し表現していく者として、世界のなかで、また世界に対して、自分の自己としてみずからにひきうけたのです。これらすべての事柄は、さきの研究者たちには自明の前提にとどまっていましたが、実はあらゆるもののうちでもっとも自明でないものなのです。かえってこれは、自然科学であることを欲せず、まさしくこころ《プシケー》の学問であることを欲する心理学《プシコ・ロギー》のなかで、まさに求められ、問われるべき事柄なのです。

ここで考えてきたことを皆さんに具体的にわかっていただくために、わたくしは、フロイトの好意的なお許しをえて、わたくしに当てられたお手紙の一部を、皆さんにおきかせしたいと思います。「自力と自明の自信とは、なにごとかが成功したときにわれわれに偉大なものにみえる事柄にとっての、不可欠の条件であるようにつねに思われました。そしてわたくしはいまも、仕事の偉大さと人格の偉大さとは区別すべきである、と考えています」（一九一二年四月一四日）。この文章のなかでフロイトは、まさしくわれわれの考えている事柄、すなわち自力的であり、自分を支配し、また、自分自身を信頼することの可能性（もちろんその反対である非自立的存在を含んだ可能性）が、一般に人間存在にあることを述べているわけです。われわれはさらに、この可能性が自明であったり、自明でなかったりしうることをも知ります。ここでフロイトは、かれの科学的学説におけるよりも、よりいっそう人間学的態度をとって、まさに人間の実存の一定の様式、すなわち、人間がその現存在を自己として引き受け、そして生きるような一定の様式を記述しているわけです(34)。

研究者がひとたび、自らの実存ないし世界内存在の在り方を、彼なりの仕方での自己存在として顧慮するまでに到るならば、かれは、なおたくさんのちがった自己存在の在り方が可能であり、また事実生きられていることをも、洞察するにちがいありません。われわれはさきに「科学精神は、われわれがこの世界の事物に対してとる特定の立場を生む」というフロイトの言葉をききました（二二五ページ）。だがこれとならんで、この世界の事物に対する別の「立場」をも「生む」ような、別の、同じく根源的な「精神」の様式もあるわけです。だが科学と科学的精神の優位性につらぬかれているひとは、このことを認めようとしません。

あらゆる存在領域を、したがってまた人間存在の領域を、科学の理性の光で照らし出すことは、たしかに、科学、とりわけ自然科学には拒まれていませんし、また拒まれてはなりません。しかし科学は、人間の実存様式と「経験」様式はすべて自律的であるということ、ランケの言葉でいうと「神に直接的」であること、すなわちこうした様式はすべて、真理という意味での存在の実相について、なにごとかを覚知できると信じていることを知らなければなりません。しかも実存と経験の様式は、ほかのものによる代用のきかない、またほかのものの身代りをすることもできないところの、それぞれに固有の「理性形式」にふさわしいのです。フロイトは、科学的理性によらないかぎり、ひとは真理にはいれない、と述べております、アウグスチヌスは《non intratur in veritatem, nisi per charitatem》〔愛によらなければ、ひとは真理にはいれない〕といい、パスカルは、これを言葉どおりにまねて《on n'entre dans la vérité que par la charité》と述べています。ドイツ語では、《der Eingang in die Wahrheit führt nur durch die Liebe》ということになります。そしてプラトンもやはり(『パイドロス』において)、最高善への道は、神聖なる狂気すなわちマニアによってのみ到りうる、と確信しており、他方、ニーチェのツァラツストラは、ディオニュソスの比喩の馬に乗って、真理へと「駆けていく」のです。(35) たしかに、カントの三大理性批判、歴史学的、神話的理性形式への現代の批判(ディルタイ、ハイデガー、カッシラーなど)、ニーチェやクラーゲスによる「生命」批判への着手などが示しているように、自然科学的、倫理的、美学的、歴史学的、神話的-宗教的、生命的など一切の理性が批判にさらされうるのです。しかしこうしたことはすべて、哲学上の問題です。存在に関する覚知のこれらすべての様態は、人間の実存の本質形式を表わしています。これらのどれかが、他のものにまさって、裁判官の地位にまで高められると、人間の本質は、一つの地平に平面化され、還元されてしまいます。このようにして、自然科学が人間についてつくりあげた像は、なるほど人間存在のあらゆる分野を包括できます。しかしこの人間像は、これらの分野を、それぞれに固有の理性と言語の形式で、直接的に、すなわち人間がそうした形式で如実に生きているがままに、ことばに移すことはできないのです。（これをことばに移すことが、人間のすべての実存様式のなかで、人間が人間について経験することの総体としての人間学のもつ課題なのです）。自然科学は、いやそれよりも知覚された現象そのものを、仮説された趨勢の背後におしやってしまうという自然科学的方法だけでもすでに、このことを妨げているわけです。したがって、「自然人」の理念もまた、それが自然科学的理性によって支配されていればいるほど、倫理的、神話的、宗教的、芸術的人間の理念、のみならず科学的人間の理念にとっての場所すらも与えなくなります。それはあたかも、宗教的理念が、科学的ないし芸術的理念の特徴を生かす場所を与えないとか、芸術的理念が科学的ないし純粋倫理的理念の特徴を、倫理的理念が芸術的理念の特徴を、神話的理念が科学的理念の特徴を、それぞれ生かす場所を与えないのと同じです。しかし上述のことから、それゆえ「すべてが相対的」である、という結論をひき出さなければならないと考えるならば、これほど大きな誤解もありません。というのは、こうした結論は、かんじんの事柄、つまりこれらの在り方の一つを決意する実存を見落としているからです。この場合、実存がこうした在り方を、ただ事実として認めようと、あるいは同時に意志的に、自己の在り方として自己自身にひきうけようと、同じです。そのかぎりでは、実存は、さきの「相対的なるもの」とは反対に、そのつど絶対者であります。さきにのべた理性の諸形式は、宙に浮んでいるのではありません。科学も芸術も倫理も宗教も、決して抽象物ではなく、人間の現存在がそれぞれの仕方で実存し、自己自身を了解し、解釈し、表現している事実的様態であり、在り方なのです。これらすべての現存在形式の可能性の事実のうちに、われわれは、人間の現存在の歴史性をみますし、これらの現存在形式の具体的実現のうちに、現存在の歴史をみるわけです。だからこそフロイトの本来的対立者は、ヘルダー、ゲーテ、W・フォン・フンボルト、ロッツェ、ディルタイ、現代ではハイデガーやツィーグラーのように、人間の歴史だけが、かれがなんであるかを教えてくれる、という信念につらぬかれている人たちなのです。ディルタイ[36]はすでに一八八三年につぎのように書いています。「歴史と社会に先行する事実としての人間は、発生的説明の一函数である」「単独者はつねに、歴史的に条件づけられている共同体の領域の中で、体験し、思考し、行為する」と。ここでは、すでにわれわれが知っていることが、確証されています。すなわち人間像のそれぞれの個別科学的構成は、人間像の歴史を破壊することによって、つまり歴史的現存在としての人間が体験―表現―了解そして意味の「構造連関」のなかで対象化できるものを破壊することによって、始められなければならないのです。

> だがこの破壊は、どんな領域にもまして、自然科学においてもっとも計画的かつ徹底的です。だから「自然人」の自然科学的理念もまた、多様な意味方向のなかで生きており、ここからのみ了解される存在としての人間を破壊しなければならないし、またすべてのものがそこで解消されるところの「白紙《タブラ・ラーサ》」という弁証法的還元産物だけが最後にのこるほどまでに、この自然人の理念は、自然科学的弁証法を用いて、いったん破壊した人間を加工しなければならないのです。だがここで解消されたものこそ、じつは人間を、動物ではない、まさしく人間たらしめるものであり、人間と実践的ないし科学的に「かかわっている」人びとは、ここから出発しなければならず、また事実、そこから出発しているわけです[37]。ひとが「現に生きているがままの」人間を、このようにして破壊したときにだけ、ある一定の原理ないし一定の理念にしたがって人間を構成することが、始められうるのです。そしてこのことは、ニーチェの場合のように、苦悩にみちた人生から、ふたたび意味をかちとる可能性としての権力意志の原理の構成についても、またフロイトの場合のように、生命の保持と生命の上昇の可能性としての快楽原理の構成についてもいえることです。

はじめに世界を、それ自身は意味をもっていない現象へと還元し――しかも世界は、どんなときでも意味的かかわりにおいて、したがって完全に「意味をおびて」出会ってくるわけですが[38]――この還元を操作した上で、この人工的-客観的現象を、人間をつうじて「主観的に」解釈させようというのが、自然科学一般の方法です。同じように

「人間」はフロイトにおいては、意味をもっていない現象へと、すなわち人間を駆りたてる盲目的力によって生かされ、圧倒されているという事柄へと還元され、その上で、こうした現象をこえて人間生活のなかで出会われてくるもの、すなわち意味や意義は、虚構（ニーチェ）[39]として、あるいは幻想、慰め、美しい幻影として解釈される結果にいたります。しかしひとが、こうした破壊的-構成的仕方で〔破壊した上でふたたび構成するという仕方で〕、人間の意味への信念一般という点で、つまり「絶対的に」人類ないしは人間存在全体を暴露できると信じるかどうかは、まったく別の事柄です。そしてこれを信ずることを、精神史においては、ニヒリズムとよびます。またひとが、あるひとつの文化の時期、ある人間集団、あるひとりの人間を、虚偽だと論証し、相対的に自分の身分以上に生きているのだ、ということを実際に暴露できるかどうかも、まったく別の事柄です。もっともこうした点で、フロイトもニーチェもすばらしい能力を示しました。しかしもしわれわれが、この二人のやり方、つまり一定の虚偽を暴露することを、人間存在一般の意味性を破壊することと混同するならば、われわれは必然的に、重大な誤り、すなわちアプリオリな、あるいは本質的な人間の実存のもろもろの可能性を、発生的発達過程と解釈しなおす誤り、一言にして実存を自然史と解釈しなおす誤りにおちいり、またさらには、実存の宗教的在り方を、子供や太古の人類の不安や孤立無援から説明したり、神の意識を父親コンプレクスから説明したり、倫理的実存様式を「外的強制」と摂取機制から、また芸術的実存様式を美的幻影についての喜び[40]から説明するといった誤りにおちいるのです。

こうした人間学的批判はなおさらのこと「昇華」学説についてもいえます。つまりこの昇華学説とは、衝動興奮が低い形態から高い形態へと「移行していく」、あるいはこうもいえるでしょうが、低い意味内容に向けられたものから高いものに向けられたものへと「移行していく」というまぎれもない事実を、この事実を、固有の意味内容自体をそなえた高い形態が低い形態から「発生」するという仮説と混同しているのです。ここでわれわれは、衝動原理と快楽原理そのものからは、高いとか低いとかいった形相の判断のための規準は導き出されえない、ということを強調しなければなりません。というのは、快楽は、力とか権力と同じく、抽象物だからです。

さてここでつぎのことだけは、くりかえして述べておきたいと思います。それはロッツェが、フェヒナーの著作『最高善について』へのかれの評論のなかで、非常に適切にのべていることです。というのは、ここでもまたフェヒナーはフロイトの学問的模範だったからです。さてロッツェは、フェヒナーのいう快楽の最高量が「はっきりした形態を与えられないまま」であり、「みずから自身のうちになんらかの形態的原理を」もっていないこと、さらに「いかなる質的内容をもほのめかさない」ところの「無名の、不名の快楽」が問題となっており、この快楽の最高量は「加算されて進んでいく目盛の頂点のように(41)」、また「鬱滞した最大の」快楽のようにみえ、「意味的にいって最高の快楽」ではないことを述べてフェヒナーを非難しているのです。つまりこのような快楽は、「抽象物」、「不十分な生命原理」であって、「その真の大きさはつねにその対象ないし内容に依っているように思われる」のです。「誠実さ、勤勉さ」といった事柄は、もっとも拡張された快楽のための均一化の手段ではなく、「そこで最高の快楽一般が開花しうるような」形式であり、また「それによって質的に最高の快楽がはじめて達せられうるところの手段(42)」なのです。

ここではじめてわれわれは「快楽と現存在との関連」(上記二三八ページ)についてもわれわれの見解を明らかにすることができます。ただわれわれは、快楽とその機制の客観的原理を人間学の立場から退け、むしろ現象学的にみてこの原理の根底に在るものを現存在にとりもどすだけでいいのです。そうするとわれわれは、フロイトがフェヒナーにならって、快楽原理にまで高めたものが、人間の実存ないし世界内存在のたった一つの在り方にすぎないことがわかります。つまりそれは、すでにヘラクレイトスが人間学的にたくみにとりあげ、規定したところの存在様式(二四二ページ注33を参照)、つまり「自己の《イディオス》」世界、私的世界(43)へのひきこもりにおける人間の実存なのです。この存在形式についてヘラクレイトスがとりだして規定したものが、睡眠と夢、あるいは情念と官能的享楽への耽溺です(44)。これは、自己がいまだ、その歴史性において現在的に洞察されず、あるいは反復(キェルケゴール)されず、ただ「刹那的」にとどまり、とらえられているような自己存在の形態であり、換言すれば圧倒され、支配されている存在形態です。それゆえこれは、受動性の形態、人間がその刹那的な存在に受動的に身をゆだねているという形態、クラーゲスの意味での「受動的情念的必然」の形態です。しかしながらこのことは、ここでは自己についてなにも論じられえない、ということを意味しません。なぜなら人間の受動性、人間の必然は、たんに機械的現象ではなく、まさに一定の態度様式、すなわち自己自身が征服されなければならないという存在様式なのです。独立的自己、つまり自分自身に依拠した自律的自己はつねに、世界との作業的対決においてのみ成熟しうるのですが、ここではこうした自己の代りに、非独立的自己、つまりみずからの心像、願望あるいは衝動に心を奪われた自己が現われています。ところでフロイトは、この単一の世界、つまりこの単一の人間学的存在様式を一般化し、これを客観的原理にまで、すなわち絶対的な生と死の力にまで高めることによって「自然人」の理念構成に成功しました。しかしたとえフロイトが《homo cultura》〔文化人〕の背後につねに「自然人」のおもかげを見いだすことに成功したとしても、このことは、人間学的立場からみれば、「自己の《イディオス》」世界《コスモス》における生命、すなわち私的世界への退避的関与における生命は、すっかり放棄されることも、完全に止揚されることもありえない、ということを意味しうるにすぎません。しかしこれは人間の実存のさまざまの様式が、単純に交換可能ではなく、たがいに内在的だということを意味しているのです。もしそうだとすると、同じことが「共通の《コイノス》」世界《コスモス》にも、つまり精神的-歴史的共同体に没頭する場合や、理性や倫理や芸術や宗教への関与と参加に没頭する場合にもあてはまるはずです。というのは、こうした共同世界における生命もまた、完全に消滅することはありえないはずですし、人間は、共同体の存在者であるとともに、また孤独の存在者でもあるからです。つまり生命は、人間をしてこの両者のあいだを、あちらこちらへと導くのです。フロイトがくりかえして、人類も個人もそれぞれ「各自の立場以上に生きる」ことを発見したとしても、このことは、快楽原理が人間の全生活を支配していることを意味しているのではなく、たんに、人間がみずからの日常性のなかで現存在を、まったく特定の様式、つまり衝動に動かされるだけの様式において、あまりに安易に考え、現存在をあまりに粗末にとりあつかっていることを意味しているにすぎません。このようにあまりに安易に考え、あまりに粗末にとりあつかう生活形態の一つが、フロイトがわれわれに示してくれたように、神経症なのです。つまり神経症とは、小児的、非独立的生活、瞬間にこだわり、これを固持しつづけ、自分自身をみつづけることをしない生活を成人がとる場合の生活形態なのです。しかしながら瞬間に駆り立てられ、これに没頭するこうした現存在の真の在り方は、願望であり、つまり宿命を「こえよう」という願望、節度のない空想なのです。そしてこうした在り方に対立するのが、真理において創造し、真理を行ない、これを述べる行為です。フロイト自身の実存においては、こうした行為がわれわれに向かって輝いています。かつてトーマス・マンが述べているように、「西洋の行動要求」はじつに本来的に、学問と芸術の真理を追求し、告知しようとする要求です。この要求は、最初にギリシャ時代に叫ばれ、受けいれられ、ついで自然科学の勃興期に一層鋭く、命令的に叫ばれ、現代の科学的技術の時代にいたって、もっとも激しく、命令的、強制的に叫ばれています。しかし西洋の人間は、きびしい労働を通じて建てられた家に、いこいの場所、故郷、目的を見いだそうとはせず、かえってこの命令にしたがい、ますます急速に転落していったのです。「コペルニクス以来、ひとは世界の中心からxに転落した」とニーチェは述べています。(45) 願望がこの人間の宿命を停止させることができないと、ますますこの宿命は願望を制御できなくなってきます。宿命が人間を量と数と重さに慣らそうとするにしたがって、ますます人間の願望は節度を失っていきます。なんとなれば、もう一度ニーチェの言葉でいうとつぎのことは人間にも樹木にもいえるからです。「かれが高みと清明に上昇しようとすれば、それだけたくましく、その根は、地下へ、下降の方向へ、暗黒と深みへ、そして悪へとのびようとする」。(46) 善と悪の中間において、上昇と落下のあいだの浮遊において、願望と宿命との妥協点において、生産的人間、すなわち研究者と芸術家だけが、いまなお自己の立場をたもち、苦悩にみちた人生を耐えることができるのです。かれらこそつねに、真理を愛し、これを求める人間、それゆえ変遷可能な人間であり、またかれらにとっては、活動の要求が、命令やむちではなく、「生と死への」委託であり、使命であるからです。[47] こうしてフロイトは、その歴史的実存においては、かれの世紀の範例的人間として、われわれのまえにそびえ立ちます。このフロイトに対して、多くの人びとと、あまりにも多くの人びとが、もう一つの極限のようにみえてきます。そういう人びとから、フロイトは「自然人」の理念を看取し、これを獲得したのです。それは、非生産的な人びと、真理に背を向ける人びと、救いがたい人びと、苦悩を回避する人びと、変遷不能の、自由をもたない人びと、上昇する自信も下降する自信もない、あまりに善良な、そしてあまりに俗悪な人びと、節度を失った願望にしがみつき、節度を要求する宿命につまずく人びと、つまり神経症者たちと空想家たちにほかなりません。人類全体が中心からxへと転落していくにつれて、みずから中心を見いだしえない個人の数が無数に増えてきたことは明らかであります。また、いまや神学に代って心理学が、救いに代って健康が、苦悩に代って症状が、魂を配慮するひと〔牧師〕に代って医師が登場してこざるをえなかったこと、そして人生の意義と内実に代って快と不快が「前面の問題」になってきたことも、同じく明らかです。衝撃的哲学者ニーチェと医師フロイトのうちに、世紀の人びとは、かれらの厳格な師と教育者を同時に見いだしました。しかしニーチェが、人類のころげ込む未知のxを、同一なるものの永劫回帰の循環と規定し、――もっともこうした数学にも似た解決を、当時の人びとは認めようとせず、また認めうる適性もなかったのですが――「人類を超える努力のうちに」、つまり超人のうちに、節度と中庸を見いだせると考えたのに対して、[48] フロイトは、あのxを、エロスと死の間の戦いの終局と規定し、[49] さらには、「発達していく」にせよしょせんは永劫に変ることのない人間の本性を洞察し、この本性の法則ないし機制に賢明にしたがっていくことのうちに、節度と中庸を見いだせると信じたのです。

だがフロイトは、自然探求者として、目標を明示するだけで甘んじてはいませんでした。そしてかれは、その苦しい仕事において、個人がいかにして、この目標に到達しうるのかという、その道程と「方法」とを同時に与えてくれました。またかれは、医師として、そのたゆまざる忍耐強さにおいて、個人がこの道程を歩んでいくのを助けたのでした。それゆえかれは、その実存において、未知の生命力を前にしての畏敬の念を説く師として、科学的理性の力への信頼を説く師として、また自己自身に対する、および死の仮借なき脅威に対する誠実さを説く師として、人類の行手にかがやいているのです。

（1）レオポルト・ツィーグラーの『伝承』一九三六年を参照されたい。

（2）引用個所の指示は、学問的な厳密さを示すためのものではなく、それぞれの個所の引用をひもとき、これらの関連をみていくことを読者にお勧めしたいからである。このことは、引用個所の内容を本当に理解するために、ぜひ必要である。

（3）一二巻一一四ページの次の文章を参照されたい。「わたくしの仲間たちの前に、自分が預言者であると立ち現われようという元気は、こうしてわたくしにはなくなっていく。そしてわたくしは、わたくしが彼らになんらの慰めも与ええないという非難に、こうべをたれるのである。というのは、かれらはすべて、粗暴な革命家もおとなしい信心深い人たちも含めて、はげしく慰めを望んでいるからである。」

（4）ユストゥス・シュワルツ『シェリング後期の哲学における潜勢力の理論』カント研究四〇巻一九三五年を参照。

（5）フロイトによれば、たしかに一次的衝動興奮は「それ自体、善でも悪でもない」。しかしフロイトは、社会によって悪として厳禁されているあらゆる衝動興奮が、これらの一次的なものに存することを認めざるをえなかった。また多くの衝動興奮は、すでに最初から、対立する両極をなして現われてくるし、人間が完全に「善」もしくは「悪」であることはまれである。いずれにせよ「経験」の示すところによれば、非常につよい「悪しき」衝動興奮が幼児に最初から具わっていることが、のちに大人がとくにはっきりと「善」に転向するための条件になるのである（一〇巻三三三ページ）。

（6）ロックとフロイトの共通点は非常に示唆にとんでいる。ロックの場合、根本問題は、一般にどこまで人間の認識能力が達しうるかということであり、フロイトの根本問題は、一般にどこまで人間の文化能力が達しうるかということである。ロックが正しい認識の方法を求めるのに対して、フロイトは文化という観点からの正しい生き方を探求する。ロックが、包括的認識という目標が人間にとってその本性上達成されうるかという疑問から出発しているのに対して、フロイトは、人間の一般的文化能力という目標が人間の本性上達成されうるかという疑問から出発している。両者はともに、単純なものから複雑なものが発生し、個別的事柄から普遍的事柄が生じてくるという見方を、はっきりととっている。両者とも、単純な要素、ロックの場合は表象であり、フロイトの場合は衝動だが、こうした諸要素の法則的「運動」として、心的生活を理解しようとする。つまり両者とも「白紙《タブラ・ラーサ》」という象徴によってことを始める（もっと正しくは、終始する）。両者は、厳密に心理学的経験主義者であり、このかぎりではデカルトに復帰する。両者はともに、いかなる形而上学的仮説をもあらかじめ立てないという信念をもっている。両者とも、とりわけ感覚論的・唯名論的に方向づけられている。けれども、もちろん、両者のちがいもまた少なくない。とくにフロイトが純粋な自然探求者ないし経験論者であるのに対して、ロックがたんなる経験主義でなく、同時に批判主義の上に立った哲学者でもあるという点から、幾多のちがいが出てくる（ロックの批判主義の側面については、リールの『哲学的批判主義』参照）。総括的にわれわれは、ロックとフロイトの共通点を、つぎのように公式化できる。すなわちロックが《nihil est in intellectu, quod non fuerit in sensu》〔すでに感覚のうちになかったものは、一つとして知性の中には存在しない〕と述べているのに対して、フロイトは、*nihil est in homine cultura, quod non fuerit in homine natura*〔すでに自然人のうちになかったものは、一つとして文化人のうちには存在しない〕と述べているわけである。だがわれわれがロックの命題に対して、ライプニッツの補足《nisi intellectus ipse》〔知性そのもの以外には〕につねに留意しなければならないとすると、われわれはフロイトの命題に対しては《nisi homo ipse》〔人間そのもの以外には〕と附け加えなければならない。つまり完全な言い方をすると、フロイトの命題はつぎのように述べられるべきである。《Nihil est in homine cultura, quod non fuerit in homine natura, *nisi homo cultura ipse*》〔すでに自然人のうちになかったものは、一つとして文化人のうちには存しない。ただし文化人そのものは別として〕。この「文化人そのもの」はしかし、「知性そのもの」が認識する理性のあらゆる先天的形式の総体であると同じく、人間存在の先天的文化形態の全体である。

（7）これについては、前述の（注1）レオポルト・ツィーグラーの文献を参照されたい。

（8）これについては、つぎの諸論文を参照されたい。リッカート『自然科学的概念形成の諸限界』、L・ビンスワンガー『一般心理学の諸問題への序論』、Th・ヘリング『自然科学の哲学』

（9）これについては、つぎの諸文献を参照されたい。ホェーニクスヴァルト『思考心理学』二版、および最近のエルヴィン・シュトラウス『感性の意味』一九三六年。

（10）これについては、つぎの拙稿を参照されたい。L・ビンスワンガー『フロイトと臨床精神医学の体制』Schweiz. Archiv f. Neour. u. Psych. 三七巻一九三六年、一八九ページ以下およびそこに引用されている箇所。

（11）フロイトの自然人のもつ厳密に自然科学的、経験的-構成的性格からいえば、かれの自然人は、エロスと力への意志との対立より以上にニーチェの自然人と区別されるが、またルソーやノヴァーリスやクラーゲスの自然人とも区別される。なおクラーゲスのそれは、周知のように相貌学と筆蹟学に由来している。

（12）この術語については、拙著『生命機能と内的生活史』〔本訳書所収〕を参照されたい。内的生活史に対して性と官能性がもつ中心的意味は、内的生活史に独得の、時空間体験（実存の〔時間的〕伸展と刹那化、〔空間的〕拡大と縮小）に対する関係、変化と連続、創造と発見、反復と忠実、一方では他からの強制と、他方ではみずからの決断と決意などの諸体験に対する関係を手がかりにすれば、その細目にわたってより詳細に了解することが容易であろうと思われる。

(13)『L・クラーゲスの哲学に照らしたニーチェ』Reichls Philosoph. Almanach IV巻三一〇ページ。

(14)とりわけH・フリーデマン『プラトン、その姿』一九一四年、とくに『プラトンにおける霊魂《ゼーレ》、およびギリシャ的身体《ライブ》』のところを参照されたい。

(15)これについては、クラーゲス『ニーチェの心理学的業績』およびさきのレーヴィットの著作(本注13)を参照されたい。この二冊からわたくしは、多くの事柄を学んだ。しかしわたくしは、クラーゲスの見解に対するレーヴィットの修正を、必要なことと考える。

(16)『精神療法について』〔本訳書所収〕をさす。

(17)『夢と実存』〔本訳書所収〕をも参照されたい。

(18)わたくしは最近、フロイトの抑圧の概念をとりわけ教示にとんだ仕方で先取している考えを、「一七九〇年における自由の情熱の絶対的力」というテーヌの叙述をよんだのがきっかけで、かれの著書(『現代フランスの諸起源』四巻九六)にみいだした。すなわちかれはつぎのように書いている。「大きな経験がいまや人類社会におころうとしている。いままで人類社会を制御していた平常のブレーキがゆるめられることによって、ひとは、人類社会を侵す永続的本能の力の大きさを知るであろう。この本能は、平常のときでさえ、つねに存在しているのである。ただわれわれは、これが抑圧されているので、認められないのである。だがこの本能は、そのときでも同じく、活動的、効果的であり、もっと適切にいうと、不滅なのである。だからこれが一旦ゆるめられると、この不法行為は、あたかも舟を浮べている水が、わずかの割れ目に侵入し、舟全体を沈めてしまう不法行為のように現われてくる」。テーヌの心理学的自然主義とフロイトのそれとの間には、このほか多くの一致点がある。

(19)ここでこの表現が、たんに力学的意味でなく、さらに数学的意味において理解されなければならないということは、わたくしには、きわめて明らかなように思われる。

(20)『ミクロコスモス』第一冊の自己紹介。小論集三巻一冊三一〇ページ。

(21)小論集一巻二二八ページ。

(22)ロッツェの小論集第三巻一冊三一〇ページを参照されたい。すなわち「しかしこの媒介のなかにのみ、科学の真の生命点がある。もちろんそれは、あるときは一つの見解に、あるときはほかの見解にと、こまぎれに賛意を表することのなかにではなく、むしろわれわれが、延長がいかに例外なく、普遍的であるかを、また同時に、機制が世界構造のなかでみたすべき使命の意味が、いかに完全に従属的なものであるかを証明することのなかにある」。しかしわれわれは、つぎの二つの点で、ロッツェと見解を異にしている。その一つは、われわれは、機制の宇宙学的意味ではなくて、これの人間学的意味を問う、という点であり、つぎは、われわれは、のちに明らかにするように、非常に目的理念に支配されているロッツェが大宇宙に対する「機制」の意味を否定的に評価したほどには、人間という小宇宙に対する機制の意味を、否定的に評価しない、という点である。

（23）拙著『観念奔逸について』チューリヒ、一九三三年、および上述の（本訳注9）『フロイトと臨床精神医学の体制』を参照してほしい。

（24）「諸力は経験を指示するものではなく、これは思考の追加物である」。ロッツェ、小論集第一巻一五三ページ（生命、生命力の章）。

（25）彼の友人フェヒナーの原子論に対するロッツェの反論小論集第三巻一冊二二九ページを参照されたい。

（26）ルネ・ル・センヌ『障害と価値』三四一ページ〔訳者注。本文で「現代のある著明なフランス人」となっているが、ソルボンヌの哲学の教授であったルネ・ル・センヌ教授は、一九五〇年に亡くなっている〕。

（27）ゲーテ『箴言と省察』を参照されたい（ゲーテ協会全集二一巻五七ページ）。

（28）「自己変貌への詩的・演劇的衝動」が、あらゆる有機体の生起の変態へのゲーテの洞察に与えた意味を、レオポルト・ツィーグラーは、一九三二年ドイツ帝国議会におけるゲーテ記念講演において、非常に明確に示した。『ゲーテに関する二つの講演と一つの討論』一九三二年。

（29）『箴言と省察』上記文献（27）一五六ページを参照されたい。

（30）パブロフ心理学の批判については、つぎの文献をいま参照されたい。エルヴィン・シュトラウス『感官の意味』一九三五年およびボイテンディクとプレスナー『態度の哲学的説明』Acta Biotheoretica, Ser. A. I巻三号一九三五年。

（31）こころ（Seele）という概念は、宗教的、形而上学的な概念であるか、さもなくば自然科学的な、すなわち、少なくとも客観的-心理学的ではあるが、けっして本来的な心理学的概念ではないような概念であるかのいずれかである。

（32）「身体《ライプ》に対する」われわれの態度については、つまり人間学的に表現して、身体的実存としてわれわれが実存することの可能性、この実存の空間的・時間的性格、この実存の忘却と抑圧に対する関係などについては、もういちど『精神療法について』〔本訳書所収〕を参照されたい。

（33）ヘラクレイトス（ディールス訳）『断片』一〇一。

（34）実存すること（Gunas 実存）のこうした様態を、すでにインド人たちは知っていた。かれらのこうした実存様態の習練、その理論的完成、その実際の訓練は、インド人たちの生活の中心点に立っていた、とすらいえる（たとえばルネ・ゲノン『ヴェーダンタにおける人間の生成』およびレオポルト・ツィーグラーの『伝承』（本注1）を参照されたい）。だがヘラクレイトスも、東洋と西洋の転換期に立って、すでにこうした実存様態を知っていたのである。すなわち人間が現存在をひきうけ、とらえる仕方次第で、そのつど人間が生きているところの、そのときどきの世界（コスモス）を、ヘラクレイトスは、そのときどきに応じて、イディオス・コスモス（自己世界）、コイノス・コスモス（共同世界）、ポロイ（群衆）の世界とよんだ。この場合、イディオス・コスモスは、夢における生活、あるいは感情と感覚享楽における生活を意味し、コイノス・コスモスは、「ロゴス」（理性、秩序）に規定され、神的なものに参加している共同社会における生活を意味し、さらにポロイの宇宙は、大衆社会を意味しているのである。このように区別された世界は、それぞれ人間学的根本構造であり、本来的な心理学は、人間存在に対するこれらの構造の基本的意味を見落としてはならない。(L・ビンスワンガーの『ヘラクレイトスの人間理解』を参照されたい)。さらに人間学の歴史を知るひとは、これらの人間学的根本構造が、たとえばプラトンのアレテ(真理)のなかに、またプロチヌスのプシュケーのさまざまの形態のなかに、あるいはキリスト教的人間学のなかに見いだされることを知っている。

(35) ニーチェ『ツァラツストラ』六、二七〇。

(36) ディルタイ、著作集、第七巻、(編者序)一〇ページを参照。

(37) レーヴィットが上述の文献(本注12)で非常に明確に示しているように、このことは、ニーチェの方法についてもまた、はっきり証明される。

(38) この点についても、わたくしは、エルヴィン・シュトラウスと論争した。つぎの論文にこれが述べられている。E・シュトラウス『出来事と体験』Monatschr. f. Psychiatrie 八〇巻一九三一年。

(39) ここではつぎの三つの公式だけを参照されたい。すなわち人間=事物の隠蔽者。体験=虚偽。人間=存在を明るくするもの。

(40) 芸術については、フロイトはこの点で、例外的にきわめて慎重であり、また方法論的にもより正確である。フロイトの『レオナルド』、『ドストエフスキー論』(一二巻七ページ以下)、『ミケランジェロのモーゼ論』(一〇巻二八六ページ)を参照されたい。

(41) ロッツェはここで、原子論的操作をおこなうあらゆる客観的心理学に対するエルヴィン・シュトラウスの批判(『感性の意味』を参照)を先取している。

(42) 小論集第二巻二八二——二八三ページ。ただし強調点〈本訳書では傍点〉は、わたくしが付したものである。

(43) 断片八九(ディールス訳による)の次の文章を参照されたい。「覚醒者たちは一つの共同の世界をもっているが、しかし睡眠中には各自がこの共同の世界に背を向けて自己固有の世界に傾いている」。ヘラクレイトスの時代には、コスモスは、たんに世界を意味するだけでなく、とりわけ(世界の)状態を意味していた。

(44) 『ヘラクレイトスの人間理解』を参照されたい。

(45) 全集一五巻一四二ページ。周知のようにフロイトは、三つのこうした「人間のナルシシスムの病い」を知っている。すなわちコペルニクスによる宇宙学的病いに並んで、ダーウィンによる生物学的病い(「人間は、動物以外のなにものでもなく、また動物以上のなにものでもない。人間は、まさに動物系列から生れ、ある種の動物により近く、他の種の動物からはより遠く類縁関係にある。人間のその後の利得物も、かれの体型ならびに精神的素質のなかに与えられている等価値性の証拠を、抹消することはできなかった。だがこれは、人間のナルシシスムの第二の病い、生物学的病いである」一〇巻三五二)。そしてフロイト自身による心理学的病いは、フロイトが人間に「自我が、自分自身の家の主人でない」(一〇巻三五五)という事柄を示したことのなかにみられるのである。

(46) 六巻五九。本書二一九ページを参照されたい。

(47)　ニーチェのツァラツストラにとってもまた、創造は「苦悩からの大きな救いであり、また生活の安易化である。だが、創造者が存在するためには、苦しみと多くの変貌が必要である」(六巻一一五)。
(48)　レーヴィット『ニイチェの同一なるものの永劫回帰の哲学』一九三五年を参照されたい。
(49)　フロイト『快楽原則の彼岸』を参照されたい。

精神医学における現存在分析的研究方向

あなた方は私に、精神医学の領域での私の現存在分析的研究についてここで報告するよう指示されました。そこで私は、あなた方のご指示にそうためには、第一に、現存在分析とはなにか、またそれはなにをめざすかという点について明らかにすること、第二に、現存在分析的意味での「世界」（Welt）と生物学的意味での「環界」（Umwelt）との区別をとくに考慮しながら、どういう点で人間の現存在が動物的存在から区別されるかを手短かに指摘することが、まずどうしても必要だと考えました。主要な部分をなすさいごの第三節では、私は精神医学における現存在分析的研究の特質と意義に、みじかい入門的講演で可能なかぎり、ふかく立ち入ろうと思います。それに引きつづいて私の友人ローラント・クーンが、進行した精神分裂病の一例のくわしい現存在分析的検討と解釈について報告するはずであります。(1)

I　現存在分析とはなにか、またそれはなにをめざすか

現存在分析（Daseinsanalyse）というものを私たちは人間学的な、すなわち人間存在の本質に向けられた科学的研究と理解しています。この名称は、その哲学的基礎とおなじく、ハイデガーの現存在分析学（Daseinsanalytik）から出ています。彼の功績はまだ十分に評価されるところまではきていませんが、それは現存在について基礎的構造を、つまり世界内存在の構造を解明し、またその本質的な諸分肢を提示した点にあります。ハイデガーが現存在の根本状態ないし根本構造を世界内存在のなかにみとめる場合、彼はそれによって現存在の可能性の条件についてなにごとかを明言しようとしているわけです。世界内存在について語ることは、それゆえハイデガーの場合、存在論的命題の性格を、すなわち、現存在一般を規定する本質事態について述べるという性格を、もっています。こうした本質事態の解明と提示とから、現存在分析はその決定的衝撃を、その哲学的基礎づけと正当性を、おなじくその方法的指示をうけとったのです。それ自身はしかし存在論でもなければさらには哲学でもなく、したがって現存在分析にたいして哲学的人間学を関係づけたりすることは賛成できないわけで、あなた方がじきにおわかりのように、現象学的人間学との関係だけが事柄の真相を語っています。[2] 現存在分析は現存在を規定する本質事態についてなんら存在論的命題を立てるのでなく、存在的な叙述をするのであり、すなわち事実的に生起する現存在の形式と形態について実際に確認されたことがらを叙述するのであります。そのかぎりで現存在分析は、たとえ独自の方法と独自の精密さの理想を、つまり現象学的経験科学の方法と精密さの理想をもつとはいえ、ひとつの経験科学にほかなりません。

みなさん！　私たちはこんにち、二種類の科学的経験をどうしても承認せざるをえないはめに到っています。すなわち、「自然事象」（Naturvorgänge）を記述し説明し支配するという意味での論証的-帰納的経験と、現象的内実を方法的-批判的に汲みつくしあるいは解釈するという意味での現象学的経験の二つです。それはゲーテとニュートンの対立であって、こんにちでは、私たちをまだ不安にするどころではなく、経験の本質へのふかまった洞察にもとづいて「これかあれか」という二者択一から「これもあれも」という二者併存へと変化しています。問題なのは、結局、現象的内実を方法的-批判的に汲みつくしあるいは解釈するという意味での現象学的経験であって、それが、ある芸術的様式の時代の審美的内実の解釈であろうと、ある詩またはある悲劇の詩的内実の解釈であろうと、あるいはロールシャッハ記録にくだされるシミの解釈もしくはある精神病的現存在形式の世界内実および自己内実の解釈であろうと、変わりありません。自然対象を標識もしくは属性に論証的に分解し、ついでそれらを類型、概念、判断、結論および理論へと帰納的にさらに加工していくかわりに、現象学的経験は、純現象的にあたえられたもの、したがってどんな「自然」にも所属していないもの、の内実をしてみずからを語らせます(3)。現象的内実はしかし、私たちがそれに現象学的-方法的に話しかけ問いかけるときに、はじめてみずからを表明し、また表明することにおいてみずからを展開していくことができます。さもなければ、私たちは科学的に基礎づけられた追試可能な答えのかわりに、偶然の思いつきを手に入れるだけでしょう。したがって、どんな科学でもそうですが、この領域でもすべては語りかけと問いかけの方法に、つまり現象学的経験方法のあり方にかかっています。

　この方法がどういうものであるかは、あなた方は私が以下にくわしく述べるところから、またクーン博士の話からもおわかりでしょう。そのほか私の『一般心理学の諸問題への入門』やすでに一九二二年におこなった現象学についての報告(4)を参照していただくことにしましょう。この点についてただ断わっておきたいのは、現象学の概念がそれ以後おおくの点で変化したこと、また私たちが超越的規範としてのフッサールの純粋現象学ないし形相的現象学と経験的規範としての人間的現存在の現象学的解釈とを厳密に区別しなければならぬということです。しかし後者の理解は前者の知識がないと不可能です。私たちをここでいつでもみちびいていかねばならないのは――これだけを述べておきますと――、フロベールが《la rage de vouloir conclure》〔結論したい欲求〕とよんだものを断念すること、すなわち、事象そのものに語らせるのでなく、あるいは、もう一度フロベールのことばをかりると、《exprimer une chose comme elle est》(5)〔事象をあるがままに表現する〕のでなく、結論をくだし、ある意見や判断をつくりあげ、要するにあることについて反省するというはげしい欲望を断念することであって、これは、私たちの一面的・自然科学的な知性の形成を考慮に入れると、けっして軽がるしくうけとられてはならないものです。この「あるがままに」のなかにこそしかしなお存在論や現象学の中心的問題がよこたわっているのです。なぜなら、ある「事象」の「あり方」について私たち有限の人間は、私たちの事物理解をみちびく世界投企に応じて情報をうけとるしかないからです。私はだからもう一度世界内存在としての現存在というハイデガーの命題にもどらねばなりません。

世界内存在としての現存在の基本構成ないし基本構造という存在論的命題はなんら哲学的思いつきなどではなく、むしろそれは哲学上のもろもろの根本学説の、すなわち一方で（自然科学的）経験の可能性の諸条件に関するカントの学説、他方で超越的現象学に関するフッサールの学説の、きわめて一貫した展開と拡充なのです。私はこれらの事情や発展についてこまごまと論ずるのではありませんから、どうか心配なさらないでください。ただひとつここで指摘しておかねばならないのは、世界内存在（In-der-Welt-Sein）と超越（*Transzendenz*）とを同じものと見るということです。なぜなら、ここからはじめて、世界内存在や人間学的言いまわしとしての世界がなにを意味するかが理解できるようになるからです。「超越」あるいは「超越する」ということばはドイツ語では *Überstieg* です。この超越という概念にとって必至なのは、一方で、どこへ向かって超越がおこるのか、他方で、超越においてなにが超越されるのか、ということです。前者の、超越のおこる「どこへ向かって」を私たちは世界とよび、後者の、そのつど超越されるものは存在者そのものであり、しかもそのようなものとして現存在そのものが「実存している」ところの存在者でもまさにあるのです。言いかえると、超越として構成されるのは「世界」だけでなく——それが単なる世界の薄明としてであれ、客観的認識としてであれ——、自己もまたそうなのです。

なぜ私はこんな複雑そうな事柄であなた方をわずらわせるのでしょうか？　それはほかでもなく、超越としての世界内存在の学説でもってすべての心理学のガンともいうべき禍根が克服され、人間学への道がひらかれるという理由からであって、その禍根とはすなわち「世界」の主体-客体分裂についての学説にほかなりません。この学説にもとづいて人間の現存在は単なる主体に、すなわち世界のない胴体的主体へと還元されてしまいます。この胴体的主体のなかではすべての可能な事象、出来事、機能が演じられ、またそれはすべての可能な属性をもち、あるいはすべての可能な作用を果たすのですが、しかし、そういう主体がどのようにしてある「客体」と出会い、またほかの主体たちと交わり理解しあうことができるのかという点になると、もはやだれも言うことはできませんし――それはただ理論的に構成するしかないものです。なぜなら、ここではこれ以上くわしく述べるわけにはいきませんが、世界内存在はいつも同時に、私とおなじような人たち、共同現存在者たちとともに世界のなかにあることを意味するからです。ハイデガーは超越としての世界内存在において認識の主客分裂を見抜いたばかりでなく、また私と世界とのあいだの「割れ目」を止揚したばかりでなく、超越としての主体性の構造をも明らかにしたわけですが、そのかぎりで彼は人間の存在とその特別な存在様式の科学的研究に了解の新たな地平と新たな刺激をあたえたのです。おわかりのように――そしてこの点が私にはとりわけ大事なのですが――主体（人間、人格《ペルゾーン》）(6)と客体（対象、環界）への存在の分裂に代わってここにあらわれるのは、超越のなかで保証された現存在と世界との統一なのです。

超越するということはしたがって認識することよりも、いやすでに志向性よりも、はるかにおおくのことを、またはるかに本源的なことを意味していますし、それというのも、私たちにとって世界はまずもってそしてたいていすでに気分のなかでひらかれているからです。あなた方が超越としての世界内存在の規定を一瞬でも銘記し、またここから私たちの精神医学的現存在分析をながめれば、第一に、私たちが精神病をも世界内存在の構造から注目し研究することができること、第二に、精神病のなかに超越の一定の変転（*Abwandlungen*）をみとめざるをえないこと、に気づかれるでしょう。そのかぎりで私たちは、「精神病は脳病である」とは言わず――もちろん医学的-臨床的観点のもとではなおいぜんとしてそのことは通用するのですが――、精神病においては超越としての世界内存在の根本的構造ないし本質構造のそして構造分肢の変転がみとめられる、という言い方をします。これらの変転を科学的に精密に検討し確認することこそ、精神医学の課題に属するわけです。

ところで、あなた方は私がこれまでに発表した分析のなかで――私は観念奔逸の研究と症例エレン・ウェストをとくに挙げますが――現存在の空間化（*Räumlichung*）と時熟（*Zeitigung*）が現存在分析においていかに大きな役割を果たすか、をすでに見てこられました。前者については『精神病理学における空間問題』という私の一九三三年におこなった報告[7]を参照するようお願いして、私はここではより中心的な時間性の問題だけをとりあげましょう。この問題がそれほど中心的だというのは、超越が時間の本質のなかに根ざし、将来・既在・現在へのその展開のなかに根ざしているからです。この点についてはここではもちろんこれ以上くわしくお話しするわけにはいきません。そのことはただ、人間存在の精神病的形式についての人間学的分析においても、なぜ私たちが、すくなくとも時間性の構造のその時どきの変転を洞察できるようになるまでは、研究に満足しないかという点を、いっそうよく理解させてくれるはずです。超越の問題が時間問題のなかに根を張っているということから、あなた方は、いまやどうしてハイデガーがつぎのように言いうるのか、をも理解するでしょう。すなわち、「現存在が時熟するかぎり、世界もある。」「現存在が実存しない時には、世界も『現』存しない[8]」。あるいは、「現存在が超越する」ということは、それがその存在の本質のなかで世界を形成しつつ、しかも、それは世界を生起させるという多様な意味において「形成しつつ」、世界とともにひとつの根源的な光景（形象）をあたえ、この光景は、明確にはとらえられないが、それにもかかわらず、そのなかにその時どきの現存在自身が属するところのすべての公然たる存在者にたいするまさに模範として機能する、ということである。[9]」狂気のなかに、一般に世界内存在の精神病的とよばれる形式のなかに、私たちはいままでに、一方で「跳びはねる《シュプリンゲン》」（秩序ある観念奔逸）および「うずまき《ヴィルベル》」（無秩序な観念奔逸）という意味での、他方で現存在の「世俗化」（Ver-Weltlichung）すなわち「世界」のせばまり、沼化、地化のもとで同時に現存在が「萎縮する」という意味での、世界形成（Weltbildung）ないし世界化（Weltlichung）の変転を見いだしました。症例エレン・ウェストと、そこで分裂病性自閉について暫定的に述べたことを思いだしていただきたい。私たちはこの世俗化をまたこのようにも記述することができます。すなわち、世界を生起させる自由にかわって或る特定の世界投企によって圧倒されることの不自由があらわれる、と。たとえば、エーテル的「世界」を「形成する」自由にかわって、エレン・ウェストでは、穴ぐらと沼のせまい「世界」へと沈みこんでいかざるをえない不自由がますますつよまっていきました。しかし「世界」は世界形成、世界前投企（Weltvorentwurf）を意味するばかりでなく、こうした前-投企《フォア・エントヴルフ》および前-形象《フォア・ビルト》にもとづいて世界内での存在の仕方および世界にたいする行動の仕方をも意味する以上、私たちは、エーテル的「世界」から「穴ぐらの世界」へのこうした変転を、歓呼しつつ空中へ舞いあがる鳥のかたちでの現存在がのろのろと這い去る目の見えぬ蛆虫のかたちでの現存在へと変容していくところでも、確認することができました。

みなさん。いままでお話ししてきたことは、なお、ハイデガーの基礎的存在論あるいは現存在分析論の、そしてそれらによって鼓吹され基礎づけられた人間学的分析ないし現存在分析の、ほんの入口のあたりにすぎません。けれども私はいそいでそれの方法と科学的な対象領域を素描することにしましょう。ただ私がなお前もって申し述べておかねばならないのは、ハイデガーによって周知のとおり配慮（Besorgen）ないし関心（Sorge）ともよばれる、われ自身のための現存在の存在としての世界内存在に、私が愛（Liebe）とよぶところの、われわれのための現存在の存在としての世界超越存在を対置した点で、私自身、当時のハイデガーの学説に批判を、それも積極的な批判をおこなったということです。精神病的現存在形式の分析にあたっては、私たちはここでは関心《ゾルゲ》の超出の意味での超越の変転よりもむしろしばしば愛の跳躍の意味での超越の変転を確認するだけに、なおのことハイデガーの学説のこうした変更を考慮しなければならないのです。現存在構造のあのような法外に複雑な萎縮だけでも考えてみてください。これを私たちは総括して自閉ということばで言いあらわすわけです。

II　人間の現存在と動物の存在との区別。現存在分析的意味での「世界」と生物学的意味での「環界」

私のこれまでの話しはほんの概略だけの不完全なものでしたが、それでもあなた方はたぶんすでに、なぜ私たちの分析のなかで世界の概念、それも世界形成あるいは世界投企（フッサールにおける世界化《ムンダニジールング》）という意味での世界の概念が現存在分析のもっとも重要な基本概念のひとつを、いや方法的な導きの糸をなしているかを、おわかりになったでしょう。なにしろ、その時どきの世界投企の内容（Was）はいつも同時に世界内存在の仕方（Wie）と自己存在の仕方（Wie）について私たちに教示をあたえてくれます。ところで私は、世界投企の本質をもっとよくわかってもらうために、それをいくつかの生物学的な世界概念と対比させてみましょう。私がまず思いうかべるのはフォン・ユクスキュルの生物学的世界概念ですが、それも、この概念がその異質性にもかかわらずその方法的適用において「私たちの世界概念との」ある種の一致をしめしているからです。そこで私はこれらの方法的一致という点からはじめましょう。あなた方が記憶されているように、フォン・ユクスキュルは動物の世界を知覚世界（Merkwelt）、内部世界（Innenwelt）および活動世界（Wirkwelt）の三つに分け、そのうち知覚世界と活動世界を環界（Umwelt）という名称でまとめています。これらの世界のあいだに存在する「循環」（Kreislauf）を彼は機能環（*Funktionenkreis*）とよぶわけです。そこで私たちなら、ある人間の精神病は、彼の世界を十分に歩きまわらなければ、記述することが不可能である、と言うように、まさにそのようにフォン・ユクスキュルは言います。「ある動物の生物学は、それの機能環を十分に歩きまわらなければ、記述することが不可能である[10]」と。また、私たちならさらに、それゆえ存在する精神病者の数だけの世界を想定する十分な理由がある、と言うところを、フォン・ユクスキュルは、「それゆえ存在する動物の数だけの環界を想定する十分な理由がある」[11]と言います。同様に、彼が「どんな人間にたいしてもわれわれは、彼の行動を理解するためには、その特別の舞台をさぐらねばならない」[12]と言うとき、彼は私たちの見方にひじょうに近づいてきます。

フォン・ユクスキュルの環界概念はしかし人間にとってはあまりにもせますぎます。というのも、彼は環界というものを、人間を「衣服のように包む」「感官の島」（すなわち感官の島）（同所一二ページ）というふうに理解しているからです。私たちはだから、彼がその友人たちの環界のかがやかしい描写のなかで（『けっして眺められない世界』参照）、これらの友人たちが実際に人間としてどのように世界のなかにいるかを徹底的にしめしながら、このせまい環界概念をたえまなく抜け出ているのを見ても、おどろかないわけです。

フォン・ユクスキュルはまた、「ひとができるだけ自分自身の環界に同化しまたあらゆる方向に空間的・時間的に拡大したところの、ただひとつの客観的な世界（私たち精神科医はこれを素朴に実在《レアリテート》とよびますが！）の存在から出発することは、便宜上の考え方以外のなにものでもない」（同書一七ページ以下）[13]と説明していますが、この点でも私たちは彼をまずもって正しいとしなければなりません。けれどもフォン・ユクスキュルは、人間が、動物とはちがって、自分自身の世界と同様にまた万人に共通なひとつの「客観的」世界をもっていることを見のがしています。このことは、ヘラクレイトスが、眼覚めているときにわれわれはすべてひとつの共通の世界をもち、眠りにおいて（しかし熱情や激情や官能的快楽や酩酊においても）各人はこの〔共通の〕世界に背を向けて自己自身の世界へと向かう、と言ったとき、すでに知っていました。この共通の世界は――このこともヘラクレイトスは見ぬいていましたが――

Phronesis〔分別、思慮〕の、理性的熟考の、あるいは思考の、世界です。病者をまえにして私たち精神科医はこれまで、万人に共通の世界における生から逸脱している点にあまりにも目標をむけすぎ、おそらくフロイトがはじめて組織的におこなったように、まず第一に病者自身の、私的世界に着目することをしませんでした。

　ところでしかし、私たちの現存在分析的な世界概念をフォン・ユクスキュルの生物学的な世界概念から区別するもの、いや前者を後者の正反対の位置におかせるものは、フォン・ユクスキュルが動物を主体として見なし、その環界をそれから分離された客体と見なしているにちがいない――たとえ両者が、機能環のなかで「おりおりひとつの現実的構造を形づくり」、またここでは「完全に相互のために調整されたもの」としてあらわれているとはいえ[14]――という事情です。動物と環界の、主体と客体の統一は、フォン・ユクスキュルによると、動物のそのときどきの「構成計《バウプレ》画《ーネ》」（活動計画《ヴィルクプレーネ》やまた知覚計画《メルクプレーネ》をもふくめて）によって保証されていますが、これらはすべてまた「ひとつの圧倒的に大きな計画性」に属しています。[15] おわかりのように、フォン・ユクスキュルの学説から現存在分析に到達するためには、あなた方は、自然およびその計画性から出発して自然科学をやるのでなく、超越的主体性から出発し、そしてここから超越としての現存在へと歩みをすすめることによって、カント－コペルニクス的転回をおこなわなければなりません。フォン・ユクスキュルがなお両者を一緒くたにしていることは、彼の見解のつぎのような、それ自体ひじょうに印象的な要約からおわかりでしょう。すなわち、「われわれは例としてある一本の槲《かしわ》をとりあげ、この木がそれぞれの環界のなかでどのような事物になるかを問題にしてみよう。すなわち、そのくぼんだ幹のなかに巣くう梟――その枝々に巣をつくる鳴き鳥――その根の下に寝ぐらをもつ狐――その樹皮のなかの木喰い虫を追いもとめるきつつき――そのような木喰い虫自身――その幹に沿ってあゆむ蟻など、といったそれぞれの環界のなかで。さいごにわれわれは、ひとりの猟師や空想的な若い少女や朴訥な材木商人の環界のなかでの槲の運命を問題にしてみよう。槲というそれ自体でまとまったひとつの計画性は、数多い環界舞台の上でたえず新たな計画へと共に織りこまれるのであるが、これを探索するのが真の自然研究である。[16]」私たちは、フォン・ユクスキュルが、たいていの自然研究者のように、動物と人間の本質的区別を無視し、それらのあいだの本来の断面を「神聖なものと見なす」ことをしないにしても――それこそまさに彼の同僚シュペーマンが自然研究者にあれほど懇々と説いた点なのですが――、哲学者でもないフォン・ユクスキュルをそのことでわるくとることはできません。いずれにしても、まさにここでこうした断面は手にとるようにはっきりみとめることができます。なぜなら、動物はその「構成計画《バウプラーン》」にむすびついていて、それを越え出ることができないのにたいして、人間の現存在は存在可能の無数の可能性を内包するばかりでなく、またこの多様な存在可能のなかにまさにその存在をもつものだからです。それは、猟師であったり、空想的であったり、商売をしたりの可能性をもっており、したがってそれは多種多様な存在可能性をめざしてみずからを投企することができます。言いかえると、それは存在者を、ここでは「榭」とよばれる存在者を、多種多様な世界投企のなかで「のりこえ」あるいは自分に「近づきうるようにする」ことができます。第二にしかし――このことはそのような生物学的考察方法が完全に隠蔽しているものですが――超越とは、あなた方がすでにお聞きになったように、たんに世界投企ばかりでなく、同時にまた自己投企、自己存在可能ということでもあります。人間の現存在は、それが猟師として世界を投企しかつ猟師であるかどうか、若い娘として空想的な自己であるかどうか、材木商として打算的なだけの自己であるかどうか、にしたがって、まったく別の自己になります。これらすべては世界内存在の、そして自己という存在可能性のさまざまの様式ですが、それにはなお無数の別の様式がつけくわわります。とりわけ、実存の意味での本来の「自己でありうること」とか、愛の意味での「われわれ自身でありうること」とかといった様式です。[17]動物は「我-汝-われわれ-自身」でありえない以上、いや動物にはすでに「我-汝-われわれ-と言うこと」からして拒まれている以上、動物は「世界」をもつこともないわけです！　なにしろ自己と世界とは相関概念なのですから。私たちが、パラメジウムやみみずや頭足類や馬などのもつ――しかし人間にしてもそうですが――環界について語るとき、この

「もつ」ということは、人間が「世界」をもつと言う場合とはまったく別の「もつ」なのです。前者の場合には、この「もつ」は「構成計画《バウプラーン》」とりわけ知覚および活動体制の確立を意味しますが、これは自然によってまったく特定の刺激および反応可能性へと規定されています。動物はその環界を自然の恩恵によってもつのであって、超越的自由の恩恵によってではありません。すなわち、動物は世界を投企したり世界を開拓したりすることもできなければ、自主的に或る状況のなかでまた或る状況にたいして決断することもできません。動物はいつも或る最終的に確定して変わりようのない「状況環」[18](Situationskreis)のなかにいるのです。これに反して、人間に関して「世界」をもつということは、人間が、たとえ自分の根拠を自分で据えたのでなく、自己の存在のなかに投げられているのではあっても——そしてそのかぎりで動物とおなじく環界をもつわけですが——しかしさらにそれを越えて、この彼の存在を超越し、すなわち、関心《ゾルゲ》において乗り超え愛において跳躍する可能性を「もつ」というところにあります。

フォン・ユクスキュルの学説よりも、さらに私たちの立場に近いのは、それ自体まとまった生物学的作用としての形態環(*Gestaltkreis*)についてのフォン・ワイツゼッカーの学説です。すなわち「ある生物がみずからの運動と知覚をとおしてある環界のなかに組みこまれているかぎり、この運動と知覚はひとつの統一——ひとつの生物学的作用である」[19]というものです。フォン・ユクスキュルとおなじく、フォン・ワイツゼッカーも、意識して「主体を生物学的研究の対象へと導入し、それを承認させた」ことを誇りとしています。主体と客体とをたがいに関係づけるものは、もはや機能環とよばれるのではなく、形態環なのです。なるほど「基本関係」はもともと「主体性」(Subjektivität)です(これは、主体について語ることよりはすでにいっそう深い把握を証拠だてるものです)。それ自体対象になりえないゆえに「明確には認識され」えないところのこの基本関係が、ここでは「最後の法廷」です。それは、「無意識の依存性として、あるいは自由として経験され」うるひとつの力です(同所一六七ページ)。フォン・ワイツゼッカーはしたがって「精神《プシケー》と自然《フィージス》とのうわべだけ実質的な二元論」には、もはやかかわろうとしませんし、それを「主体と客体との対極的にむすびついた一元主義《ウニタリスムス》によって」（同所一六二ページ）代えることができると信じています。「主体はしかしなんら堅固な所有物などではない」とフォン・ワイツゼッカーはひじょうに正しく説明します。「それを所有するためには、ひとはたえまなく獲得しなければならない」（一五四ページ）。ひとが主体をはじめて正しくみとめるのは、主体が、まさに「危機」のなかで消え去ろうとし、そのあとでふたたび強さと跳躍力を得て立ちなおる、といった場合です。「あらゆる主体の跳躍とともに対象の跳躍も起こる、そしてたとえ世界の統一性が不確かであるとしても、なおあらゆる主体はすくなくともその環界をあつめるし、その環界の諸対象をモナド的統一においてひとつの小さな世界にまでむすびあわせる」（同所）。このような学説は心理学や精神病理学にとってたいへん興味ぶかいばかりではなく、むしろそれは、超越としての世界内存在の学説がはじめて実際に首尾一貫的でありかつ有効であること、同時にしかしまた、この学説が人間の現存在に関してはじめて首尾一貫して貫徹されうることを、とりわけ明瞭にしめすものです。

さいごに私はなお、器質的脳障害の精神病理学的理解にとってひじょうに実り多いゴルトシュタインの世界概念をあなた方に指摘しておきたい。彼が世界のかわりに環境（Milieu）という表現をもちいている場合にも、やはり真の生物学的世界概念が問題なのです。たとえば、周知のように彼の方法的主題のひとつはこのようです。「欠陥ある生体が……秩序をもってふるまえるのは、その欠陥に相応する環境《ミリュー》の制限によってのみ」であります。[20] ほかの所では彼はまた「自由の喪失」（欠陥の結果としての）とか「環界へのより大きな依存性」について語っています（同所一九ページ）。私があなた方に指摘しておきたいのはただ、ある種の脳損傷患者は「表象」の世界ではもはや勝手がわからないしまた正しくふるまうこともできないのに、しかし行動や実践の世界ではだいじょうぶだという事実であって、この世界では、ゴルトシュタインが近ごろ表現しているように、「効果は（なお）具体的な行為をつうじて『手でつかめるように』存在する素材をもとに成立することができる」（同所一八ページ）のです。ゴルトシュタインはここではヘッドとともに「象徴的表現の障害」とか、あるいはゲルプとともに「範疇的行動の障害」などについて語っているわけですが、これはどちらの場合でも帰するところはやはり超越としての世界内存在の変転以外のなにものでもないのです。

みなさん！　この節であなた方に示そうとしたのは、いかばかり生物学的思考がこんにち、生体と世界をひとつの統一において、ひとつの統一的形態――環というかたちで象徴されているような――において観察し研究しようと努力しているか、ということです。前景に出ているのは、ここではすべてのものはたがいに結びついていて、環の内部でのどんな部分事象も全体が変わることなしには変わりえない、したがって孤立した事実などというものはもはや存在しないという洞察です。しかし、それとともに、事実それ自身の概念や事実研究の方法も変化します。なぜなら、いまや問題なのは、事実の単なる集積によって帰納の結論に達することではもはやなく、愛情をこめて個々の現象の本質と形態に没入することだからです。このことはすでにゴルトシュタインが、つぎのようなことばのなかで、ひじょうに正しく認識しています。すなわち、「生物学的な認識形成においては個々の分肢は、全体のなかへ組みこまれていて、単に量的には評価できない、その結果、認識は、われわれの規定する分肢が多ければ多いほど、それだけ確実なものとなってくる。個々の事実はむしろすべて多かれ少なかれ大きな質的価値をもっているのである。」そしてさらに彼はつづけて言っています。「もし……生物学のなかに、分析的-自然科学的方法で確認できる諸現象に関する学説だけを見るなら、生体を全体としてとらえる認識や同時にまたそもそも生きている諸事実一般の認識をあきらめざるをえない。(21)」これとともに私たちはすでに、もっとも広い意味で現象学的な生命の考察、すなわち、十分に区画された対象領域の内部でのそれらの対象的意義が問題なのではなく、諸現象の生の内実をとらえることが問題であるような、考察の仕方に近づいているわけです。(22)

III 精神医学における現存在分析的研究方向

私たちはいまや、この報告の第三節に到達して、現存在分析的研究が精神医学のなかで果たすべく召されている役割について述べる段になりました。ゴルトシュタインの見解に関連して私たちがさいごに述べたような、諸現象の生の内実をくみつくしあるいは解釈するという意味での生物学的研究にたいして、現存在分析的研究は二重の利点をもっています。すなわち、第一には、それは、生《レーベン》という概念のような、ひじょうにあいまいな「概念」ではなく、世界内存在および世界超越存在としての現存在という、きわめて多方面にかつ徹底的に解明された構造とかかわりあうという利点であり、第二には、それは現存在をして事実的にみずからについて表現させあるいは語らせることができるということ、言いかえると、現存在分析がその内容を解釈するところの諸現象は主として言語的な現象であるという利点です。つまり現存在の内実をことばの面以上に明瞭に看取できたり、それ以上に確実に解釈できるところはどこにもないのです。なぜなら、私たちの世界投企がもともと「堅固なものになったり」分節化したり、またそのため確認できたり伝達できたりするのは、ことばのなかでだからです。

第一の利点についていえば、現存在の構造ないし基本構成の知識は、実践的な現存在分析的検索にたいする組織的な導きの糸を私たちの手にあたえてくれます。私たちはいまや、精神病の検索に際してなにに注意をはらわねばならないか、つまりどういう観点にしたがって進んでいかなければならないか、を知っていますし、また、その時どきの現存在形式あるいは個人的現存在形態がそれにもとづいて投企されているところの、世界投企の空間性と時間性、照明と色彩、堅さもしくは物質性と運動性がどういう性質であるかについて私たちははっきり理解していなければならないということも、知っています。そのことを私はかつてすでに観念奔逸研究においてしめしました。しかし世界内存在の構造がそのような方法的な導きの糸をあたえてくれるのは、ただ、私たちがこの構造のなかにひとつの規範《ノルム》を手にしており、同時にまたこの規範《ノルム》からの逸脱を精密に科学的に確認する可能性をもっているためなのです。その場合、私たち自身がおどろいたことには、こうした逸脱がこれまで研究されてきた精神病にもけっして否定的《ネガティーフ》に、すなわち反規範性として、把握されねばならぬばかりでなく、それはそれでふたたびひとつの新たな規範に、つまり世界内存在の新たな形式に相応するということが、明らかになったのです。たとえば、躁病性の生の形式、あるいはもっと正しくいって、現存在形式という言い方ができるとすれば、そのことは、私たちが躁病性《マーニッシュ》ともくされるすべての表出および行動様式を包括し支配するところのひとつの規範を確認することができるということなのです。この規範はしかし、私たちが躁病者の「世界」とよぶところのものにほかなりません。おなじことは、はるかに複雑な、これまでなお見渡しがたいほど多様な分裂病者の世界投企についてもあてはまるのであって、そのことは、私が症例エレン・ウェストやまだ未発表の分裂病の症例で確信することができましたし、またあなた方もクーン博士の症例でそれをおわかりになるはずです。これらの病者の世界を検索し確認するということは、ここではほかの場合とおなじく、どういう仕方で存在者が、人間も事物も、要するにすべての存在者がこれらの現存在形式に近づきうるものとなるか、を検索し確認するということです。なにしろ、存在者は、あなた方もおききになったように、そのようなものとしてはけっして人間に近づけるものではなく、つねにある特定の世界投企のなかで、またそれをとおしてのみ近づけるものなのです。

第二の利点、つまり言語的諸現象の検索の可能性にうつりますが、言語や話すことの本質というものは、ここにある特定の意味内実が表現され表明される点にあります。この意味内実は、ご承知のとおり、無限に多様な性質のものです。だから問題なのは、どういう意味内実をめざして私たちが病者の言語的表出をしらべるか、を正確に述べることです。私たちは、精神分析家が組織的にやっているように、生活史的内実に、つまり内的生活史の体験されたまたは推察さるべき関連に、注意をはらうばかりではありませんし、またとりわけ、言語や思考の機能の障害に注意をはらう際に精神病理学者がするように、生命機能の諸事実についての可能な参照事項には注意をはらいません。現存在分析において私たちの注意をひきつけないでおかないものは、むしろ、言語的な表現や表明にふくまれるところの、話し手がそのなかで生きておりまたは生きてきた世界投企に関する参照事項であり、一言でいえば、世界内実なのです。世界内実という意味はこのように世界に関連する諸事実を内実としてふくんでいること、すなわち、どのように現存在の当該の形式ないし形態が世界を発見し、世界を投企し開拓するか、またその時どきの世界のなかでどのように存在しあるいは実存するか、に関する参照事項を内実としてふくんでいるということです。しかし、その上さらにつけくわわるのは、現存在がどのように世界を超え出ているか、すなわち、現存在がどのように愛の永遠と故郷のなかでやすらっているか（あるいはやすらっていないか）、に関する参照事項です。あなた方にはもう一度、精神医学における現存在分析の範例と私の考えるエレン・ウェストという形姿の研究を思い出してもらいさえすればよいのです。

エレン・ウェストの場合には、自発的でしかも造作なく理解できるような言語的表出——自己描写、夢、日記、詩、手紙、自伝的素描など——が珍しく豊富に自由に使えたという点で、現存在分析にとって事情はとくに好都合でしたが、一般的には私たちは、とりわけ進行した分裂病の症例では、何ヵ月あるいは何年にもわたって忍耐づよくえんえんとつづけられる病者との組織的な面接のなかではじめて現存在分析の資料を手に入れなければならないのであって、それの印象的な実例はクーン博士の報告のなかであなた方にお目にかけることになりましょう。ここで第一に重要なのは、病者が彼らの表現でそもそもなにを言わんとするかを、私たちがいくどもいくども心に確かめるということです。その時はじめて私たちは、病者がどんな「世界」にいるかを言語的内実から認識するという科学的課題、いいかえると、「どのようにすべてが織りこまれて全体になり、つぎからつぎへと作用し志向していくか」を認識し、現存在構造のすべての分肢が構造の全体から理解できるようになり、また全体が矛盾なく分肢から生ずること、またどのようにしてそうなるか、を認識するという科学的課題に思いきってとりかかることができるのです。ほかのあらゆる科学的研究の場合とおなじく、ここにはまちがい、袋小路、早まった解釈などがありますが、しかしまた、ほかのあらゆる場合とおなじく、それらを訂正し、成果をくりかえし新たに修正する手段や方途もあります。こうして、現存在分析が、フォン・ユクスキュルのことばをかりると、主観性の領域でもなにひとつ「偶然にまかされたままである」ものはなく、あらゆる語、あらゆる文章、あらゆる観念、あらゆる描画、行動ないし身ぶりがそこから特別の刻印をうけとるところの、ある特定の構造が認識されうるということを明らかにできるのは、現存在分析のもっとも印象的な業績のひとつなのです。このような認識を私たちはロールシャッハ-テストや近ごろではまた連想試験の現存在分析的解釈の際にも絶えず利用しています。自発的な言語的表出にせよ、組織的な面接にせよ、ロールシャッハおよび連想実験にせよ、描画にせよ、またしばしば夢などにしても、そのなかで立ちあらわれるのは、いつも同じひとつの世界投企であり、あるいはいつも同じいくつかの世界投企なのです。そして私たちは、これらの「世界」を、ふたたびフォン・ユクスキュルのことばをかりると、「歩きまわった」ときにはじめて、神経症とか精神病とかいう意味での現存在形式を理解したわけですし、また、いまや、あなた方がまたしても観念奔逸研究や症例エレン・ウェストでご覧になったように、臨床的に症状として評価されたこれらの世界および現存在形式の個々の諸分肢を病者の世界内存在すべての様式から理解するというこころみをあえておこなうことができるのです。もちろんここでも生活史的関連は重要な役割を演じますが、しかしあなた方がじきにおわかりになるように、それはけっして精神分析の意味でではありません。なぜなら、生活史的関連は精神分析では検索の目標をなしているのにたいして、現存在分析にとってはもっぱら検索のための資料にすぎないからです。

いくつかの例をここで挙げて、私たちが精神病理学においてかかわりをもつ世界投企とはどういう性質のものなのか、をあなた方にしめしてみましょう。しかし付けくわえて言いますが、このような性質などというものは無数です。私たちはやっとそれらの記述と検討をはじめようとしているわけです。——

私がこれまで述べてきたことがらを解説しようと思うのにつかう第一の臨床例は、ある若い娘に関するもので、彼女は五歳のときスケート靴を締金からはずす際に踵がスケート靴のなかに嵌まりこんだままになってしまい、そのため説明しがたいような不安と失神発作をおこしたのです。(23) それからというもの、いま二一歳になる娘は、踵がしっかり靴に付いていないとか、だれかがその踵のほうへ手を伸ばすとかまたは踵のことをすこしでも口に出すとかに気づくと(彼女自身の踵は釘づけにしておかねばならなかったのですが)、どうにも抑えられないほどの不安におそわれます。逃げ出すことができなければ、彼女は失神してしまいます。精神分析の結果は、踵がゆるみあるいは離れるという不安の背後に、——母親から生まれる、つまり分離するという意味でも、また自分の子供を産むという意味でも——出産幻想がひそんでいることを、おあつらえむきの明瞭さでしめすことができました。分析が恐ろしいものとして明るみに出した多くの連続性の分離のなかで、母と子のそれがもともと意味され恐れられたものでした。(ここでは男性的成分はいっさい考えないことにします。)フロイト以前ならひとは、五歳のとき氷上でおこったそれ自体まったくなんでもない出来事が「踵恐怖症」をひきおこしたのだとでも、説明したでしょう。フロイトは周知のとおり、そのような出来事にむすびつきあるいはそれに先行する幻想があって、これが「病因的に」作用することを明らかにしました。しかし、どちらの場合にも、つまりフロイトのまえでもあとでも、なぜその出来事もしくは当の幻想がまさにこの人間にこの結果をひきおこしたのか、をわからせるために、相変わらずひとつの説明根拠が用意されているわけです。すなわち体質ないし素因という根拠です。なぜなら、人間はだれでも「出産の外傷」を体験するわけですし、また、踵をなくしてもヒステリー性恐怖症などにならない人はおおいからです。そこで私たちは、たとえ、素因という問題をその全体性において展開することを、いわんや解決するなどということを、けっして引きうけられないにしても、しかし私は、素因というものを人間学的側面からいささか開明していくことはできると敢えて主張します。すなわち私たちは、もっとあとの仕事で明らかにできたように、さらに幻想の「背後」に出ることができるのですが、しかもそれはまさに、私たちが当の幻想や恐怖症をまずもって可能にするところの世界投企を探索し検討するというかぎりにおいてなのです。ところで、私たちの小さな患者の世界投企に導きの糸となる範疇《カテゴリー》は、連続性の範疇、連続的な関連と結合の範疇です。このことは世界内実の、つまりその指示関連のきわめて複雑な全体の、法外なせばまり、単純化そして空虚化を意味します。世界を有意義なものにするすべては、このひとつの範疇の支配下にはいってしまいます。世界にそして世界のなかの存在に拠り所をあたえるのは、その範疇だけとなります。そこから、あらゆる連続性の分離やあらゆる分裂にたいする不安、引き裂くこと・引き離すこと・引き離されること・引き裂かれることのいっさいにたいする不安が生まれます。こうした「世界像」がはじめて、なぜあらゆる人間の経験する母親からの分離が人間の生の本来的な原分離としてこれほど「優格的」にならざるをえず、そのため、いっさいの分離の出来事が母親からの分離の不安を象徴するだけの力をもち、また幻想や白昼夢を自分のほうへ引きよせ活動させることができるほどだったかを、わからせてくれます。それゆえ私たちは、つよすぎる（「前エディプス期の」）母親結合が恐怖症の出現を説明する根拠であると言うふうに、事態を理解してはいけないのであって、むしろ私たちは、そのようなつよすぎる母親結合が、一般に関連・結合・連続性といった範疇の上にのみきずかれるような世界投企をもとにしてはじめて可能となることを洞察しなければなりません。そのような世界理解――これは気分性（Gestimmtheit）ともいわれるものですが――はもちろん「意識的」である必要はありませんが、しかしまた精神分析的意味でそれを無意識とよぶ必要もありません、なぜならそれはこうした反立の彼岸にあるものだからです。とにかくそれは心理学的なものにもかかわるのではなく、なんらかの心理学的事実をはじめて可能にするものなのです。私たちはここでこうした現存在におけるそもそも「異常」なものにぶつかるわけですが、その際しかし、世界投企がそのようにせばまっている場合には自己もまたせばまっているうえ成熟からも見放されているということを忘れてはいけません。すべてはここではいつまでも元のままなのです。けれどももし新しいものが、連続性の分離が、おこるならば、これらがもっぱら破局を、恐慌を、不安発作をしか意味しえないことは明らかです。なぜなら、いまや世界は事実上崩壊し、またそのなかではもはや拠り所がなくなるからです。内的あるいは実存的な成熟、未来にむけられた本来的な時熟に代わってここには過去が、「すでに-なかに-あること」(Schon-sein-in)が優位をしめるようになります。世界はここでは立ちどまらざるをえないし、なにごとも起こってはならないし、なにひとつ変化してはならないのです。こうした時熟の様態をもとにしてはじめて突然性という世界時間的契機は、そのような場合にいつもみられるような、法外な重要さを獲得します。なぜなら、突然性とは、連続性を引き裂き、寸断しあるいは分割し、これまでの生存をその軌道からそらせて、怖ろしいもの、あらわな恐怖のまえにすえるものの時間性格だからです。しかし、それを私たちは精神病理学ではせいぜい大ざっぱにそして単純化して不安発作とよぶ程度です。氷上で踵が靴からはずれたことは、あらゆる連続性の分離にたいする恐怖症の出現を「説明する根拠」にはならないし、母胎幻想や出産幻想にしてもなお同様です。むしろ後者がそのような重要さを獲得したというのも、この子供の実存にとって母親に拠ることが一般に世界の拠り所を意味した――それが小児にとってなお自明のことであるように――からであり、また氷上での出来事が外傷的意義をもつにいたったのも、ここにおいて「世界」がまったく別の相貌を得たから、つまり突然性、まったく別のもの、新しいもの、思いがけぬものといった側から姿を見せたからです。これらはしかしすべてこの世界のなかではどこにも「場所」や「座」をもちません。それらはこうした世界投企のなかへ入りこむことができません。だからそれらはいわばいつも外にとどまっており、克服されることのできないものです。言いかえれば、その意味と内実がくみつくされうるように、内部にとりいれられ、ことばのまったき意味で反復され(キェルケゴール)、ふたたび内部に連れもどされるというのでなく、いつまでも、同じことが実存的意味もなく世俗的にくりかえされるばかりであり、世界時計の停止のなかへ突然なるものがつねにくりかえし押し入るばかりなのです。こうした世界投企は時間的には外傷的な出来事のまえには現われていません。それは、カントの表現をつかうと、あの出来事をきっかけにしてはじめて顕在化します。人間精神の先験的あるいは超越的な諸形式がはじめて経験を、経験一般であるところのものにするように、あの世界投企の形式もはじめて、例の氷上の出来事が外傷的なものとして経験されるという可能性の条件をつくりだします。

おわりに私がなお述べておきたいのは、私たちのこの症例がひとつだけ孤立しているのではないということです。私たちはなおまったく別の連続性分離に限局された不安をいろいろ知っています。たとえば、一本の糸でだらりとぶらさがっているだけのぼたん、唾の糸が切れたりあるいは椅子から離れたりすることにたいして恐怖にまでたかまる不安などです。対象がゆるんだ踵であろうと、ゆるんだぼたんであろうと、だらりとした唾であろうと、あるいは椅子から離れることであろうと、それは生活史的契機に帰着することであって、問題はいつもおなじ、連続性の範疇へとせばめられたもしくは空虚化された世界内存在であり、世界超越存在などはすでに論外なのです。特有な世界内の存在と特有な自己をもつこの特有な世界投企のなかに、私たちは、現存在についてここで「演じられて」いる事柄を理解するための本来的な地平を見いだします。生物学者や神経病理学者のように私たちは個々の事実、個々の障害、個々の症状で満足するのではなく、その事実が部分現象としてそこから理解されるようなひとつの包括的全体をもとめます。この全体は、ところでしかし、機能的全体、「形態環」(24)でもなければ、複合《コンプレクス》的な、いや一般になんら対象的な全体でもなく、ある世界投企の統合体といった意味での全体です。私はこの点にはいまはこれ以上立ち入るわけにいかないので、私はただもう一度ひとつのことだけ確認しておきたい。それは不安の理解に関することです。あなた方は、不安をただそれだけで存在する精神病理学的症状として考察するだけでは、私たちの不安の理解はいっこう前進しないことを、見てとられました。要するに、不安を「世界」から引き離してはいけませんし、また、不安というものは、「世界」が動揺しあるいはいまにも消え去ろうとするときに、いつも出現するということを、私たちははっきりさせておかねばなりません。しかも不安は、現存在がその上にみずからを確立しているところの世界投企が空虚化し、単純化しまたせばまっていればいるほど、ますます早くそしてますます重く出現するでしょう。健康者の「世界」というものは世俗的な指示関連や事情全体性の法外な多様さをしめしていますが、それらに直面しても、彼らの「世界」はけっしてすっかり動揺したりまたは沈みこんだりするようなことはありません、なぜなら、それはある側面から脅かされることがあっても、つねにほかの「方面」があらわれて、そこから世界のほうへふたたび拠り所をさしだすからです。しかし、私たちの例やそのほか無数の症例のように、「世界」がこのようにひとつまたはいくつかのわずかな範疇によって支配されてしまう場合には、むろんこのひとつまたはいくつかの範疇の存立がおびやかされることは、はるかにつよい不安を結果として生ぜしめないではおきません。恐怖症とはつねに、せばめられ貧困化した「世界」を確保しようとするこころみであり、不安とはこのこころみの喪失であり、「世界」の崩壊であって、同時にまた、現存在が無に、耐えがたい、おそろしい「あらわな恐怖」に、引きわたされることでもあります。私たちはしたがって、生活史的に規定されるところの状況的な不安の発生個所と、不安の現存在的な根源とを、厳密に区別しなければなりません。そのような区別はしかし、フロイトが症状としての恐怖症と恐怖の本来的対象としての「自身のリビドー」とを区別している場合に、(25)すでにみとめられます。「リビドー」の理論的-構成的概念にたいして、私たちの場合には、世界内存在としての現存在の現象学的-存在論的構造がとって代わります。私たちは、人間は自分自身の「リビドー」をおそれる、と言うのではなく、世界内存在としての現存在はそれ自体すでに無気味さと空無性《ニッヒティヒカイト》によって規定されている、と言います。不安の根源は現存在そのものなのです。(26)

この例では、なにごとも起こらず、なにごとも生起せず、すべてはいぜんとして元のままであり、分離するものはなにひとつ「世界」の統一性のなかへ介入してこなかったということが眼目であったような、いわば静的世界（statische Welt）の投企が問題であったとすれば、これから述べるつぎの例では、苦悩に満ちて非統一的な、非調和的な「世界」、しかもまたもや子供のときからのそれ、が問題なのです。患者は、多形性分裂病（polymorphe Schizophrenie）の「神経症に似た」病像をしめしながら、身体・自己および外界に関するありとあらゆる恐怖症にかかっていました。存在するもの、存在するすべてのものが彼にとって親しみのもてた世界は、圧迫と衝突の世界となり、エネルギーがつめこまれていまにも炸裂しそうな世界となった。この世界に一歩でも踏みいることは、それが生活のなかであれ、空想のなかであれ、衝き当てられあるいは襲いかかられるという危険をおかさずには、不可能でした。この世界の時間性は切迫性ないし《urgence》〔緊急〕（ルネ・ル・センヌ）のそれであり、その結果として空間性は、私たちがエレン・ウェストの不安世界からも知っているように、現存在の「身も心も」押しつけるような、圧迫に満ちた恐ろしいせまさまたは近さのそれでした。そのことはまたロールシャッハ検査でもひじょうにはっきりと明るみに出ました。すなわち患者が見るのはある時は「そこでひとが脛骨《すね》を打ち当ててしまいそうな」家具であり、ある時は「ひとの足を打つ」太鼓であり、「ひとを挟む」カニ、「そこでひとがすりむくようなもの」であり、ある時は（図X、黄、中央）「節動輪の遠心球が、もう何十年来その機械に固定していたのに、それが私の、よりによって私の顔へ飛んできます。私がそこへ来合わすだけで、なにか起こるのです。」さらにこの例では共同世界、共同人間の世界でも、環界や事物の世界についてとおなじありさまなのです。いたるところで危険が待ちうけ、ひとを悩ませ、ばかにし、邪推やあざけりの眼でひとを見ます。これらすべてはすでに関係妄想や被害妄想の境界に位置するもので、だからウェルニッケやクレッチマーならこのばあい関係神経症という言い方をするでしょうが、しかし私はこういう表現を適切とは思いません。ところで、この非調和的な、エネルギーをはらんだ、脅威的な「世界」を制御し、それを人為的に調和させせまた軽くあしらって、いまにも身にせまる破局を避けようとする患者のけいれん的な努力は、まことに啓発するところのおおいものです。このことは合理化という意味で世界からできるだけ遠ざかることによっておこなわれますが、ここにはまたほかのすべての場合とおなじく世界を価値さげしたり、その生命や愛や美の充溢を価値のない空虚なものにしたりということを当然ともなわないではいませんし、このことはとりわけまた連想検査がはっきり知らせてもくれます。しかし、ロールシャッハ検査にしても世界の人為的な合理化やその対照化、機械化を証拠だてています。最初の例で、すべて存在するものは連続性の範疇にせばめられた世界のなかではじめて接近しうるものとなったように、ここでは、圧迫と衝撃という機械的範疇にせばめられた世界のかたちをとっています。私たちはだから、この現存在とそれの世界にはどんな恒常性もなく、生のながれはけっしておだやかに流れ去らず、すべては、もっとも単純な身ぶりやもっとも単純な動きから言語的表現の形成や思考や意志決断の遂行にいたるまで、ことごとく衝撃的もしくは断続的に起こるということを見ても、おどろかないわけです。患者についてのすべてのことは円滑さを欠き、そして唐突に起こります。しかし個々の衝撃や衝突のあいだには空虚が支配しています。(おわかりのように、私たちはここでは、臨床的に分裂病質とか自閉的とよばれるものを、もっぱら現存在分析的に記述しているのです。)これらすべての特徴をいたるところでよくしめしているのはまたしてもロールシャッハ検査での態度です。患者は図版をそのつど「パタンと折りたたみ、『片づけて』(,ad acta' legen)しまいたい」欲求を、しかも「そのつど最後の努力をはらって」そうしたい欲求を感じるのですが、これは彼が一般に世界をそのつど最後の「努力」をはらって折りたたみ、「片づけ」たがるのと同様なのです。ちがったふうに彼が世界を制御することはもはやできないのです。しかし最後の「努力」も彼をひどく消耗させるので、彼はますます不活発になり鈍くなっていきます。あなた方は、どのようにして、最初の例では連続性が、そしてこの例では現存在とその世界の力動的平衡がぜがひでも保持されるべきなのか、をおわかりでしょう。こうした保持に役立つのはここでも重い恐怖症性の安全装置です。これがうまくいかない場合には、そしてそれは単に空想のなかでであろうと、不安の発作や完全な絶望がおこります。この例での現存在と世界の構造はここではごくあらましをおはなしすることしかできませんでしたが、この例はユルク・ツュントの名前で第二の分裂病研究として私たちの雑誌《アルヒーフ》にのるはずです(27)。

この例が、関係妄想や被害妄想のようなものの起こりうる世界を私たちに見させてくれたとすれば、やはりまだ未発表の症例ローラ・ヴォスは、迫害妄想を可能にするような世界構造への洞察を私にあたえてくれました。私はこの例で、きわだって恐怖症的な段階が先行したあとで、おもい幻覚性の迫害妄想があらわれるのを見るという稀な機会にめぐまれました。その恐怖症的段階はきわめてこみいった迷信的な語および音節の神託というかたちであらわれ、病者はそれの肯定的あるいは否定的な結果にしたがって自分の行動を実行しあるいはやめるという工合でした。物の名前をその音節に分解し、音節をふたたびある一定のシステムにしたがって結合し、そしてこの結合に応じて当の事物や人間と接しあるいはそれらをペストのように避けるといった強迫、すべてこれらはこの場合にも現存在とその世界を破局から安全にまもることに役立っていました。ここではしかし破局は、世界の連続性の断裂にも、力学的平衡の障害にもなく、言いようのない無気味さあるいは恐ろしさそのものが「世界」と現存在のなかへ侵入してくるという点にありました。ここでは「世界」は、人為的に調和させることが必要な、たがいに争いあう力を力学的に負わされてはいなかったし、また圧迫や衝撃に還元される世界投企でもなく、親密さと疎遠さ(あるいは無気味さ)の範疇に還元される世界投企でした。現存在はここでは、なるほどまだ非個人的ではあっても敵対的な力によって絶えず脅かされ、うかがわれていました。作為的な音節結合の、信じがたいほど薄い、糸目の透けて見える網は、現存在がこの力によって圧倒され、それに耐えがたく引き渡されることから安全にまもるのに、役立っていました。ところで、この安全装置が消失すると同時に、新しい、まったく別種の、というのもけっしてもはや意図されたものではないための安全装置、あの恐ろしいものの侵入をふせぐ安全装置、つまり本来の迫害妄想がどのようにあらわれてきたか、を観察することはひじょうに有益なものでした。底知れぬ無気味さという非個人的な力に代わって、個人的な敵どものひそかな陰謀があらわれました。これにたいして病者はいまやふたたび意識的に——告訴や反撃や逃亡のこころみなどで——身をまもることができたのですが、これらすべては、とらえがたい無気味さという恐ろしい力によって絶えず脅かされる救いのない状態と比較して、子供の遊びのようにみえました。けれども、現存在の安全をこのようなかたちで獲得させたものこそ、実存的自由の完全な喪失、敵という共同人間への完全な頽落、精神病理学的に表現すると、迫害妄想だったのです。私がこの例をあげるのは、ひとつには、私たちは迫害妄想を理解するには妄想そのものの研究からはじめてはまずいこと、むしろ、何ヵ月、何週間、何日、あるいはただ何時間にもせよ、妄想に先行するものに私たちの全目標をむけなければならないこと、をしめすためです。私は確信しているのですが、私たちはほかの例でも、迫害妄想が、恐怖症と似て、想像できないほどの恐ろしさの侵入にたいする現存在の安全装置を意味し、その想像しがたいほど無気味な、非対象的な力にくらべたら敵どものひそかな陰謀はすでに述べたようにいぜんとしてより耐えやすいこと、それというのも敵どもは、どうにもとらえようのない恐ろしさとちがって、なにものかでとらえる（知覚するとか、推測するとか、防ぐとか、また戦うとか）ことができるからだということ、を見ることができるでしょう。私が症例ローラ・ヴォスをあげるもうひとつの理由は、私たちがこんにちもはや感情移入の可能な精神生活と不可能なそれという厄介な対応にしばられているのでなく、いわゆる感情移入のできない精神生活をも科学的な理解に組織的にいっそう近づけうるようなひとつの方法、ひとつの科学的な武器を所有していることを、あなた方にしめすためでもあります。いうまでもなく、現存在分析的研究がその体験可能性によって方法的・計画的にその科学的理解に開示するものを、どの程度自分自身の体験能力でもって追体験することができるかということは、いぜんとして個々の研究者や医師の想像力《イマギナチオン》にまかされています。

　この点からもう一度症例エレン・ウェストをふりかえってみるなら、私たちは、事柄をかんたんにするためにこれまでやってきたように、また躁病やうつ病の際の病的気分変調の場合には事実それでことたりるのですが、ひとつの世界投企からだけ出発するのではしばしばけっして十分ではないことがわかるのです。これに反して分裂病性過程の現存在分析的研究に際しては、私たちが臨床的に分裂病性過程とみなす場合に病者の世界内存在および世界超越存在がどの程度まで変化しているかを示すことができるためには、この病者の生きるさまざまの世界を眼にとめ記述するということが不可欠となります。症例エレン・ウェストの叙述の場合がそうでした。そこではあなた方は、もう一度強調しますと、現存在が歓呼の声をあげる鳥のかたちで空中に舞いあがる——明るさと無限の広さの世界のなかで飛ぶ——のを見ましたし、現存在が断乎とした行為の世界のなかで大地の上で立ちそしてあゆむのを見ましたし、さいごに現存在が眼のみえぬ蛆のかたちで沼のような地のなかで、かびくさい穴ぐらのなかで、せまい穴のなかで匍いまわるのを見ました。しかしとりわけあなた方がここで見たのは、「精神病」が実際に「精神」にとってなにを意味するか、人間の精神がここで実際にどういう振舞いをするか、その形式がここで事実上どのように変化するかということ、つまり、くわしく追求できるかたちで現存在、世界および超世界がせばまり、空虚になりあるいは中をくりぬかれていき、結果として、病者の「世界」の精神的ゆたかさのすべて、愛、美、真実、善の、多様さ、成長そして発展の十分さのすべてからは「もはや大きな、満たされぬ穴以外のなにものも残らない」ということです。残るのは、動物のようにたらふく貪り食うことであり、衝動的にはげしく腹に詰めこむことです。これらすべてはさまざまの世界の空間性、色彩、物質性および力動性の性質と変化にしめされるばかりでなく、いわゆる自閉の「永遠の空虚」に移行するまでにいたる時間性の性質と変化にもしめされました。

分裂病性の現存在形式にたいする現存在分析的研究のいくつかの可能性についてはこれだけにしておきましょう。躁うつ病に関しては、私はここではただ『観念奔逸研究』のほか、E・ミンコフスキー、エルウィン・シュトラウスそしてフォン・ゲープザッテルによる、なるほどまだ十分な意味で現存在分析的ではないにしても、あくまで経験的-現象学的におこなわれたうつ状態の多様な形式に関する諸研究を、参考としてあげておくだけにしましょう。ここでE・ミンコフスキーをあげるのは、彼が現象学を精神医学の実地に、しかもほかならぬ分裂病の領域でですが、導入し、ここでさっそくたいへん有効に利用した最初の人だったことを、私たちは感謝の気持をもってみとめなければならないからです。それから彼の著書の『生きられる時間』（一九三二年）ととりわけ『宇宙学のほうへ』（モンテーニュ版、一九三六年）もあげておきましょう。後者は現象学の意味での「宇宙学的」思考へのすぐれた手引きとみなさねばなりません。さらに言及しておきたいのは、強迫と恐怖症についてのエルウィン・シュトラウスとフォン・ゲープザッテルの仕事、おなじく、あまりにも早く世を去ったフランツ・フィッシャーの分裂病性現存在における空間および時間構造についての仕事です。現存在分析的考察方法の適用はすでに『強迫病者の世界』(29)に関するフォン・ゲープザッテルのすぐれた論文、ミュンスターリンゲンのロールシャッハ論文集、そして当地ではとりわけ仮面解釈についてのローラント・クーンの仕事（一九四五年）などに見いだされます。

精神病や神経症の理解の掘りさげはさておき、現存在分析はところで性格学や心理学でもなくてはならないものです。性格学については私は吝嗇〔欲ばり、けち〕の分析だけにとどめましょう。吝嗇は可能性の状態への固執、「現実化にたいする戦い」にあり、またそこからはじめて金銭への結びつきが理解されると主張されるとき（エルウィン・シュトラウス）、それはまだあまりに合理主義的な理解のしかたです。むしろ肝要なのはここでも、吝嗇者の世界投企と現存在を分析すること、言いかえると、どのような世界投企とどのような世界解釈が吝嗇の根底によこたわっているか、どのような仕方で存在者が吝嗇者にとって近づきうるものとなるか、を検討することです。

いま文学に描かれた吝嗇者の行動とその描写をこまかく注目するなら（私はモリエールとバルザックだけをあげますが）、私たちは、彼らにとって（エレン・ウェストでも同様ですが、しかしそれにたいする防禦の戦いはみられません）問題なのはまず第一に満たすことであり、しかも箱や容器、靴下や袋を「黄金《こがね》」で一杯にすることであって、それを「出してあたえたくない」ことと「しっかり持っている」ことがまずその結果であることを見ます。一杯にすることは糞と金を通分する先験的あるいは超越的なきずなであって、ここから、精神分析的には金銭欲が糞の固持から「由来する」と見なされうるという経験的可能性が出てきます。しかしけっして糞の固持が吝嗇の「原因」ではありません。右にあげた空所はしかし、満たすことばかりでなく、また他人の眼や手から隠すことにも役立ちます。吝嗇者は「めんどりが卵をだくように」金のうえに「すわり」または「しゃがみ」ます。（日常語のこうした言いまわしから私たちはもっとも多く学ぶことができます。なにしろそれらは昔から高度に「現象学的」にふるまうもので、論証的ではないのですから。）共同世界との共感的な接触のなかではじめて可能であるような「使うこと」または「手離すこと」の喜びに代わって、黄金《こがね》をひそかに眺めたり、いじりまわしたり、さわったりまた精神的に触れたり、数えたりする喜びがあらわれています。ここに吝嗇者のひそかな密儀があるのですが、それになおぴかぴか輝く黄金《こがね》そのものへの喜びが、吝嗇者になおのこっている唯一の生と愛の光輝として、くわわることもあります。満たすことの、またその世俗的相関物である空所の優勢、つまり、私がまえに名づけたように、こうした実存と世界におけるモーロッホ(訳注1)的なものは、世界内存在の構造の統一性にしたがって、いうまでもなくまた、自己世界の、そしてここではとりわけ身体世界ないし身体意識の、ある特定な（「モーロッホ的な」）形式をもたらしますが、この点は精神分析が正当に強調した事柄です。時間性に関しては、すでに「時間を惜しむ」こともできるという表現からして、時間がここではモーロッホ的なものという意味で空間化されていることをしめしています。というのも、小さな時間は倦むことなく不断により大きな時間のなかへと挿入され、節約され、積み上げられ、そしてねたみぶかく見張られているからです。ここから、「彼の時間」をあたえることができないという結果が生じます。これらすべてのことはむろん同時に本来的ないし実存的な時熟の可能性、人格の成熟の可能性の喪失を意味します。吝嗇者の死にたいする関係——これは現存在分析的研究ではいつでもそうなのですがこの場合でもきわめて重要であり、また吝嗇の共同世界的関連および深刻な愛の喪失ともっとも密接に関連するものですが、この点については私はここではもはや立ち入ることはできません(30)。

私たちは、ある性格学的特性を現存在分析的に検討しそして理解するのとまさにおなじように、精神医学と精神病理学的のなかではなはだ大ざっぱに感情とか気分とよばれているものをも検討し理解します。ある感情なりある気分は、そのなかでの人間の現存在がどのように世界内に存在するか、どのように「世界」をもちそして実存するか、が記述されないかぎり、記述されません。私は観念奔逸研究における楽天的な気分と有頂天の快活さの感情の例をあなた方に指摘しておくだけにします。まさにここでとくに考慮されなければならないのは、時間性と空間性だけでなく、その時どきの世界投企の彩色、照明、物質性、なかでも力動性です。これらすべてはふたたび、個人の言語的表出のたすけをかりて、おなじくまた譬喩、ことわざ、日常語の言いまわしなどについて検討することができます。なんといっても日常語や詩文は現存在分析が汲み出してよい尽きない泉とみなせるのですから。[31] 感情や気分の世界の特有な力動性、それの上昇しあるいは下降する運動、それの「上へ」あるいは「下へ」はすでに『夢と実存』のなかで提示されました。[32] こうした運動の方式は、覚醒時でも、またとりわけ夢のなかでも確認されますし、自己記述やロールシャッハ試験でも同様です。ガストン・バシュラールの『空気と夢』という本（パリ、ジョゼ・コルチ出版社、一九四三年）には、一方で《de la vie ascensionnelle》〔上昇する生〕、他方で《de la chute》〔落下〕という現存在のこうした垂直性がひろい土台のうえに輝かしく描写されています。[33] バシュラールは、《de mesurer les images par leur *montée possible*》〔心像をその可能な上昇によって評価すること〕がどのように問題なのか、をひじょうにみごとに示しています。それと同時に私たちはエレン・ウェストにおけるエーテル的世界と穴ぐらの世界との対比のただなかにいるわけです。私たちがすでにゴットフリート・ケラーの夢と画家ノルテンからのある譬喩をもちいておこなったように、バシュラールは《de la hauteur de l'élévation, de la profondeur, de l'abaissement, de la chute》〔高さ、上昇、深さ、低下、落下〕といった基本的隠喩の現存在分析的意義をひじょうにみごとにそして徹底的にしめしています（もっともその点はすでにE・ミンコフスキーが『宇宙学のほうへ』のなかで指摘したところですが）。バシュラールがここで《psychologie *ascensionelle*》〔上昇的心理学〕（私たちなら「上昇的人間学」とでも言うところでしょうが）という言い方をしているのは至当でしょう。こうした知識がなければ、こんにち、ある感情とか気分にしても、また「ある種の」ロールシャッハ解釈にしても、科学的に理解したり記述することはできません[34]。バシュラールは、私たちが世界の堅固《コンジステンツ》さと名づけたものを、物質性《マテリアリテート》とよんでいますが、この表現はいまでは私たちも採用しています。バシュラールも、症例エレン・ウェストのなかであれほど説得力をもって私たちにせまってきたことですが、想像〔力〕が「四大の法則」[訳注2]にしたがうこと、そしてどの要素もその特別の力動性において想像されること、をみとめました（同所一五ページ）。とりわけ私たちがうれしいのは、落下の、一般に下降する生の存在形式が、エレン・ウェストがひじょうに明らかにしめしているように、必然的に《imagination terrestre》〔大地の想像力〕（二三ページ）に、つまり現存在の地化ないし萎縮にみちびいていくという洞察を、バシュラールにも見いだすためです。このことはまたしてもロールシャッハ検査の理解にとってもっとも大きな意義をもちます。あらゆるロールシャッハの専門家には、ここでは事実《en masse》〔かたまりで〕などの例が自由にもちいられています。ただ、つけくわえておかねばならないのは、現存在分析の経験がしめすように、現存在の気分性から発するところのこうした世界投企の《matérialité》〔物質性〕はけっして環界、事物の世界そして宇宙一般に限局されるものではなく、症例エレン・ウェストやユルク・ツュントがしめしたように、共同世界および自己世界に関連しているということです。そこでは自己世界と環界はただ固い、エネルギーをになった物質のかたちで接近でき、共同世界はただそれに劣らずエネルギーをになった固い滲透しがたい抵抗というかたちでのみ接近できるものとなります。「世界のにぶい抵抗」(dumpfer Widerstand der Welt)――この世界とはむろん共同世界をさしていますが――という詩語からしてすでに、共同世界も固い抵抗ある物質の、けっしてただ隠喩的な表現でなく、十分に痛切に経験されあるいはそういう目にあったものとしてのかたちで接近できるものとなるということの一例を、私たちに提供してくれます。おなじことは「大きな丸太」[訳注3]（には大きな楔《くさび》が要る！）、「かたい頭」[訳注4]などといった言いまわしにも当てはまります。

さいごに、現存在分析が精神医学の検索と研究の全体のなかで果たしうる役割についてなお二言ばかり付けくわえておきましょう。現存在分析は精神病理学でもなければ、なおのこと臨床的研究でもないし、また一般に物を対象化するような研究でもありません。その成果はまず精神病理学によってその固有の諸形式のなかへ、つまり心的有機体の、いや心的装置の諸形式のなかへ注ぎ移され、そのあとではじめて身体的有機体のうえに投射されるべきものです。[35]これは強引に単純化していく還元なしにはうまくいかないもので、その場合には、観察された現存在分析的現象は、よしんばまったくというわけではないにしても、大幅にその現象的内実を剝奪され、そして心情的有機体の諸機能へ、「心的機制《プシヒスメン》」などへと解釈されなおしてしまいます。しかし、みなさん、精神病理学は、もしその機能概念をくりかえし現象的内実――それに精神病理学がその諸概念を適用するところの――について吟味しまたそこから豊富にしたり深めたりすることに努めようとしないならば、みずからの墓穴をほることになりましょう。それをまったく別としても、しかし、現存在分析は精神病理学的症状の本質と起源へのよりふかい洞察にたいする精神医学的要求をも満たします。なぜなら、私たちが精神病理学的症状のなかに交通《コムニカチオン》ないしは「相互理解《フェアシュテンディグング》の諸事実」を、つまり相互理解の障害や困難を見なければならない場合には、すべてはかかって、それらがどこへ還元されるべきか、を理解する点にあるはずだからです。それらはしかし、精神病者が私たちとは「別の世界に生きている」ということ以外のなにごとにも還元されるべきではありません。そこで、こうした世界投企の知識と科学的記述は精神病理学の主要課題になるわけですが、しかしこの課題を解決するには精神病理学は現存在分析を必要とします。この課題が解決されてはじめて、私たちの「世界」を精神病者の「世界」から引きはなしまた彼らとの相互理解や交わりを困難にしているあのさかんに論議された「割れ目」が、科学的に理解できるようになるばかりでなく、科学的に橋をかけられるようにもなります。なぜなら、すでに私が症例ローラ・ヴォスに関連して表明したように、私たちはいまではもはや感情移入の可能な精神生活とその不可能な精神生活とのあいだのいわゆる境界などにしばられていないからです。まさにクーンの講演ものちほど、私たちの方法をもってすれば、病者と理解しあったり、彼らの生活史にふかく入っていったり、またその世界投企を記述し了解したりすることが、いままで可能には思えなかった場合にもなお、思いもよらぬほどに成功することを、あなた方にしめしてくれるはずです。そのことは私の経験によればとりわけ、いつもはあれほど近づきにくい心気的妄想型の人にもあてはまります。これによって私たちはまた治療的要求をも満たすわけです。

世界投企そのものこそ精神病の人間を健康者から区別し、彼らとの相互理解を困難にしているものであることが認識されるとともに、精神病理学的症状を特定の脳事象へ投射させるという問題もあらたな光をあびます。なぜなら、いまや重要なのは、個々の心的症状を脳内に局在させることではなく、まずもって、どこにそしてどのように私たちが心的基本障害——世界内存在の変転そのものについて認められるところの——を位置づけねばならぬか、を問うことだからです。なにせ「症状」というものは、たとえば観念奔逸にせよ、精神運動性の抑制にせよ、造語症にせよ、常同症にせよ、ある包括的な心情的変化の、現存在形式全体もしくは生の様式全体の変化の、表現であることが確実なのですから。

（1）『精神分裂病の一例の現存在分析』Mschr. f. Psychiatr. und Neurol. 一一二巻五・六号一九四六年を参照。

（2）哲学的人間学について理解したい人は、パウル・ヘーバーリンの著書『人間』（チューリヒ一九四一年）を参照されたい。

（3）この意味ではすでにゲーテが「光の行為と苦悩」について語っている。

（4）一一ページ以下を参照。

（5）この点についてはパウル・ビンスワンガー『フロベールの美学的問題性』（フランクフルト一九三四年）を参照。《Toutes les fois que nous accusons et que nous jugeons, le fond n'est pas atteint.》〔われわれが論難し判断していては、いつも、根底には到達できない〕とヴァレリーがかつて表明したが、これはフロベールのくりかえしにほかならない。

（6）したがって、われわれが現存在分析的意味で世界（Welt）について語る場合、世界は、現存在がそれに向かってみずからをのりこえそして投企したところのもの、言いかえると、現存在に存在者が接近しうるようになるその仕方をつねに意味する。ところでしかしわれわれは世界という表現を超越的な意味でだけでなく、さらに「客観的な」意味でもつかう。たとえば、「世界のにぶい抵抗」、世界の誘惑あるいは危険、「世界をからだからはなしておく」などといった言いまわしの場合がそうで、そこではまず第一に共同世界（Mitwelt）をさしている。そしてまったく同じようにわれわれは周囲世界（Umwelt）と自己世界（Eigenwelt）を、超越的な世界投企としてではなく、客観的世界のなかにある存在者の特別の領域として問題にする！　これは用語のうえからいってわずらわしいことであるが、もはや変えられない。意味がすぐには明瞭でない場合、われわれはしたがって超越的意味での世界のかわりにいつも世界投企と言うか、もしくは「世界」というふうに引用符をつけるしかない。

（7）Z. Neur. 一四五巻。

（8）『存在と時間』三六五ページ。

（9）『根拠の本質について』フッサール記念論文集、一九二九年（九七ページ以下）。すでにフッサールは超越的主体性についての彼の研究のなかで世界化（*Mundanisierung*＝Weltlichung）を問題にしている。

（10）『理論的生物学』第二版、一九二八年、一〇〇ページ。

（11）同書一四四ページ。

（12）『けっして眺められぬ世界。私の友人たちの周囲世界』二〇ページ。

（13）『動物の環界と内界』第二版、一九二一年、四ページをも参照。「ただ表面的な視線にだけは、あたかもすべての海棲動物が万物に共通な同種の世界に生きているかのように思われるかもしれない。だが、もっとくわしい研究は、これら千差万別の生命形式のそれぞれが自分に特有な環界をもち、これは動物の構成計画《バウプラーン》とともに相互に規定されていることを、われわれに教える。」さらに『理論的生物学』第二版、二三二ページを参照。「いまやわれわれは、たんにひとつの空間とひとつの時間があるのではなく、主体が存在するのとちょうど同じだけの空間と時間があり、それというのも、あらゆる主体が自分の空間と自分の時間をもつ彼自身の環界によって囲まれているからであることを知る。これらの何千という世界のそれぞれは感官知覚にみずからを発展させる新しい可能性をさしのべる。（これは第三の多様性——環界の多様性である。）」

（14）『理論的生物学』第二版、一三五ページ。——ほかのところで（『環界』四七ページ）彼はまた、われわれはすべての機能環の渉猟に際して「どういう靱帯でもって身体がぐるりとその環界のなかで吊るされているか」についてある観念を得ておかなければならない、とも語っている。

（15）同書二三三ページ。

（16）同書二三二ページ。

（17）世界内存在としての現存在の構造についてわれわれはしたがってつぎのように区別する。

1. 現存在が世界をどのように投企するか、もしくはどのように世界を形成するかというその仕方、要するに世界投企もしくは世界像の諸様式、

2. 現存在がどのようにひとつの自己として実存するか、あるいは、ひとことでいえば、どのようにみずからを自己化しあるいは自己化しないかというその仕方、

3. しかしまた乗り越え（Überstieg）そのものの仕方、すなわち、現存在がどのように世界内に存在するか（たとえば、行動しつつ、考えつつ、作詩しつつ、うかれつつ）というその仕方。

それゆえ、精神医学の領域で現存在分析をやるということは、精神病者のさまざまの形式が、そしてひとりひとりの精神病者がどのようにみずからにたいして世界を投企し、みずからを自己化し、そして――ことばのもっともひろい意味で――行動しまた愛するか、を究明し記述するということ以外のなにごとでもない。

(18) このことはすでにヘルダーがその著書『ことばの起源について』で強調している。すなわち「あらゆる動物は、そのなかに自分が出生このかた属し、そのなかで自分が一生とどまりそして死滅するところの、自分の圏をもっている。」選集（レクラム）Ⅲ巻六二一ページ。

(19) 『形態環。知覚と運動の統一の理論』一九四〇年、一七七ページ。

(20) 『生体の構成』一九三四年、三二ページ。

(21) 同書二五五ページ。

(22) ふたたびゴルトシュタインの同書二四二ページを参照。「生物学的認識はたえまなく続けられる創造的行為であり、これをとおして生体の理念がわれわれにとってますます体験となる。それは、ひじょうに経験的な諸事実の基礎のうえにつねに立つところの、いわばゲーテ的意味での一種の直観《シャウ》である。」

(23) 『ブロイラーおよびフロイトの年報』Ⅲ巻。

(24) われわれはここでもなお「形態環」（Gestaltkreis）について語ろうとするが、それは、現存在ののりこえのなかで、超越そのもののなかでしめされる環であり、これは主観的および客観的な超越性、すなわち現存在と世界を、しかも主体的超越の相互に関連されあう契機として、包含する。この点については、シラジ『哲学としての科学』ヨーロッパ出版、一九四五年をも参照。

(25) 『続精神分析入門講義』一一七ページ（全集Ⅻ巻二三八ページ以下）。

(26) 『存在と時間』第四〇節、一八四ページ以下、現存在のすぐれたひとつの開示性としての不安という根本情態性、を参照。

(27) 五六、五七および五八巻に発表された。

(28) 私はここではことさら自己治癒のこころみという表現をさける、というのも意図されたこころみ一般もまた治癒も問題ではないからである。なぜなら、病者はいまや以前よりもいやされていないし、いやなおりにくくなっているからである。われわれが言うことのできるただひ

とつのことは、現存在がいまやひとつの世界投企のなかにとらえられてしまっていること、現存在がもはや本来的な自己として耐えがたい、とらえがたい恐ろしいもののまえに立っているのでなく、みずからから疎外された、非本来的な自己として敵の世界の所有に帰してしまっているということである。

（29）私はしかし、この論文では強迫病者だけでなく、さらに分裂病者も問題になっていることを、確信している！

（30）L・ビンスワンガー『事象と体験』Monatsschr. f. Psychiatrie 八〇巻（一九三一年）二六七ページ以下を参照。

（31）ゲーテの詩『ヘルダー』からつぎを参照。

苦悩がもたらすものも、満足がもたらすものも、
それらはたやすくかき乱され、また思いがけず一つにされて、
それを幾千という言葉や言辞が、
エデンの園の昔から今日までひとしく語ってきた。
そのように古《いにしえ》の吟遊詩人はうたい、聖伝や伝説は物語る。
われわれは共感する、あたかもそれらがこんにちのことのように。（大意）

（32）本書一〇〇ページを参照。「われわれは、古い詩や新しい詩のなかに、すべての時代・すべての民族の夢や神話のなかに、上昇し、または上昇しようとあこがれるわれわれの現存在、あるいはまた落下するわれわれの現存在の人格化としてくりかえし鷲や鷹、鳶や禿鷹を見いだすが、これこそ、われわれの現存在のひとつの本質的な根本特徴が、上昇しそして落下するものとしての定めであることをしめしているにすぎない。」

（33）われわれはしかし現存在の水平性についても、とりわけロールシャッハ・テストから、知っている。それは一般に道路、川のながれ、平地によって特徴づけられる。そのなかで明るみにでるのは、現存在の気分性ではなく、その「人生の旅」の仕方、すなわち、それが「人生のなかで」どのように滞留することができ、または滞留することができないかというその仕方である。クーンの講演はこの点について印象的なひとつの例をもたらすだろう。

（34）バシュラールは彼の研究の基礎をとにかくまだ《imagination》〔想像〕あるいは《les forces imaginantes de notre esprit》〔われわれの精神の想像力〕にすっかり据えている。（『水と夢』ジョゼ・コルチ、一九四二年、『火の精神分析』ガリマール、一九三八年、『ロートレアモン』ジョゼ・コルチ、パリ、一九三九年をも参照。最後の本ではわれわれは同時に、精神科医にも興味ぶかい一「症例」の模範的な解釈を見いだす。）われわれはここではしかしなお彼の研究にたいする人間学的な基礎、まして存在論的な基礎が欠けているのに気づく。バシュラールは、「想像」も世界内存在の、そして世界超越存在の、特定の仕方であり、とりわけ、私が明らかにしたと思うように、後者のそれであることを、まだわからない。けれども彼は、つぎのように表明するかぎりで（『空気と夢』一三ページ）、そうした洞察にちかづいている。

《l'imagination est une des forces de l'audace humaine》〔想像は人間の大胆さの力のひとつである〕(この点については愛に関するメーリケのことばを参照。「なぜなら、すべての彼女の幸福、それはなんだろうか？　果てしなく敢行すること。」) また彼は、上昇する生命 (la vie ascensionelle) を特徴づける《verticalité》〔垂直性〕のなかに、たんなる隠喩ではなく、《un principe d'ordre, une loi de filiation》〔秩序の原理、つながりの法則〕を見ているが (同書一七ページ)、このかぎりでも前記の洞察に近づいている。バシュラールの著作は文学史家、様式批評家そして言語学者にとってだけでなく、精神科医にとってもこんにち不可欠のものである。

(35) われわれはここでは精神医学的-医学的研究の全体のなかでの精神病理学の役割について語っている、そして、精神分析の研究のなかにも、あらゆる純「了解的」精神病理学のなかにも、つねに現存在分析的考察の萌芽が見いだされることを、誤認してはいない。しかしその場合には、科学的に方法的なひとつの操作が問題なのではないし、また、なぜそしてどの程度まで現存在分析が生活史的な動機連関の探究や病者の精神生活への「感情移入的」もしくは「直感的」移し入れとはまったく別のものであるか、を知ることが問題なのでもない。

(訳注1) モーロッホとは、フェニキア人が奉じた牛身の火神の名で、人身御供をもって祭られた。転じて、人命の犠牲を要求するものの象徴。

(訳注2) 地・水・空気・火という四つの基本要素。

(訳注3) 「暴に暴をもって報いる」「売り言葉に買い言葉」にあたる言いまわし。

(訳注4) むろん「鈍物」といった意味。

解説

荻野恒一

ルートウィヒ・ビンスワンガーは一八八一年スイス、ボーデン湖畔のクロイツリンゲンに生まれ、コンスタンツのギムナジウムを経て、一九〇四年以後ローザンヌ、ハイデルベルク、チューリヒの各大学で医学を学び、一九〇七年学位論文を提出し、チューリヒ大学から医学の学位を獲得している。この学生時代にかれは、思想的にはカント、ナートルプ、リッケルト、精神医学に関してはとりわけボンヘッファー、E・ブロイラー、ユング、したがってまたフロイトの影響を受けたらしい。そしてこの傾向は、一九〇八年以後二年あまり、少数のフロイト理解者のひとりであり、イェーナ大学の精神科教授であった叔父オットー・ビンスワンガーの助手時代に、さらに決定的となっていったようである。

さてL・ビンスワンガーは、一九一一年以後、父ローベルト・ビンスワンガー（一八五〇—一九一〇）のあとを継いで、クロイツリンゲンの私立精神病院の院長になり、一九五六年に息子のヴォルフガング・ビンスワンガーに院長職をゆずるまで、約半世紀にわたって、数名の医師とともに八〇名の患者の診療に従事しながら、たえざる学究生活を続け、おびただしい学会報告、論文、著書を発表していった。そして院長を退いてからもなお、精力的な研究と著作の活動を止めず、最後の著書『メランコリーと躁病』（一九六〇）、および『妄想』（一九六五）を書きあげて、さらに精神療法についての論文を執筆中、一九六六年二月、八五歳の学問的かつ生物学的長寿を全うして世を去っていった。(1)

本書 *Ausgewählte Vorträge und Aufsätze* は、ビンスワンガー自身が「まえがき」で述べているように、かれの精神病理学の代表的論文と講演を年代的にまとめて、一九四七年に出版されたものの邦訳である。しかしこれら七篇が書かれているあいだには二十数年のへだたりがあり（最初の報告「現象学について」は一九二二年、最後の報告「精神医学における現存在分析的研究方向について」は一九四五年になされている)、したがってわれわれは、この七篇のうちに、それぞれの論文と報告の背景になっている精神医学界の動向、ならびにビンスワンガー自身の思想的発展を、同時に読みとらなければならないであろう。この点に関しては、本書の共訳者のひとり、宮本が、精神分析への道(一九〇六—一九二〇)、現象学への傾斜(一九二一—一九二九)、現存在分析への展開(一九三〇—一九五五)、現象学への回帰(一九五六—一九六六)の四期にわけて、本書の七篇を含めてビンスワンガーの主要著書、論文を紹介しながら、その思想的展開をたどっているので、(1)できれば読者がこれを並読しながら本書を読んでゆかれることをお勧めしたい。

だがビンスワンガー自身が「まえがき」の冒頭に明記しているように、これら七篇は「方法的にも主題的にも互いに密接に結びついており」、一貫して現象学的方法によって、人間存在の根本構造を主題にとりあげているといえる。かれが本書の表題として「現象学的人間学のために」という場合、「現象学」は人間探究の仕方(方法論)を、「人間学」は探究の主題を、それぞれ指示しているのである。そこでわれわれはつぎに、本書をつらぬいている方法論と主題とを理解するために、専門外の方がたにも内容的にぜひとも必要であると思われる事柄を、かりに六節に分けて略述したい。

一 現象学的精神病理学の方法

現象学という術語の起源は比較的あたらしく、おそらくJ・H・ラムベルト(一七二八—一七七四)が最初である。しかしラムベルトの現象学の概念は、今日には残っていない。(2)ついで現象学という言葉を用いたのは、ヘーゲルである(周知の「精神現象学」)。ここでヘーゲルは、「客観的精神」が主観的個人的感覚から普遍的理性へと上昇してゆく段階を記述しているのであるが、ビンスワンガーの思想の上にも、このヘーゲルの考えの影響がみられるようである。たとえば「夢と実存」において、かれは、本書一二〇頁以下、しばしばヘーゲルを引用しており、とりわけ一二五頁記載の「夢みる者」の分析は、ヘーゲルの弁証法の論理で貫かれているようにみえる。またかれの「ヘラクレイトスの人間理解」の論文は、かれが「まえがき」で述べているように、「もしひとがギリシャ人のことを『人間の普遍的本質法則の発見者』といえるならば、ヘラクレイトスこそ、このなかで最初の、そして同時に最も不滅の発見者である」というヘラクレイトス観にもとづいて書かれているが、これもヘーゲルの影響といってさしつかえないと思う(本書一二〇頁参照)。

しかし本書のいたるところでビンスワンガーが「現象学」という場合、もっぱらフッサールのそれを考えているといっていい。

ここでブレンターノの先駆的思想、とりわけ志向性の概念が重要視されていることは、いうまでもない。

さて本書の「現象学について」は、ビンスワンガーのフッサール理解に関する最初の業績であるが、半世紀近くを経たこんにちもなお充分に通用しうる、示唆にとむ論文であると思う。ここで述べられている事柄は、自然科学的認識に対応する現象学的認識の仕方、すなわち対象を認識するにさいして、対象のもつさまざまの属性や要素や機能を概念的に分解し、理論化と法則化を目指してこれらをふたたび構成し直すという営みに対応して、対象から直接的に意識に与えられた事柄を、一挙に無媒介的に直観する現象学的営み、およびこのような現象学的認識を可能ならしめる意識の働き、すなわち意識の志向作用――一言にして本質直観と志向性に関する考察に要約することができよう。つぎにこの二点、および具体的に臨床精神病理学において、こうした現象学的方法が精神病的現象、たとえば幻聴体験をどのように開明してゆくかという点について略述したい。

精神医学の領域において「現象学的方法」について初めて語ったのは、周知のとおりヤスパースであるが（一九一二年）[3]、かれの出発点はこの場合、むしろディルタイの記述心理学の考え、すなわち「意識体験をできるだけ注意深く、忠実に記述してゆくこと」に基づいており、したがってその後、精神病理学における現象学的方法とは、記述的精神病理学ないしは主観的精神病理学であるかのように誤解されがちであった。ビンスワンガーが、本書三九頁以下、相当ていねいにこの種の誤解について反論しているのは、こうした事情のゆえであり、また五二頁以下、ヤスパースの『ストリンドベルクとファン・ゴッホ』[4]の著作（一九二二年）について、かれが「私たちの有する最高の病蹟」、「精神分裂病の精神病理学的現象学の分野における画期的な労作」と高く評価しながらも（本書五二頁）、「ヤスパースの用いた概念用語は現象学的に確実なものではなく、事実またかれ自身、学派としての現象学派に属していない」（本書五三頁）と言いきっているのは、ビンスワンガーにとって「学派としての現象学」はフッサール現象学であり、この点でヤスパースとかれ自身が考える現象学がはっきり区別されることを表明しているわけである。

では意識体験の記述から出発する精神病理学と区別されるべき現象学的精神病理学は、どのような方法から出発するのであろうか。

ビンスワンガーによれば、「現象学が着々と地歩をかためつつある広大な領域」（一六頁）にわれわれが目を向けるときの独自の「向け方」から、本格的な現象学的記述が始まるのである。すなわちヤスパースの記述の仕方が「意識内容」に向けられているのに対して、ビンスワンガーのそれは、「さまざまのことなる意識内容にもかかわらず、意識がつねに同一のものとして志向しているところの対象」に向けられているのである。この点についてビンスワンガーが、たとえば三二頁においては、前から横から、また上から下から、さまざまに異なった形として知覚できる（知覚内容をわれわれに示す）病棟の鍵に対して、われわれがつねに同一の変らざる鍵という対象を知覚するという例をあげて、リップスの「内容と対象の区別」を力説しているのは示唆にとむ。

さてここで、知覚内容が感官によって知覚されているのに対して、知覚対象が「感性的直観に対する範疇的直観」によって、いいかえれば本質直観ないし現象学的直観によって知覚されるということが、フッサール現象学を理解する上の鍵になってくるのであるが、ビンスワンガーは、「現象学について」の前半の部分で、まさにこの一点にしぼって述べていると思うので、ここではくりかえさない。ただ一つ、つぎの点だけを強調しておきたい。それは、ビンスワンガーにとっても、またフッサールにとっても、この本質直観というまなこは、だれにも共通に平等に具わっているものではなく、だからといって個別的主観的な色眼鏡でもなく、普遍的客観的な事象を洞察するまなこでありながらも、修練によってみがかれていくべき性質のものである、ということである。ビンスワンガーもこのまなこについて、「苦しい仕事が先行しているとはいえ、結局のところ最後には識らずしらずに霊感の贈物によって成立するもの」（二三頁）、「骨の折れる修練を要する過程が大切なのであって、（中略）またある種の才能というものが必要」（同）であることを述べている。このような「物事が修練によってますますありありとみえてくる」といった消息は、あるいはわれわれ東洋人にはかえってわかりやすいかも知れない。しかしこうした本質直観にもとづく事柄の記述から出発して、自然科学に対応しうるような独自の経験科学の樹立を目指したところに、フッサール現象学の独自性と現代的意義がかかっている、といっていいと思う。

さてつぎに、ビンスワンガーが「現象学について」をよむ読者に対して、「まえがき」のなかで「ただし読者は、この講演に述べられているよりもなお一層、意識生活の固有の本質性格としての志向性に目を向けてほしい」と要請しているのに応えて、現象学における志向性について少しく考えておきたい。

フッサール現象学における志向性の概念を語る場合、われわれは、フッサールの師といいうるブレンターノ（一八三八―一九一七）にさかのぼらなければならない。ブレンターノによれば、ビンスワンガーも本書三〇頁以下に紹介しているように、すべての心的現象は、われわれをとりまく対象に向かって緊張的、志向的態度をとっており、逆にいって対象は精神が志向することのなかにこそ存在しているのである。すなわち事物を認識する心的作用と認識される対象とは、そもそも心的現象が対象に向かって「方向づけられ、自らを関係せしめている」（三〇頁）からこそ、無媒介的直接的に結びつくのである。さきに述べた本質直観という現象も、この志向性と志向的世界との関係において成立しうるのである。

ところでブレンターノは、この志向性を心的現象のみに固有の作用とみているのである。たとえばかれは、その主著『経験的立場の心理学』（一八七四年）のなかで、つぎのように述べている。「この志向的特性は、もっぱら心的現象にだけ所属している。いかなる身体現象も、こうした事柄を示さない。それゆえわれわれは心的現象を、志向的に対象を自己のうちに含有している現象と定義しうる」(5)。しかしながらわれわれは、このブレンターノの考えを超克して、志向性の概念を心的現象のみならず、人間のあらゆる生命現象と身体現象にまで拡大するときに、もっと正確にいうと、身体を所有し、いな身体でもあるところの現存在が世界に在って、世界に向けられているという事実に注目するときに、はじめて本書全体を一貫して流れているビンスワンガーの志向性の考えを理解することができるように思う。たとえば「精神療法について」のなかで報告されている少女の胃けいれんや嘔吐刺激は、まさに「母親が舞踏会にいくことや恋人との逢引きを禁止した事実」（二〇〇頁）に向けられていたし、また他の女子患者の括約筋の収縮は、彼女の少女時代の生活史的傷つきに向けられていた（二一四頁以下）のである。この点については次節以下、随所で述べるつもりである。

このような現象学的立場に立つとき、さまざまの精神症状、たとえば精神分裂病者がしばしば体験する幻聴についても、われわれは従来の精神医学的症状論とはまったく別の、本格的な見方をすることができる。ビンスワンガーが「現象学について」を報告した時代では、幻聴は「聴覚の障害」として記述されており、われわれに了解できない奇妙な病的体験、おそらくは大脳の機能障害にもとづく異常現象と考えられていた。ところがビンスワンガーによれば（四一頁以下）、こうした分裂病の見方は、「精神分裂病という病類の論理的な下位概念」にもとづいて、これを病状として説明しているにすぎないのである。これに対して現象学的精神病理学は、患者のことばの内容そのものに注意を向け、直観的にこのことばの意味を知ろうとする。するとたとえば一人の患者は、まぼろしの声にききいるとき、志向的態度としては、かれの父親に向かっているようにみえる。そしてひとたびこのような患者と父との特殊な関係が直観されてくると、こうした意味内容を示してくれるような多くの材料が、豊富に集められてくるのである。ビンスワンガーはここで、この材料の処理の仕方のうちに、精神分析的考察方法と現象学的考察方法のちがいの存することにもふれてゆくが、この点については、のちに若干述べるに止めたい。

二　ことばの現象学

「われわれが熱情的に帰依し、または期待していたとき、突然この期待していたものにあざむかれて、世界がいちどに別様になり、完全に拠り所を失うことによって、この世界における支えがなくなったとき」（九四頁）、あるいは「まったく思いがけなく、尊敬する人の口から、自分をはずかしめる非難をきき知らされて、画家ノルテンが絶望し果て、その絶望のなかでみずから狂乱し、突然に、ひとが経験しうるなかでももっとも残酷な冷却を経験する」（九九頁）とき、われわれは、またノルテンは、いちどに体中の力が失われたように脱力感を感じ、あるいは実際にくずれてしまい、またあるときはめまいを感じ、あるいは実際にふらつき、倒れてしまうであろう。あるいは冷たい冷血動物のようになった自分を感じ、また実際に血圧が下り、冷汗がでて、体温も低下するかも知れない。このときノルテンを描く詩人は突然に読者に向かって語りはじめる。「突然に死の静寂が、汝のうちにやってくる。そのとき汝は、大胆にも天高く飛翔していて稲妻にふれ、ゆるやかに天空から降下し、やがて半死半生で汝の足下に落ちる猛禽と同じいたみを、汝自身のうちに覚える」と。またビンスワンガーは「われわれがのちに、再び堅固な足場を獲得したときに、当時を回想して、あのときは稲妻に打たれて天から落下した、という」と述べている。信頼と帰依の関係が一挙に断たれて、幻滅と絶望におちこむことほど、人生の悲劇はないであろう。わたくしは「夢と実存」のこの一節に、人間ビンスワンガーのなまのことばをきく思いがする。（ついでながら共訳者のひとり、木村は、ビンスワンガーはじつに心のあたたかいひとに違いない、外人に人見知りして困っていたあのときの四歳の長女が、八〇歳をこえたビンスワンガーに走り寄っていった、と語っている）。

それはさておいて、このときのめまい、失神、冷汗と体温・血圧降下は、たんなる生理学的現象であろうか。また稲妻にふれて天から落下する猛禽は、たんなる詩人の空想、詩的比喩、ないしは夢、心像のたわむれであろうか。いや、ビンスワンガーによれば、これらは、実存の深淵から湧きあがってきたただ一つの「ことば」なのである。ではこの「ただ一つのことば」とわれわれがいいうるのは、なにによってであるか、また一つのことばを語っている身体現象、夢と心像、あるいは詩人自身のことばは、人間についてどのような消息を明らかにすることになるのか。第一の問いには、「われわれは現象学的直観で以って一挙に、人生の最大の悲劇のさなかの主人公のことばとして了解する」と答えうるであろう。この点については前節で述べたのでくりかえさない。第二の問いに対しては、次節以下、とりわけ「生命機能と内的生活史」および「夢と実存」を手がかりに若干考察したい。そしてここではむしろ、「身体、心像、精神の各領域において、同一のことばが語られうる」という事柄についてビンスワンガーが「おびただしい知識の宝庫が隠されているところの日常語」（二〇〇頁）に注意を払っているのに倣って、つぎに少しく日常語の現象学を考えてみたい。

わたくしは、二〇〇頁以下のようなビンスワンガーの日常語についての現象学的分析を邦訳しながら、ドイツ語で書かれているほとんどの言葉が、そのまま日本語に直訳できることに、非常な興味をおぼえた。たしかにわれわれ日本人も、消化の悪い食物を「こなれがわるい」というが、他方では、他人の思想や意見を「容易にのみこめる」といい、これのできないひとを「のみこみがわるい」といい、あるいは「はやのみこみするが、こなしていない」などという。また「吐く」「吐き出す」という言葉は、同化できない食物を身体の外に吐き出すとか、嘔吐するという場合にも用いられ、また攻撃的な調子で「のめない」という場合に「吐き出すような言い方」をする。（もっとも二〇八頁以下のヘルツ（心臓、こころ）という言葉のように、ラテン語、フランス語、ドイツ語には相互に訳せる言葉で、日本語にそのまま訳せない言葉もあったが）。ビンスワンガーによれば、こうした日常語が豊富にみられることは、庶民が日常生活のなかで、喜びのおとずれに「胸をときめかしたり」、不安の予感に「胸騒ぎがしたり」、驚愕に「腰を抜かしたり」、ものが言えずに「胸がつまったり」する身体現象を、それぞれの状況における身体の「ことば」として素朴に、しかしやはり現象学的に直観しているからであって、状況における身体現象を生理学的に認識した上で、その状況における人間の感情や思想を、比喩的に身体現象をかりて述べているのではないのである。

のみならず、このような身体言語は、たんに偶然的に発声言語や心像言語の代りに、代用的に用いられるのではなくて、とりわけ「精神療法について」のなかで臨床例を通じて述べられているように、「人間は、ひじょうに広い意味で、語る存在ですから」（一九九頁）、「ひとが一般に交通をこばみ、固有の自我へとひきこもった結果、交通の本来の表現手段たる言語が問題にならなくなってくると、あるいは心像空想さえも沈黙し、ひとがまさしく本来的に苦悩のうちに沈黙するとき、かえってひとは、からだの言語において、きわめてあざやかに語るのです」（同）のである。「精神療法について」のなかの症例は、主としてヒステリー患者の身体言語が述べられているために、精神分析派のいう「転換」を想起させられがちであるが、われわれは、最近になって注目されてきた多くの心身症の身体現象についても、同様の消息をみることができるように思うが、この点については別の機会にゆずらなければならない。ともかくわれわれはいま、忘却、抑圧、転換、置きかえ、投映といった機械論的、力学的な精神分析用語にたよることなく、また暗々裏のうちに心的装置とか、リビドー力学の図式による説明概念で事柄を考えることなくして、じつは本来的に現象学に固有の対象であるはずの「ことば」の事象を、あやまることなく正当に洞見してゆくことが可能になってくるように思う。

三　精神医学における自然科学的対象と現象学的対象

すでに「現象学について」のなかで明らかにされている「自然科学的認識と現象学的認識の根本的なちがい」が、臨床精神医学のなかで、それぞれどのような役割を果すのか、とりわけそれぞれの方法がどのような精神医学的対象を目指しているのか、こうしたわれわれ精神医学者にとって最も具体的な問いに答えているのが、「生命機能と内的生活史」である。だがわれわれは、この講演の原稿をよむに当って、これが発表された当時の精神医学界の動向、ならびにこのテーマがやがて熟していった成果とも考えられる最後の講演「精神医学における現存在分析的研究方向」をあわせ参照してゆく必要があると思う。

「生命機能と内的生活史」のなかで、ボンヘッファーの一九一一年の発表が相当ていねいに紹介され、ヤスパースの「因果的連関と了解的連関」の対比が想起され、さらにシュトラウスの「線状体神経症」の症例分析がとりあげられていることは、当時のビンスワンガーの脳裏につねに、「精神医学の具体的対象がなにであるか、そこで自然科学と精神分析とがそれぞれ、この具体的対象のどの側面を明らかにするのか」という問題が在ったことを物語っている。そしてここでわれわれは、ビンスワンガー自身が本論のなかで「私自身にこの洞察が生じたのは、長年の精神分析の実践と精神分析の諸問題との理論的対決からです」（七〇頁）と述べていることからもわかるのであるが、かれの精神医学の出発点が精神分析の学習と実践であったこと、また本論を発表する二〇年近くも前に「あるヒステリー分析のこころみ」[6]（一九〇九）、あるいは「あるヒステリー性恐怖症の分析」[7]（一九一一）を、精神分析的見地から発表していることを想起しておきたい。精神医学における生活史の概念は、精神分析によって最初にとりあげられたのであった。

さてわれわれはここで、ときとして誤解されているようであるが、ビンスワンガーが心身統一体としての人間のもつ精神《ガイスト》、心情《ゼーレ》、身体《ライブ》の各領域を、フランクルやエーのように、階層的秩序（ヒエラルキー）としてみているのではないことに注目しておきたい。たとえば本書七〇頁の図式は、人格の階層的構築を示しているのではなくて、ことなる研究方法によって明らかにされてくる人間の側面について述べているのである。またかれが「生命機能と内的生活史」と対立的にいう場合も、生活史を歩んでゆく精神的人格の下部構造としての生命機能を考えているのではない。まえがきに「人間の身体的・心理的有機体の自然科学的研究と現象学的人間学との対立が、生命機能と内的生活史という対立に集約される」と述べているように、かれは、対象のちがいに基づいて方法論のちがいが出てくるとは考えず、かえって方法論のちがいが対象のちがった側面をあらわにしてくることを力説しているのである。六五頁以下でビンスワンガーが、ボンヘッファーを批判しているのも、まさにこの一点についてであるといっていい。すなわちボンヘッファーが心因性疾患とヒステリー性疾患とを臨床的に区別し、一方を有機体の障害、他を生活史的に、たとえば願望契機にもとづくものとして了解できる精神疾患と考えているのならば、それはあやまりであって、具体的な精神医学の臨床においては「有機体の生命機能の障害は原則的に、生活史的曲線の障害、つまり屈折や彎曲ともつねに結びついており、後者はまた有機体の障害をつねにともなう」（六七頁）のであるということを、ビンスワンガーはきわめて丁重な態度で、くりかえし述べているのである。

それゆえ自然科学的方法と現象学的方法によるそれぞれの精神医学的対象のちがいは、ボンヘッファーのいう「心因性疾患とヒステリー性疾患」のちがい、あるいは最近フランクルがいうような「精神因、心因、身体因のちがいに基づく疾患のちがい」ではなく、「時間のなかでの出来事の経過の総体としての人間」と「生きている人格としてではなく、体験し、またこの体験の連続のなかで歴史的に展開していく人格としての人間」（まえがき）のちがいであるということができる。こうしたビンスワンガーの立場は、しかしながら本格的には、現存在分析へと展開してゆくことによって確立するものであり、またそれゆえかれがハイデガーを通って「現存在分析的研究方向」を発表するまでに至った思想的発展は、まさに必然的であったといえよう。またこのような理解の上に立ってこそ、前節でも述べたような「精神療法について」のなかの身体言語に関するかれの現象学的分析を、本論との脈絡のうちに読んでゆくことが可能になると思う。

さて「生命機能と内的生活史」の二節以下の部分は、ひとたび対立させたこの二つの事象の関連を明らかにしようとする努力のようである。そもそもビンスワンガーの生命機能の概念は、心身二元論を越えた広範なものであり、たんに生物学的対象である身体だけでなく、近代の心理学の対象でもある心情的・心的なものをも含んでいる。「私たちはここで生命機能というものを、つねに身体的および心情的な自然事象、一言にしていえば両者の統一的な総括概念としての有機体《オルガニスムス》という風に理解している」（七〇頁）とかれが述べているように、生命機能のにない手としての有機体がすでに、これが自然科学の対象である場合においても、心身統一体としての有機体を意味している。そして二節においてかれは、こうした有機体と生命機能の概念設定の模範を、遠くアリストテレスの晩年の思想に求めているわけである。

ではアリストテレスが心情または心情的とよぶところの全生命機能の根拠であり、いや時には生命機能そのものでもあるところの統一的生命機能（七一頁）と現象学の対象としての内的生活史をつなぐものを、われわれはどこに求めるべきであるか。ビンスワンガーによれば、この「橋渡し」「ヌース説と生命学的な心情論との間隙をうずめること」は、アリストテレスにおいてさえも成功しえなかった困難な問題である（七二頁）。そしてビンスワンガーはここで、原現象 Urphänomen という概念を以って、この橋渡しをしようとしている。かれはここで、生命機能そのものとしての生命現象のなかに内在しているわけではないが、この生命現象と不可分の関係にある生命体験、さらにはこの生命体験と不可分の関係にある「生命体験に関心をもつ個人的精神的人格」を考えているようである。だがわれわれは、この問題については、一方において「生命機能と内的生活史」の後半をたどって考察しながら、他方ではこの問題の具体的発展を、その後のかれの論文、とりわけ「夢と実存」のうちに読みとってゆきたいと思うのである。というのは、生命機能と内的生活史の対比は、内容的には「夢と覚醒」という対比におきかえられて、「夢と実存」のなかでより明晰かつ本格的に論ぜられているように思えるからである。

四　夢と覚醒の現象学

「夢と実存」の論文は、ハイデガーの『存在と時間』の出版の三年のちに書かれたものであり、ビンスワンガーにとっては、「ハイデガーの影響が顕著にみられる最初の論文」（まえがき）、従ってまた、厳密な意味で現存在分析に属するかれの最初の発表といいうる。具体的にいうとかれはここで、世界から最も隔絶した無意味とも考えられる人間の様態であるところの夢をとりあげて、このなかに実存の積極的意味内容を読みとり、同時に、この意味内容が覚醒時の実存的かつ歴史的共同存在的人間にかかわっていく原理を考察しようとしているのである。すなわち本論文の主題「夢と実存」は、夢および実存という風に並列されるべきでなく、M・フコー(8)の言葉を以ってすれば「夢のうちに判読されうる実存、夢存在という様態において意味深く自己告知する実存」と「実存自身に現われる実存」という意味に解せられるべきである。

つぎにここで注意しておきたいことは、本論文における夢とは、必ずしも睡眠中の夢だけではなく、空想、妄想の世界、さらには古代人の生きていた世界そのもの、本論の具体的素材としては古代ギリシャ人たちの祭祀の世界をも含蓄しているということである。もっと本格的にいうと、ここで述べられている夢の世界は、さきの報告にでてきた「原現象」に宿されている世界、かぎりなく深いいのち《レーベン》と心情《ゼーレ》の世界、生命の哲学者たちドイツ・ロマン派がふかく沈潜していった世界なのである。それゆえ夢からの覚醒もまた、たんに睡眠からの覚醒を意味するだけではなく、空想や妄想から現実への覚醒、生命と心情への沈潜から共同世界と歴史への覚醒をも意味するわけである。しかもビンスワンガーの分析の焦点はつねに、この夢と覚醒をつないでいくもの、夢から覚醒へと動いていく人間存在の意味内容についてであった。そしてビンスワンガーが「まえがき」で「それにしても現象学的、すなわち事実的、本質的考察方法のみの豊かさは、まさにここで（この論文のなかに）現われ出ているように思われる」ということばは、「本格的な現存在分析の立場からのみ、この夢と覚醒の人間様態を分析しうる」というかれの確信から出ているように思われる。

ビンスワンガーは、このような夢と覚醒の事象に関する現象学的人間学を「精神医学のみずからの母胎」（本書一三五頁）と考え、その起源をイオニヤへ（同）、紀元前五世紀へ（同）、すなわち「ヘラクレイトスの人間理解」へとたどっていこうとする。それは「夢と実存の論文ですでに指摘しておいたように、この覚めているものと眠っているものとのヘラクレイトスによる区別の、精神科医の人間学的課題にとっての重大な意義は、ここで夢をみるということと覚めているということとが、これとは全くちがった次元においてなされる生理学的睡眠と生理学的覚醒との区別を超えて、純人間学的な領域にまで高められているという点にある」（一五五頁―一五六頁）からであり、また「夢をみるということと覚めているということが、人間の理念からみた場合に、なにを意味しているのか、すなわちなにであるのか、を確定するということは、それによってはじめて可能になった」（一五六頁）からである。すなわち「夢と実存」にひきつづいて四年ののちに発表された「ヘラクレイトスによる人間理解」の論文は、本来的には「のこされている彼の文章と思想の断片から、ヘラクレイトス自身の精神を呼び出す」（まえがき）ために書かれたものであるが、内容的には動物的生命とは本質的にことなる人間的生命の状態性、すなわち現存在がまどろみ夢みるその状態性、このイディオス・コスモスのなかでの現存在の特殊の実存的関心、ならびにこの状態性にロゴスの「火」が点じられて共同社会と歴史の世界に覚醒していく現存在の様態が、ヘーゲル弁証法の助けをかりて述べられている、といっていい。つぎにこの点に留意しながら、少しく「ヘラクレイトスの人間理解」をひもといてゆきたい。

ビンスワンガーのヘラクレイトス理解によれば、動物的生命がヘラクレイトスにとって「なんらの問いを持つことなく、自明的に、揺らぐことのない確実性（本能の確実さ）をもって、自然の定めてくれた生活圏のなかで動いている」（一四七頁―一四八頁）のに対して、人間的生命の本質は、「決して彼が生命的に現にあるという事実の中には含まれていないで、彼が、この事実に対してかかわりをもちながら、この事実から何を作り出すかということの中に含まれている」（一四八頁）のである。では、「生命的に現にあるという事実」、すなわち生命の状態性、まどろみ夢みる存在様態に対して「かかわりをもつ」ということ、あるいは「この事実からなにかを作り出す」ということは、どのような人間の営みを意味しているのであろうか。われわれは、この問いこそ「夢と実存」ならびに「ヘラクレイトスの人間理解」を一貫して流れている主題のように思う。そしてこの問いを解く鍵は、「生命的事実に対してかかわりをもつ」という場合の「に対して」と、「これからなにかを作り出す」という場合の「から」の意味するところを理解することにあると考える。

この「に対して」と「から」について、本書のなかでもっとも積極的に述べられている個所は、一五三頁以下数ページではなかろうか。すなわちすでに「夢と実存」のなかでも引用されているヘラクレイトスの「断片八九」のあまりにも有名な一句「覚醒者たちは、ただ一つの、しかも共通の世界をもっているが、眠れる者についていうと、各人は、自己固有の世界に向かっている」（本書一二一頁）について、ビンスワンガーは、その後半の部分に注を付けて「ディールスの翻訳をいますこし原文の口調に近いように修正し」（一五三頁）、「眠っている人たちはそのひとりひとりがこの共通の世界に背を向けて、自己自身の世界へと向かっている」と訳し、この「から背を向ける」と「に向かう」というふたつの表現にみられる「睡眠や夢の状態の人格的能動性の側面の強調」（一五四頁）を重要視するのである。つまり断片八九の後半についてヘラクレイトスが力説する点は、夢みる状態がたんに「共通の世界との生きた関連を失った状態」ではなく、人格が共通の世界に積極的に背を向けて、自己固有の世界に対して（に向かって）没頭している状態と考えなければならない、ということである。このような意味で、「人間が夢みる存在でもある」という事象は、東洋的なことばでいうと、執念という人間の深い業《ごう》にもとづいているとも言いえよう。なんとなれば、ひとがイディオス・コスモスに生きるということは、「私的意見、ある患者の言をかりれば個人劇の場、その傲慢、自負心、強情をもちつづけること」（一二四頁）でもあるからである。

ではつぎに「人間的生命が、自己の生命的原現象から、なにかを作り出す」という場合、この営みは、どのような世界で、どういう原理によって遂行されてゆくのであろうか。「ヘラクレイトスの人間理解」の後半の部分は、この問題にささげられており、またこの一点でビンスワンガーは、ヘラクレイトスと近代哲学者、たとえばヘーゲルやハイデガーとの共通するものを見出そうとしている。一言のみ付言すれば、夢から醒めて共同世界に向かってなにかを作るという人間の営みは、ヘラクレイトスにおいては、イディオンとコイノンを統一するロゴス（一六一頁以下）によって、共同世界においてなされるのであり、ヘーゲルにおいては、「定立（孤独のなかで夢み、悩む生命）、反定立（他性という圧倒的、客観的な原理に完全に帰依する結果、自己の生命が完全に消滅し、そのための死）、綜合（客観性を主体性のなかに取り戻すことによる）という三段階」（一二五頁）の弁証法的展開によって、歴史的世界においてなされるものであり、またハイデガーにおいては、世界のなかに投げこまれている現存在の被投的状況に在って、しかも現存在がみずからを投企してゆくこと（超越、超出）によって、人間の現存在のある意味で「相関的《レラティーフ》」（一五七頁）な世界においてなされる、とビンスワンガーは考えているようである。

このように考えてくると、たしかに一方では「人間は、夢みるとき生命機能であるが、覚醒するとき生活史を創る」（一二八頁）

といえるのであるが、しかも他方、「この両者は、一つの共通の基礎、すなわち実存」（一二九頁）をもっている、といわなければならない。またそれゆえにこそ、この実存の基礎の上に創られた生活史を、ビンスワンガーは、内的生活史と呼んだのである。（なお「夢と実存」で内容的には一貫して、『上昇と落下、およびこれら二つの現存在の方向に相応する世界構造の現象学的・人間学的本質特徴——はしがき』が論ぜられているが、これについては最後の報告「精神医学における現存在分析的研究方向」との関連において、第六節でふれたい）。

五　ビンスワンガーとフロイト

本書に収められている「人間学の光に照らして見たフロイトの人間理解」は、ビンスワンガーが「忘れることのできない師であり友人であるジークムント・フロイト」（まえがき）の八〇歳の誕生日に、ウィーンで行なった祝賀講演の内容である。かれはフロイトを「師であり友人である」と述べているが、ちなみにフロイトは、ビンスワンガーよりも二五歳年長であり、またビンスワンガーの父ローベルトよりも五歳若いだけである。したがって両者の交遊が、フロイトとしてはほとんど例外的にうまく続いていったのは、もちろん両者の学問的な純一な人格や、ビンスワンガーの人柄にもよるであろうが、年齢的な点も理由の一つかも知れない。(9)

それはともかく、さきにもふれたようにビンスワンガーは、精神医学者としては精神分析の学習と実践から出発した人であり、かれの初期の論文からも窺えるように、自由連想法を行ない、あるいは夢分析の治療的意義を正当に重要視していたのであるが、この講演を読むかぎりでは、かれは、精神分析の具体的実践の状況にはまったくふれていない。ではビンスワンガーは、フロイトの精神分析の実践のなかに宿されているはずの深い人間理解を、たとえばボスのように、(10)本格的な人間学の立場から認識することができなかったのであろうか。この問題は、筆者個人にとっては、ビンスワンガーの現存在分析の根本にふれるほどの主題であり、ここでかるがるしく解答することはできない。それは、筆者個人としては、たとえば現在のボスの現存在分析の実践と研究が、精神分析の実践から現象学へと傾斜していったビンスワンガーの本格的な展開と考えられること、およびビンスワンガーの晩年の現象学への回帰の必然性が、筆者には充分に理解できていないこと、加えてかれが、その死の直前に精神療法を書きあげようとしていたことが、きわめて含蓄的に意味深く思えることなどの理由による。

さて本講演の内容は、もっぱらフロイトの精神分析理論を人間学の立場から批判し、その限界を明るみに出すことにのみ捧げられているといえる。そしてその論点は、つぎの二つに集約できそうである。

すなわちその一つは、フロイトの人間観が「白紙（自然人）のもつ諸衝動が、対人的状況、広くは文化のなかでさまざまの制約を受けながら、次第に文化を身につけてゆく過程」といった一種の発達心理学的見方にもとづいていること、そしてフロイトにとって、自然人のなかに内在している諸衝動が、本来的に、善とも悪ともつかない暗黒のエスの領域に属していると考えられること、こうしたフロイトの人間と衝動についての見解に対する人間学の立場からの批判である。この点については、ビンスワンガーは、きわめて詳細かつ明晰に述べているので、ここでこれ以上のべる必要はないと思う。ただ一言のみすれば、ビンスワンガーの考えは、二五二頁の注におけるロックとの比較をよんだだけでも明らかなようである。すなわちフロイトの考えは「すでに自然人のうちになかったものは、一つとして文化人のうちには存しない」という命題に要約できるが、ビンスワンガーによれば、われわれはこれに「ただし文化人そのものは別として」の一句を付け加えなければならない、というのである。

第二のビンスワンガーのフロイト理論批判は、主としてフロイト後期の思想、すなわち心的装置の図式とリビドー力学に向けられている。この点については、多くの精神病理学者たち、とりわけおそらくすべての現存在分析学者たちによって批判されてきている事柄であるが、ここでビンスワンガーが、フロイトはあくまで自然科学者としてとどまろうとしていること、そこに科学的理性の力への無限の信頼が秘められていること、そして自己自身およびその死の宿命にたち向かう場合も、つねに自然科学者としての誠実を失わなかったことをも力説し、最後には「その実存において、人類の行手にかがやいている」と結んでいる点にも注目しておきたい（二五一頁—二五二頁）。

以上、「人間学の光に照らして見たフロイトの人間理解」については、はなはだ簡単な結論だけに終ったが、じつは健康上の理由で同じウィーンにいながら、自分の八〇歳の誕生日の祝賀講演会に出席できなかったフロイト自身が、このビンスワンガーの講演内容を読んで、ビンスワンガーに書簡を書いている。(11) この書簡については、筆者が以前に紹介したことがあるので(12)重複になるが、ここで是非とも再録しておきたい。

親愛なる友よ。

あなたの講演にはまったく感心しました。あなたの講演をきいて私に報告してくれた人たちは明らかに何の感動もうけなかったようです。かれらには、むずかしすぎたに違いありません。

講演の内容を拝見して、あなたのすばらしい表現力や博識、それに地平の広さやあざやかな反論の仕方を、私はたのもしく思いました。もちろん私はいずれにせよあなたの説を信じません。私はいつも建物の一階や地下室にばかりとどまっていました。あなたは、人はだれでも視点を変えさえすれば、宗教、芸術のような高貴な客人が住む上の階も見られると、主張しています。こういう見解をとるのはあなた一人ではありません。自然人《ホモ・ナトゥーラ》を主張する代表的文化人の大部分はそう考えています。あなたはこの点、保守的ですが、私は革命的です。私がかりにもしこれから先まだ研究生活をつづけることができるのなら、あの高貴に生まれついたものたちにも私の低い小屋の中に住み家を指定してやれる自信があるのですが、いまとなってはそれもできません。ただし宗教に対しては、私が人類ノイローゼというカテゴリーに注目して以来、すでに私はその住み家を見つけてあります。でもこんな議論をしてみてもおそらくお互いに話が喰い違うだけでしょう。われわれの見解の相違は何世紀もたったのちに初めて調停されることでしょう。

奥様にどうかよろしく、心からの友情を抱きつつ。

一九三六年一〇月八日　ウィーン九区にて。　フロイト

ビンスワンガー殿

六　精神医学における現存在分析的方法

「精神医学における現存在分析的研究方向」の講演は、すでにビンスワンガーが六五歳を迎えた頃になされたものであるが、われわれはここでも、かれのたくましい研究意欲と学問的好奇心をよみとることができそうである。そして同時にわれわれは、顕著なハイデガーの影響（とりわけ『存在と時間』）、およびハイデガーの関心《ゾルゲ》に対応する、ビンスワンガーの愛《リーベ》についての解説を見出すであろう。しかも多くの読者、とくにハイデガーに造詣の深い哲学専門の方がたは、本論文の多くの個所で、ビンスワンガーがどこまで『存在と時間』を正しく理解しているか、という点について疑惑をもち、またかれが、たとえば「ハイデガーのゾルゲの意味での世界内存在、すなわち超越作用に対して、リーベとしての世界超越存在を対比させる」（本書七頁）とか、「空虚化された世界内存在」（二七九頁）、『実存的な時熟の可能性の喪失』などという場合、むしろ困惑をおぼえられるかも知れない。われわれはここで、こうした問題点にふれることはできないが、かれの大著『人間的現存在の根本形式と認識』[13]をあわせひもときながら、識者の教示をあおぎたいと望んでいることを付言しておきたい。

つぎに、これは純粋に精神医学的問題であるが、本論文のみならず、かれの『精神分裂病』[14]をよんでもそうであるように、かれの精神分裂病観は、古い過程学説の上に立っているようにみえるかも知れない。もしそうであるとすると、たとえばかれが本論の

最後に「私たちの方法をもってすれば、病者と理解しあったり、彼らの生活史にふかく入っていったり、またその世界投企を記述し了解することが、いままで可能には思えなかった場合にもなお、思いもよらぬほどに成功することを、あなた方にしめしてくれるはずです。（中略）これによって私たちはまた、治療的要求をも満たすわけです」（二九一頁）などという場合に、一種の矛盾を感じ、あるいはかれにとってこうした言葉は分裂病には当てはまらない、と考えられてくるかも知れない。また最近になってさかんになってきた精神分裂病者への精神療法を実践し、あるいは少なくともこれに強い関心を抱いている精神医学者たちは、こうしたビンスワンガーの分析に物足りなさを感じ、極端な場合、治療的実践状況そのものの現象学的、現存在分析的記述と還元操作から出発しないかぎり、結局のところ、分裂病者の存在様態をハイデガー的哲学の立場から了解するに止まってしまう、という結論に達してしまうかも知れない。

だがわれわれは、一方において、ビンスワンガーが置かれていた二〇年前の精神医学界を考慮にいれながら、そして他方、たとえば近年ボスが一女子妄想患者を現存在分析的立場から治療していったときの、かれの記述の仕方をたどってゆくとき[15]、やはり本書にみられるビンスワンガーの現存在分析も、本格的精神療法の出発点となるべきものであることを感じるのである。それは一言にして「観念奔逸にせよ、造語症にせよ、常同症にせよ、症状というものをすべて、ある包括的な心情的変化の表現、ひろく現存在形式全体もしくは生の様式全体の変化の表現として了解してゆくこと」（二九一頁）、あるいは「現存在分析がその内容を解釈するところの諸現象は、主として言語的な現象であるという利点」（二七二頁）を生かして、患者の全存在にかかわってゆくこと、といっていいと思う。この場合の了解とは、フッサール的意味での現象学的直観を通して営まれる治療者の病者へのかかわりであること、この場合の言語的な現象とは、身体を所有し、身体でもある現存在が自己をとりまく世界に投企してゆくときのことば（自己表現）であることについては、いままでに、とりわけ一、二節で述べたし、またこの自己表現のさまざまの様態、わけても共同の覚醒世界への時熟の方向と、夢みる執念の世界への傾きについては四節に述べたので、ここではくりかえさない。

ところで「精神医学における現存在分析的研究方法」においては、患者が表出しあるいは体験するさまざまな症状を、現象学に記述してゆく仕方以外に、さらに「言語的諸現象の検索」（二七三頁）の方法として、ロールシャッハテスト（二八一頁以下および二八六頁）、生活史的精神分析的追求（二七六頁以下）、さらには性格分析（とくに客嗇の分析）などの方法がとりあげられており、またE・ミンコフスキー、E・シュトラウス、v・ゲープザッテル、G・バシュラールたちの「空間と時間の構造の現象学的分析」が豊富に紹介されているが、これらの分析方法は、たんに並列的にあげられているのではない。すなわちビンスワンガーにとって、これらすべては、ただ一つの人間存在の根本特徴、つまり患者の「ことば」、かれのいう「実存的意味方向」の指標を探ってゆく現象学的方法なのである。

さて最後にわれわれは、本論においても、また「エレン・ウェスト」[14]や「夢と実存」においても、ビンスワンガーがくりかえして「上昇と落下」について語っていることに注目しておきたい。

現存在の空間構造の現象学については、いままでに多くの精神病理学者たちが手がけてきた。[16] 本書で紹介されている一、二だけをとりあげてみると、ミンコフスキーは、幻聴患者において、遠い声と近い声とが混和して反響し合っている遠近不明瞭の「暗い空間」を見事に現象学的に記述しており、[17] またビンスワンガー自身も、一緊張病患者の昏迷状態における異常体験（ベッドにねていると、道路のアスファルトが地面から離れ、かれの部屋に侵入し、部屋の空間を通って脅迫し来たり、ついにかれの頭蓋をえぐり、脳にまで突きささる）における遠近転換の空間構造を分析している。[18] だが本書において最も多く語られているのは、上昇と落下という垂直軸の実存的意味方向についてである。なぜであろうか。それはおそらく、バシュラールの「上昇的心理学」をかれが紹介していることからも窺えるように（本書二八八頁）、またとりわけヘラクレイトスの「火と水」の相同概念をていねいに記述していることからも明らかなように（一七三頁以下）、上昇の方向こそ、ビンスワンガーにとって、共同世界への覚醒の実存的意味方向、自己超越的愛への方向と考えられたからにほかならない。それゆえまた上昇を誤ること Versteigen は、落下の方向、人間悲劇誕生の方向、思い上った（Verstiegen 上昇しそこなった）自我執着への方向を意味するわけである。

以上六節にわたって、本論文の中心テーマとなっていると考えられる事柄を素描してきたが、おわりに二八四頁のかれの一句を想起しておきたい。「現存在分析的研究がその体験可能性によって方法的・計画的にその科学的理解に開示するものを、（われわれが）どのていどまで自分自身の体験能力でもって追体験できるかということは、いぜんとして（われわれ一人びとり）個々の研究者や医師の想像力《イマギナチオン》にまかされている」。本書の最後の論文が書かれてからも二〇年を経ている今日、われわれは、セシュエー、シュヴィング、フロム＝ライヒマンたち、すぐれた精神療法家のおどろくべき体験能力を通じて、さらに豊かなイマギナチオンに導かれて、より本格的な現存在分析への道がわれわれに展開してきていることを感ずるからである。

（1）　宮本忠雄「ビンスワンガー」異常心理学講座第七巻。東京、一九六六年。
（2）　Foulquié, P.: *La psychologie contemporaine*, P. U. F. パリ、一九五一年。

（3） Jaspers, K.: *Die phänomenologische Forschungsrichtung in der psychopathologie.* Z. Neur. 九巻一九一二年。

（4） これの増補、Jaspers, K.: *Strindberg und Van Gogh.* Versuch der pathographischen Analyse unter vergleichende Heranziehung von Swedenborg und Hörderlin. 2te Auflage, 1926. には、邦訳がある。（村上仁訳『ストリンドベルクとファン・ゴッホ』京都、一九四六年）。

（5） Brentano, F.: *Psychologie du point de vue empirique.* Trad. M. de Gandillac, Aubier, 1944. の仏訳による。

（6） Binswanger, L.: *Versuch einer Hysterieanalyse.* Jahrb. f. psychoanalytische u. psychopathologische Forschungen. 一巻一九〇九年。

（7） Binswanger, L.: *Analyse einer hysterischen Phobie.* Jahrb. f. psychoanalytische u. psychopathologische Forschungen. 三巻一九一一年。

（8） Foucault, M.: *Le rêve et l'existence.* Introduction et notes. Desclée de Brouwer. 一九五四年。

（9） Binswanger, L.: *Erinnerungen an Sigmund Freud.* ベルン、一九五六年。（邦訳、近刊）

（10） Boss, M.: *Psychoanalyse und Daseinsanalytik.* ベルン、一九五七年。（邦訳、『精神分析と現存在分析論』東京）。

（11） Freud, S.: *Briefe* 1873～1939. S. Fischer Verlag. 一九六〇年。

（12） 荻野恒一『精神病理学入門』東京、一九六四年。

（13） Binswanger, L.: *Grundformen und Erkenntnis menschlichen Daseins.* チューリッヒ、一九四二年。

（14） Binswanger, L.: *Schizophrenie.* プフリンゲン、一九五七。（邦訳『精神分裂病』Ⅰ・Ⅱ。東京、一九六〇・六一年）。

（15） Boss, M.: *Psychoanalysis and Daseinsanalysis.* ニューヨーク・ロンドン、一九六三年。

（16） 宮本忠雄「精神病理学における時間と空間」異常心理学講座第四巻。東京、一九六五年。

（17） Minkowski, E.: *Le problème des hallucinations et le problème de l'espace.* Evol. psychiatr. 一九三二年。

（18） Binswanger, L.: *Das Raumproblem in der Psychopathologie.* Z. Neur. 一四五巻一九三三年（この論文は、本書に続く論文集二巻に収められていて、邦訳予定である）。

読者の皆様へ

二〇〇二年一月、日本精神神経学会理事会において、従来「精神分裂病」と呼ばれてきた病名を「統合失調症」に変更することが承認され、同年八月に開催された「世界精神医学会」で名称変更が公表されました。それにともない、二〇〇二年十月以後に刊行される小社の該当新刊書につきましては、書名および本文中の表記は「統合失調症」に統一する方向で考えてまいります。

また、本書のように、すでに刊行されている書籍内での「精神分裂病」あるいは「分裂病」の表記に関しましては、「統合失調症」と読みかえていただきたく存じます。「精神分裂病」という用語が医療現場や社会生活で支障を生み、名称変更にいたるいきさつは重大視しておりますが、どうぞご理解のほど、よろしくお願い申し上げます。

二〇〇二年九月

みすず書房

著者略歴

(Ludwig Binswanger, 1881–1966)

1881年スイス，クロイツリンゲンに生れる．家は代々高名な内科医や精神科医を送り出している名家．コンスタンツのギムナジウムを経て，1904年以後ローザンヌ，ハイデルベルク，チューリヒの各大学で医学を学ぶ．学生時代思想的にはカント，ナートルプ，リッケルト，精神医学に関してはボンヘッファー，E. ブロイラー，ユング，フロイトの影響を受ける．1911–56年私立精神病院の院長．フッサールの現象学，ハイデガーの現存在分析論に立脚した人間学を研究．1966年歿．主な著書に『精神分裂病』I・II（みすず書房，1960–61）『うつ病と躁病』（みすず書房，1972）『思い上がり ひねくれ わざとらしさ』（みすず書房，1995）がある．

訳者略歴

荻野恒一〈おぎの・こういち〉1921年大阪に生れる．1944年京都大学医学部卒業．元慶應義塾大学文学部人間科学科客員教授．1991年歿．主著『精神病理学入門』（誠信書房，1964）『ドストエフスキー——芸術と病理』（パトグラフィ双書6，金剛出版，1971）『現象学的精神病理学』（医学書院，1973）ほか．

宮本忠雄〈みやもと・ただお〉1930年埼玉県に生れる．1954年東京医科歯科大学医学部卒業．精神医学専攻．自治医科大学名誉教授．1999年歿．著書『精神分裂病の世界』（紀伊國屋書店，1966）『人間的異常の考察』（筑摩書房，1970）『現代の異常と正常』（1972）『言語と妄想』（1974，以上平凡社）『妄想研究とその周辺』（弘文堂，1982）ほか．訳書　メルロ＝ポンティ『知覚の現象学』2（共訳，1974）テレンバッハ『味と雰囲気』（共訳，1980，以上みすず書房）ほか．

木村 敏〈きむら・びん〉1931年外地に生れる．1955年京都大学医学部卒業．京都大学名誉教授．元河合文化教育研究所所長，同主任研究員．精神病理学専攻．2021年歿．著書『木村敏著作集』全8巻（弘文堂，2001）『関係としての自己』（みすず書房，2005）『精神医学から臨床哲学へ』（ミネルヴァ書房，2010）『臨床哲学講義』（創元社，2012）ほか．訳書　ビンスワンガー『精神分裂病』I・II（共訳，1960–61）ヴァイツゼカー『パトゾフィー』（2010）ブランケンブルク『目立たぬものの精神病理』（監訳，2012，以上みすず書房）ほか．

現象学的人間学

2019年10月25日　新装版第1刷発行
2024年10月 9 日　新装版第4刷発行

著　者　　L・ビンスワンガー
訳　者　　荻野恒一・宮本忠雄・木村敏
発行所　　株式会社 みすず書房
〒113-0033 東京都文京区本郷2丁目20-7
電話 03-3814-0131(営業) 03-3815-9181(編集)
www.msz.co.jp
印刷・製本　大日本印刷株式会社

ISBN 978-4-622-08872-1
［げんしょうがくてきにんげんがく］

本書は、みすず書房より1967年10月14日、第1刷として発行した『現象学的人間学』の2003年11月25日発行、第15刷を底本としています。